EXAME NEUROLÓGICO SIMPLIFICADO

CB043644

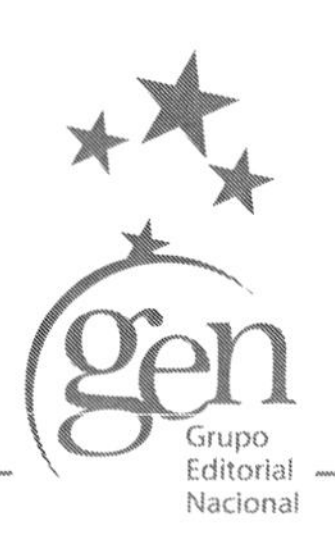

O GEN | Grupo Editorial Nacional – maior plataforma editorial brasileira no segmento científico, técnico e profissional – publica conteúdos nas áreas de ciências da saúde, exatas, humanas, jurídicas e sociais aplicadas, além de prover serviços direcionados à educação continuada e à preparação para concursos.

As editoras que integram o GEN, das mais respeitadas no mercado editorial, construíram catálogos inigualáveis, com obras decisivas para a formação acadêmica e o aperfeiçoamento de várias gerações de profissionais e estudantes, tendo se tornado sinônimo de qualidade e seriedade.

A missão do GEN e dos núcleos de conteúdo que o compõem é prover a melhor informação científica e distribuí-la de maneira flexível e conveniente, a preços justos, gerando benefícios e servindo a autores, docentes, livreiros, funcionários, colaboradores e acionistas.

Nosso comportamento ético incondicional e nossa responsabilidade social e ambiental são reforçados pela natureza educacional de nossa atividade e dão sustentabilidade ao crescimento contínuo e à rentabilidade do grupo.

EXAME NEUROLÓGICO SIMPLIFICADO

GERAINT FULLER MD FRCP
Consultant Neurologist
Gloucester Royal Hospital

Tradução e Revisão Técnica

Natália Spinola Costa da Cunha (Capítulos 15 a 29)
Médica Neurologista Infantil pelo Hospital de Base do Distrito Federal.
Médica Neurofisiologista Clínica pelo Hospital de Base do Distrito Federal.
Título de especialista em Neurofisiologia Clínica pela SBNC.
Mestre em Ciências Médicas pela Universidade de Brasília.

Talyta Grippe (Capítulos 1 a 14)
Médica Neurologista e Neurofisiologista Clínica, com
especialização em Transtornos do Movimento.
Professora Adjunta de Medicina do Centro Universitário de Brasília.
Presidente do Capítulo do Distrito Federal da Academia
Brasileira de Neurologia (ABN-DF).

Sexta edição

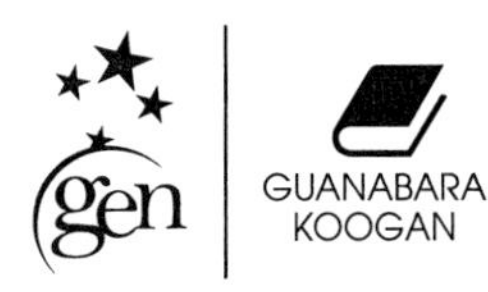

- O autor deste livro e a editora empenharam seus melhores esforços para assegurar que as informações e os procedimentos apresentados no texto estejam em acordo com os padrões aceitos à época da publicação, *e todos os dados foram atualizados pelo autor até a data do fechamento do livro*. Entretanto, tendo em conta a evolução das ciências, as atualizações legislativas, as mudanças regulamentares governamentais e o constante fluxo de novas informações sobre os temas que constam do livro, recomendamos enfaticamente que os leitores consultem sempre outras fontes fidedignas, de modo a se certificarem de que as informações contidas no texto estão corretas e de que não houve alterações nas recomendações ou na legislação regulamentadora.
- Data do fechamento do livro: 26/02/2021
- O autor e a editora se empenharam para citar adequadamente e dar o devido crédito a todos os detentores de direitos autorais de qualquer material utilizado neste livro, dispondo-se a possíveis acertos posteriores caso, inadvertida e involuntariamente, a identificação de algum deles tenha sido omitida.
- **Atendimento ao cliente: (11) 5080-0751 | faleconosco@grupogen.com.br**
- Traduzido de:
  NEUROLOGICAL EXAMINATION: MADE EASY, SIXTH EDITION

  Copyright © 2019 by Elsevier, Ltd. All rights reserved.

  First edition 1993. Second edition 1999. Third edition 2004. Fourth edition 2008. Fifth edition 2013. Sixth edition 2020.
  This edition of *Neurological Examination: Made Easy, 6th edition*, by Geraint Fuller, is published by arrangement with Elsevier Ltd.
  ISBN: 978-0-702-07627-5
  Esta edição de *Neurological Examination: Made Easy, 6ª edição*, de Geraint Fuller, é publicada por acordo com a Elsevier Ltd.

- The right of Geraint Fuller to be identified as author of this work has been asserted by him in accordance with the Copyright, Designs and Patents Act 1988.
- Direitos exclusivos para a língua portuguesa
  Copyright © 2021 by
  GEN | Grupo Editorial Nacional S.A.
  Publicado pelo selo Editora Guanabara Koogan Ltda.
  Travessa do Ouvidor, 11
  Rio de Janeiro – RJ – 20040-040
  www.grupogen.com.br
- Reservados todos os direitos. É proibida a duplicação ou reprodução deste volume, no todo ou em parte, em quaisquer formas ou por quaisquer meios (eletrônico, mecânico, gravação, fotocópia, distribuição pela Internet ou outros), sem permissão, por escrito, do GEN | Grupo Editorial Nacional Participações S/A.

- Adaptação de capa: Bruno Sales
- Editoração eletrônica: IO Design

Nota

Este livro foi produzido pelo GEN | Grupo Editorial Nacional, sob sua exclusiva responsabilidade. Profissionais da área da Saúde devem fundamentar-se em sua própria experiência e em seu conhecimento para avaliar quaisquer informações, métodos, substâncias ou experimentos descritos nesta publicação antes de empregá-los. O rápido avanço nas Ciências da Saúde requer que diagnósticos e posologias de fármacos, em especial, sejam confirmados em outras fontes confiáveis. Para todos os efeitos legais, a Elsevier, os autores, os editores ou colaboradores relacionados a esta obra não podem ser responsabilizados por qualquer dano ou prejuízo causado a pessoas físicas ou jurídicas em decorrência de produtos, recomendações, instruções ou aplicações de métodos, procedimentos ou ideias contidos neste livro.

CIP-BRASIL. CATALOGAÇÃO NA PUBLICAÇÃO
SINDICATO NACIONAL DOS EDITORES DE LIVROS, RJ

F974e
6. ed.

Fuller, Geraint

Exame neurológico simplificado / Geraint Fuller ; tradução e revisão técnica Natália Spinola Costa da Cunha, Talyta Grippe. – 6. ed. - Rio de Janeiro : GEN | Grupo Editorial Nacional S.A. Publicado pelo selo Editora Guanabara Koogan Ltda., 2021.

256 p. : il. ; 21 cm.

Tradução de: Neurological examination : made easy
Inclui bibliografia
ISBN 978-85-9515-797-2

1. Exame neurológico. 2. Sistema nervoso - Doenças - Diagnóstico. I. Cunha, Natália Spinola Costa da. II. Grippe, Talyta. III. Título.

Meri Gleice Rodrigues de Souza - Bibliotecária - CRB-7/6439

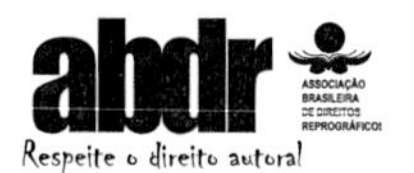

PREFÁCIO

Muitos estudantes de medicina e médicos residentes pensam que o exame neurológico é extremamente complicado e difícil (e às vezes assustador!). Isso ocorre porque eles têm dificuldade de lembrar o que fazer, não têm certeza do que estão procurando, não sabem como descrever o que encontram nem o que aquele achado significa.

O objetivo deste livro é fornecer uma estrutura simples que permita ao estudante de medicina ou residente realizar um exame neurológico objetivo. Ele explica o que fazer – apontando problemas e erros comuns –, o que você pode encontrar e, em seguida, discorre sobre o que as descobertas podem indicar.

No entanto, assim como não se pode aprender a dirigir por meio da leitura de um manual, este livro não pode substituir o ensino convencional junto ao leito nem a experiência clínica, e espero que ele o incentive a ver pacientes. *Exame Neurológico Simplificado* tem como objetivo fornecer conselhos sobre sua técnica de exame, para garantir que seus achados clínicos sejam robustos, de maneira a ajudá-lo a analisar seus achados, para levá-lo a um diagnóstico anatômico ou sindrômico. Inevitavelmente, ao tentar simplificar a gama de achados neurológicos e sua interpretação, nem todas as situações possíveis podem ser previstas. Esta obra foi elaborada visando a acomodar a maioria das situações usuais e a tentar alertar sobre as armadilhas comuns. No entanto, mesmo assim, haverá ocasiões em que as conclusões serão incorretas.

A neurologia ainda é uma especialidade muito clínica, ou seja, as principais habilidades clínicas da anamnese e do exame neurológico permanecem essenciais ao se fazer um diagnóstico – na verdade, muitos diagnósticos neurológicos dependem inteiramente da avaliação clínica apenas. O desenvolvimento dessas competências leva tempo, mas será muito gratificante para você como médico e muito benéfico para seus pacientes. *Exame Neurológico Simplificado* dará uma excelente base para adquirir as habilidades necessárias para o exame neurológico e uma introdução aos processos de pensamento necessários para sua interpretação.

AGRADECIMENTOS

Quero agradecer a todos os meus professores, especialmente ao Dr. Roberto Guiloff, que me apresentou a neurologia. Sou grato aos muitos estudantes de medicina do Charing Cross and Westminster Medical School que foram cobaias na preparação das edições anteriores deste livro e aos colegas que gentilmente comentaram o texto. Dirijo minha gratidão também aos alunos, sobretudo da Universidade de Bristol, médicos residentes e colegas por todos os comentários construtivos feitos sobre as edições anteriores do livro, e particularmente aos neurologistas que colaboraram com a tradução para outras línguas.

Ao aprender a ser um neurologista clínico e ao escrever este livro, devo muito a uma ampla gama de livros e artigos científicos, cujo grande volume não nos permite mencionar aqui.

Este livro é dedicado a Cherith.

COMO USAR ESTE LIVRO

Este livro se concentra em como realizar a parte neurológica de um exame físico. Cada capítulo começa com um breve histórico e informações relevantes. Na sequência, há uma seção que informa "O que fazer", tanto em um caso simples quanto na presença de anormalidades, as quais são então descritas em "O que você encontra". Finalmente, o tópico "O que isso significa" fornece uma interpretação dos achados e sugere possíveis patologias.

É importante entender que o exame neurológico pode ser usado como:

- Exame de triagem
- Ferramenta de investigação.

O primeiro caso se dá quando você examina um paciente em que não espera encontrar anormalidades neurológicas: por exemplo, alguém com doença não neurológica ou um paciente com doença neurológica normalmente não associada a anormalidades físicas, como enxaqueca ou epilepsia. O exame neurológico é usado como uma ferramenta investigativa em pacientes quando uma anormalidade neurológica é encontrada na triagem ou quando a anamnese aponta para uma anormalidade. O objetivo do exame é determinar se há alguma anormalidade, determinar sua natureza e extensão e procurar anomalias associadas.

Não há uma técnica ideal de exame neurológico. Os métodos de avaliação evoluíram gradualmente. Existem, sim, maneiras convencionais para a realização de um exame, uma ordem convencional de exame e maneiras convencionais de obter sinais específicos. A maior parte dos neurologistas desenvolveu seu próprio sistema de exame, uma variação das técnicas convencionais. A maioria dos neurologistas experientes vai ajustando sua técnica de exame, dependendo da anamnese do paciente. Uma dessas variações é apresentada aqui, a fim de fornecer uma estrutura para que os alunos desenvolvam as próprias variações.

Neste livro, cada parte do exame é tratada separadamente. Isso permite a descrição e a compreensão das anormalidades em cada etapa do exame. Contudo, essas etapas precisam ser consideradas em conjunto na avaliação do paciente como um todo. Portanto, as descobertas em geral precisam ser sintetizadas.

A síntese dos achados do exame deve estar de acordo com o descrito na resposta às perguntas: onde (é a lesão) ou o que (é a síndrome) e por que (se desenvolveu).

1. Anatômica (onde?)

Os achados podem ser explicados por:

- Uma lesão
- Diversas lesões
- Um processo difuso?

Que nível(is) do sistema nervoso é(são) afetado(s) (Figura 0.1)?

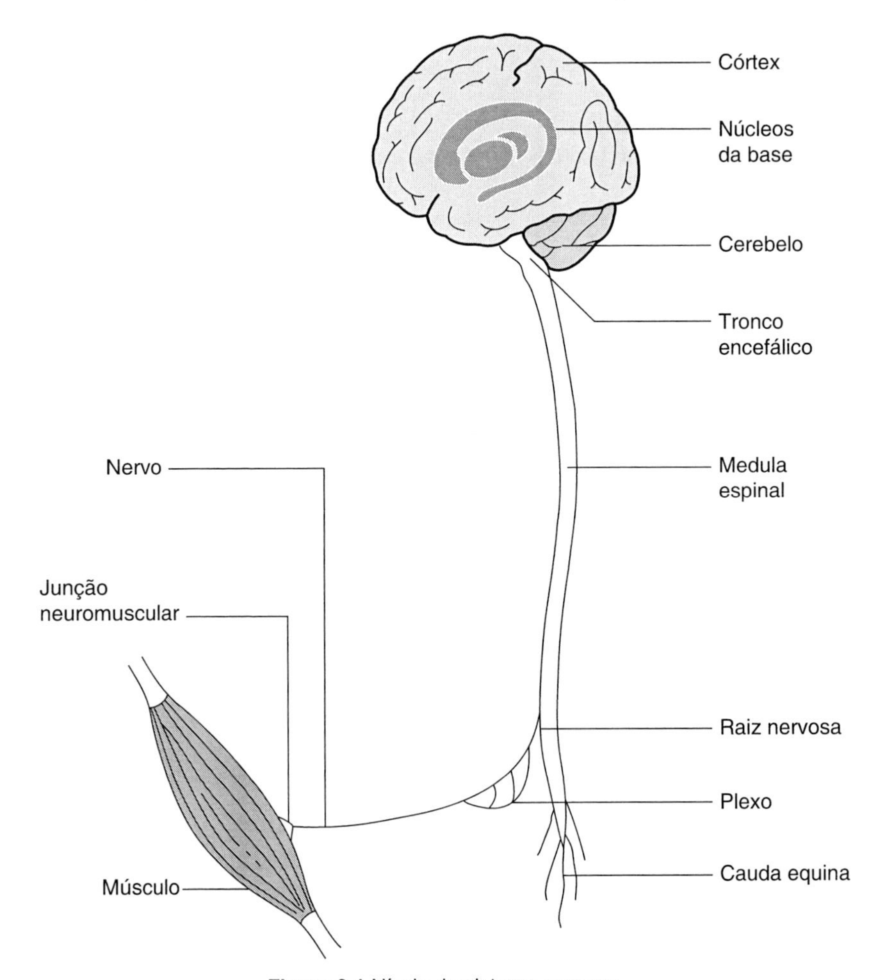

Figura 0.1 Níveis do sistema nervoso.

2. Sindrômica (o quê?)
Os achados clínicos se combinam para formar uma síndrome clínica reconhecível, por exemplo, doença de Parkinson, doença do neurônio motor, esclerose múltipla?

3. Etiológica (por quê?)
Depois de chegar a uma síntese anatômica ou sindrômica, considere quais processos patológicos podem ter causado isso:

- Genético
- Congênito
- Infeccioso
- Inflamatório
- Neoplásico
- Degenerativo
- Traumático
- Metabólico e tóxico
- Paroxístico (inclusive enxaqueca e epilepsia)
- Endócrino
- Vascular.

A interpretação da anamnese neurológica e a síntese do exame neurológico requerem experiência e conhecimentos sólidos, os quais não podem ser proporcionados por este livro. No entanto, ao usá-lo você será capaz de descrever, utilizando termos apropriados, a maioria das anormalidades neurológicas comuns e começará a ser capaz de sintetizá-las e interpretá-las.

Ao longo do livro, presume-se que o paciente e o examinador sejam do sexo masculino, para evitar o uso inadequado de "médico(a)" ou "ele/ela".

Os nervos cranianos serão mencionados pelo nome ou por seu número em algarismos romanos.

GLOSSÁRIO DE TERMOS NEUROLÓGICOS

Os termos neurológicos evoluíram e alguns deles podem ser usados de maneiras diferentes por neurologistas diferentes.

Aqui estão alguns termos usados para descrever patologias em diferentes níveis do sistema nervoso:

-opatia: sufixo que indica anormalidade no nível do sistema nervoso indicado pelo prefixo; *ver encefalopatia*, adiante. Cf. *-ite*.
-ite: sufixo que indica inflamação no nível do sistema nervoso indicado pelo prefixo; *ver mielite*, adiante.
Encefalite: inflamação do encéfalo. Pode ser especificada por adjetivos como *focal* ou *difusa*. Pode ser combinada com outros termos para

indicar doença associada, por exemplo, *meningoencefalite = meningite* e *encefalite.*
Encefalopatia: anormalidade do encéfalo. Pode ser especificada por adjetivos como *focal* ou *difusa*, ou *metabólica* ou *tóxica.*
Funcional: quando o problema neurológico não é devido a patologia estrutural; os exemplos variam de fraqueza determinada não organicamente (com frequência, diagnosticada como distúrbios neurológicos funcionais) até síndromes psiquiátricas mais específicas, como distúrbio de conversão histérica.
Meningite: inflamação das meninges.
Mielite: inflamação da medula espinal.
Mielopatia: anormalidade da medula espinal. Especificada por termos que indicam etiologia, por exemplo, *radiação, compressiva.*
Miopatia: anormalidade do músculo.
Miosite: distúrbio inflamatório do músculo.
Mononeuropatia: anormalidade de um único nervo.
Neuropatia periférica: anormalidade dos nervos periféricos. Em geral, especificada por adjetivos como *difusa/multifocal, sensorial/sensorimotora/motora* e *aguda/crônica.*
Plexopatia: anormalidade do plexo nervoso (braquial ou lombar).
Polineuropatia: termo semelhante a neuropatia periférica, mas pode ser usado para diferenciar de *polirradiculopatia.*
Polirradiculopatia: anormalidade de muitas raízes nervosas. Normalmente reservada para lesão do nervo proximal e para contrastar com lesão dependente do comprimento do nervo.
Radiculopatia: anormalidade de uma raiz nervosa.

Academia de Medicina
GUANABARA KOOGAN
www.academiademedicina.com.br

Atualize-se com o melhor conteúdo da área.

Conheça a Academia de Medicina Guanabara Koogan, portal online que oferece conteúdo científico exclusivo, elaborado pelo GEN | Grupo Editorial Nacional, com a colaboração de renomados médicos do Brasil.

O portal conta com material diversificado, incluindo artigos, *podcasts* vídeos e aulas, gravadas e ao vivo (*webinar*), tudo pensado com o objetivo de contribuir para a atualização profissional de médicos nas suas respectivas áreas de atuação.

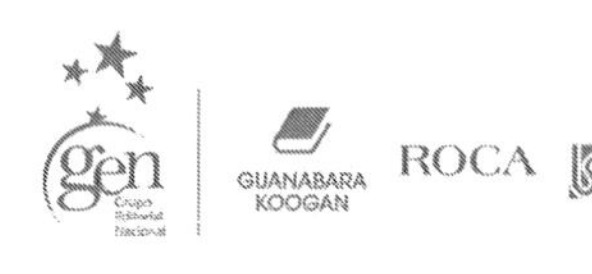

SUMÁRIO

Capítulo 1 História e Exame, *1*

Capítulo 2 Fala, *11*

Capítulo 3 Estado Mental e Funções Corticais Superiores, *20*

Capítulo 4 Marcha, *36*

Capítulo 5 Nervos Cranianos: Visão Geral, *42*

Capítulo 6 Nervo Craniano I: Nervo Olfatório, *46*

Capítulo 7 Nervos Cranianos: O Olho 1 – Pupilas, Acuidade, Campos Visuais, *47*

Capítulo 8 Nervos Cranianos: O Olho 2 – Fundo, *63*

Capítulo 9 Nervos Cranianos III, IV, VI: Movimentos Oculares, *78*

Capítulo 10 Nervos Cranianos: Nistagmo, *89*

Capítulo 11 Nervos Cranianos V e VII: A Face, *93*

Capítulo 12 Nervo Craniano VIII: Nervo Auditivo, *101*

Capítulo 13 Nervos Cranianos IX, X, XII: A boca, *105*

Capítulo 14 Nervo Craniano XI: Nervo Acessório, *110*

Capítulo 15 Sistema Motor: Introdução, *112*

Capítulo 16 Sistema Motor: Tônus, *117*

Capítulo 17 Sistema Motor: Membros Superiores, *120*

Capítulo 18 Sistema Motor: Membros Inferiores, *131*

Capítulo 19 Sistema Motor: Reflexos, *139*

Capítulo 20 Sistema Motor: O Que Você Encontra e O Que Isso Significa, *148*

Capítulo 21 Sensibilidade: Geral, *155*

Capítulo 22 Sensibilidade: O Que Você Encontra e O Que Isso Significa, *168*

Capítulo 23 Coordenação, *174*

Capítulo 24 Movimentos Anormais, *178*

Capítulo 25 Sinais Especiais e Outros Testes, *187*

Capítulo 26 Sistema Nervoso Autonômico, *196*

Capítulo 27 Paciente Inconsciente e Confuso, *199*

Capítulo 28 Sumário do Exame Neurológico Padrão, *215*

Capítulo 29 Aprovação em Testes, *217*

Bibliografia para Leitura Complementar e Referência, *230*

Índice Alfabético, *231*

ENCARTE

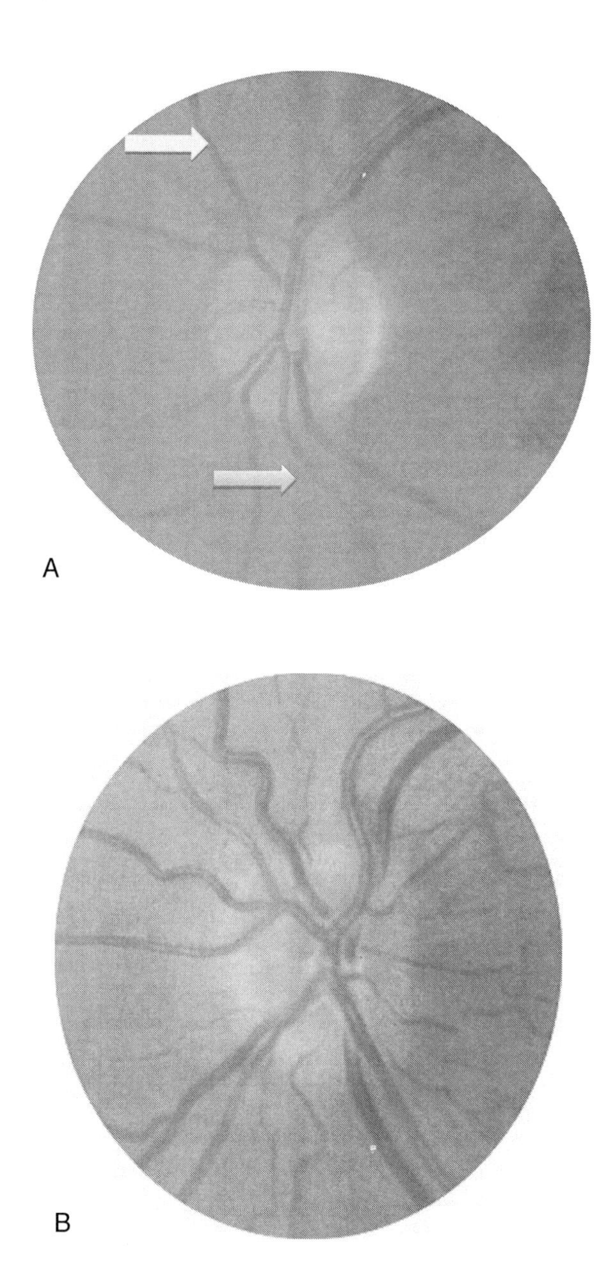

Figura 8.5 **A.** Disco normal: seta azul = artéria; seta amarela = veia. **B.** Papiledema.

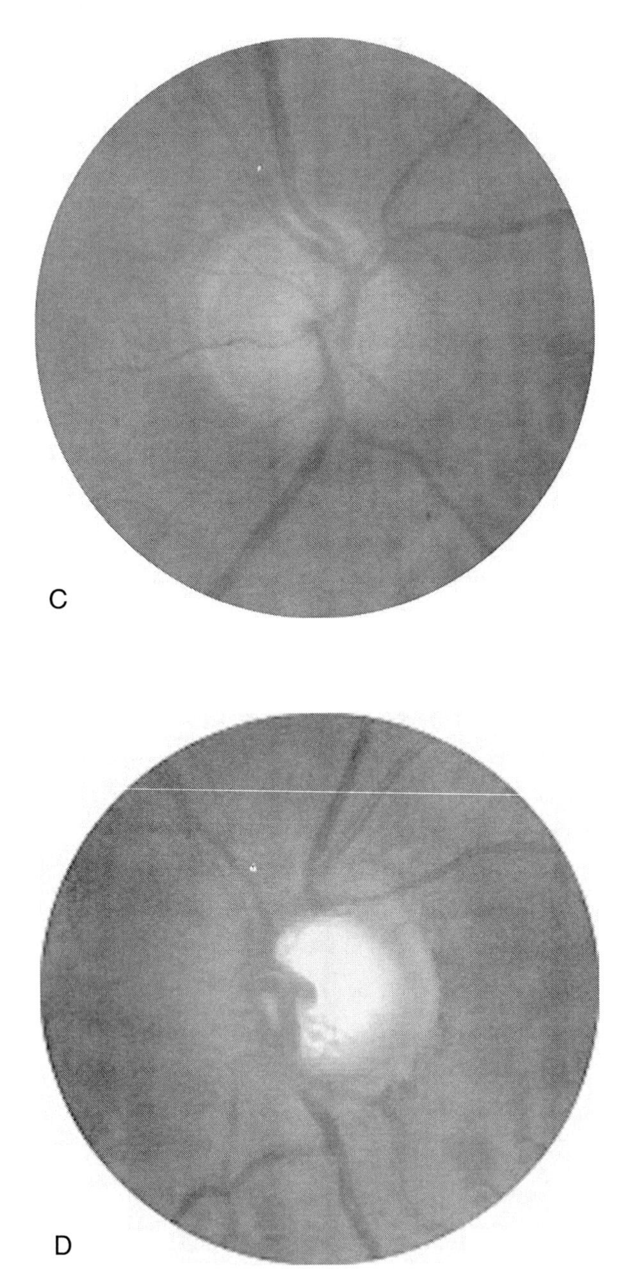

Figura 8.5 *Continuação* **C.** Atrofia óptica, observe disco pálido. **D.** Glaucoma, observe escavação óptica alargada.

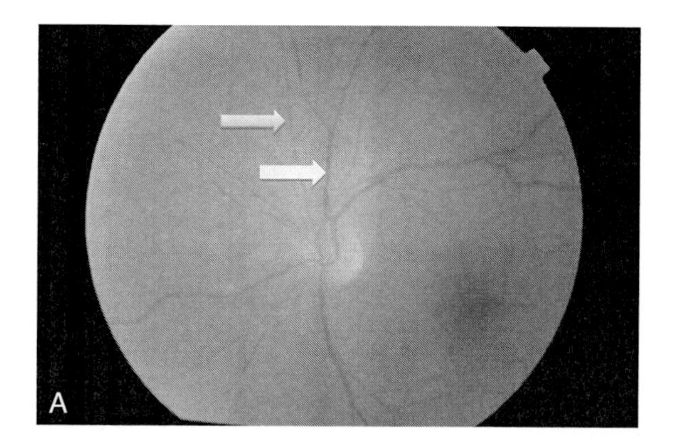

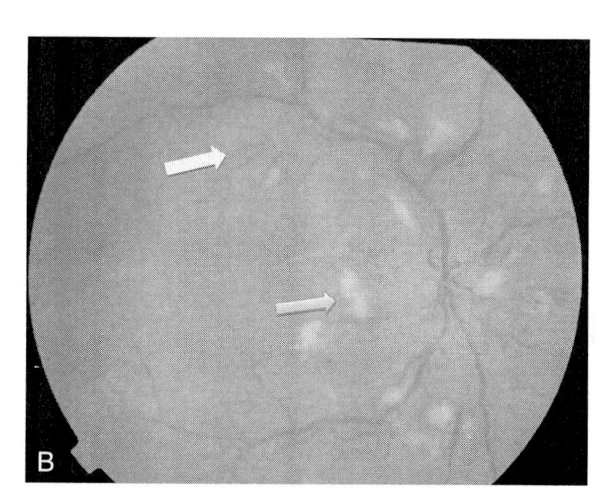

Figura 8.8 **A.** Retina normal: seta azul = artéria; seta amarela = veia **B.** Retinopatia hipertensiva grave: seta azul = mancha algodonosa; seta amarela = hemorragia em chama.

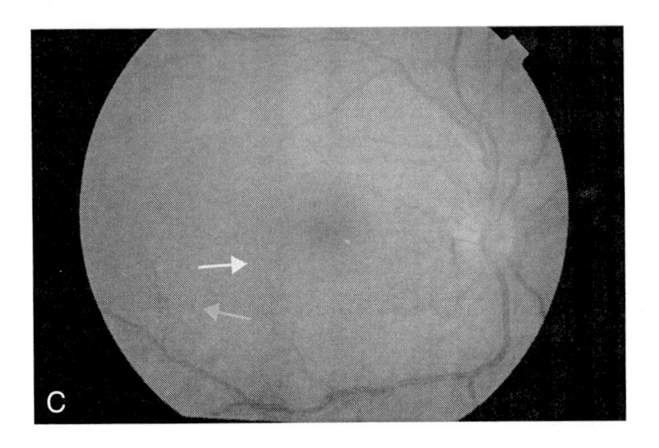

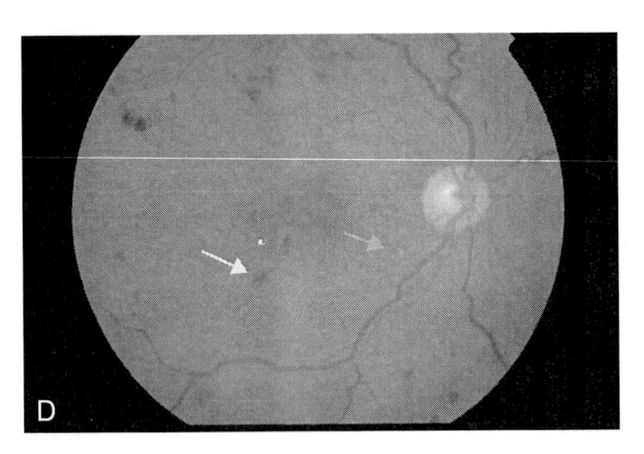

Figura 8.8 *Continuação* **C.** Retinopatia diabética de fundo: seta azul = mancha hemorrágica; seta amarela = hemorragia puntiforme. **D.** Retinopatia diabética grave: seta azul = exsudato duro; seta amarela = mancha hemorrágica.

1

HISTÓRIA E EXAME

HISTÓRIA

A história é a parte mais importante da avaliação neurológica. Assim como os detetives obtêm mais informações sobre a identidade de um criminoso a partir de testemunhas do que quando examinam a cena do crime, os neurologistas aprendem mais sobre a provável patologia a partir da história do que a partir do exame físico.

A abordagem geral da história é comum a todas as queixas. Quais partes da história são mais importantes, obviamente, variam de acordo com a queixa específica. Um guia de como realizar a abordagem para a história clínica será detalhado a seguir. A história é geralmente apresentada de modo convencional (ver adiante) para que os médicos, sendo informados ou lendo a história, saibam o que será dito a seguir. Todos desenvolvem o seu próprio modo de coletar uma história clínica, e os médicos adaptam frequentemente a maneira como o fazem, dependendo da natureza do problema clínico. Esta seção é organizada de acordo com a maneira usual em que uma história é apresentada – reconhecendo que, às vezes, elementos da história podem ser obtidos em uma ordem diferente.

Muitos neurologistas consideram que coletar a história, mais do que realizar o exame neurológico, é uma habilidade especial (embora você obviamente precise dos dois). Isso indica a importância atribuída à história em neurologia, e reflete que é um processo ativo, exigindo ouvir, pensar e questionar reflexivamente, em vez de simplesmente fazer anotações passivas. Existem evidências recentes de que não é apenas o que o paciente diz, mas a maneira como ele diz que pode ser útil para o diagnóstico (p. ex., no diagnóstico de crise não epiléptica psicogênica).

História neurológica

- Idade, sexo, lateralidade, ocupação
- História da doença atual
- Perguntas de triagem neurológica
- Antecedentes patológicos
- Antecedentes medicamentosos
- Antecedentes familiares
- Antecedentes sociais.

Informações básicas

Pesquise algumas informações básicas inicialmente – idade, sexo, lateralidade e ocupação (ou ocupação anterior) do paciente.

A lateralidade manual é importante. O hemisfério esquerdo do cérebro contém linguagem em quase todos os destros e em 70% dos pacientes canhotos ou ambidestros.

Queixa atual

Comece com uma pergunta aberta como "Conte-me tudo sobre isso desde o início" ou "O que está acontecendo?". Tente deixar os pacientes contarem suas histórias com suas próprias palavras, sem (ou com pouca) interrupção. O paciente pode precisar ser incentivado a começar do início. Muitas vezes, os pacientes querem contar o que está acontecendo com eles naquele momento. Você achará isso mais fácil de entender se souber quais eventos levaram à situação atual.

Enquanto ouve cada uma das histórias, tente determinar (Figura 1.1):

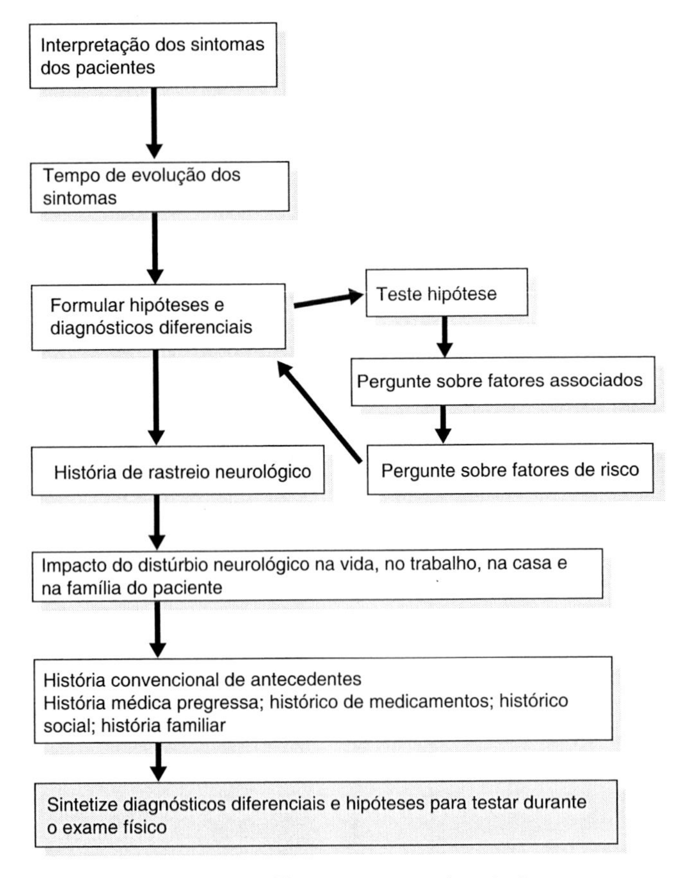

Figura 1.1 Fluxograma: a queixa atual.

- *A natureza da queixa.* Certifique-se de ter entendido o que o paciente está descrevendo. Por exemplo, tontura pode significar vertigem (a verdadeira sensação de rotação) ou escurecimento visual ou sensação de náuseas. Quando um paciente diz que sua visão está borrada, ele pode querer dizer que está com visão dupla. Um paciente com fraqueza, mas sem sensação alterada, pode se referir ao membro como dormente.

DICA É melhor obter uma descrição exata para eventos específicos, particularmente o primeiro, o último e os mais graves, em vez de um resumo da descrição de um evento típico.

- *Tempo de evolução.* Isso lhe diz sobre o ritmo da patologia (Tabela 1.1 e Figura 1.2)
  - O início: como aconteceu? De repente, durante alguns segundos, alguns minutos, horas, dias, semanas ou meses?
  - A progressão: é contínua ou intermitente? Melhorou, estabilizou-se ou progrediu (continuamente ou em degraus)? Ao descrever a progressão, use um medidor funcional sempre que possível: por exemplo, a capacidade de correr, andar, usar uma bengala, caminhar com um andador
  - O padrão: se intermitente, qual foi a duração e qual a frequência?

Tabela 1.1 Algumas ilustrações de como o período de tempo indica a patologia.

Período	Processo patológico
Homem de 50 anos de idade com perda visual completa no olho direito	
Início súbito e durou 1 min	Vascular: fluxo sanguíneo prejudicado para a retina; "amaurose fugaz"
Início em mais de 10 min e durou 20 min	Migranoso
Início em mais de 4 dias e depois melhorou em 6 semanas	Inflamatório; inflamação no nervo óptico; "neurite óptica"
Progrediu em 3 meses	Compressão do nervo óptico; possivelmente por um meningioma
Mulher de 65 anos de idade com fraqueza no lado esquerdo, braço e perna	
Início súbito e durou 10 min	Vascular: • Ataque isquêmico transitório
Início em mais de 10 min e persiste vários dias depois	Vascular: • Acidente vascular encefálico
Início em mais de 4 semanas	Considere tumor subdural
Início em mais de 4 meses	Provavelmente será tumor
Existe desde a infância	Congênita

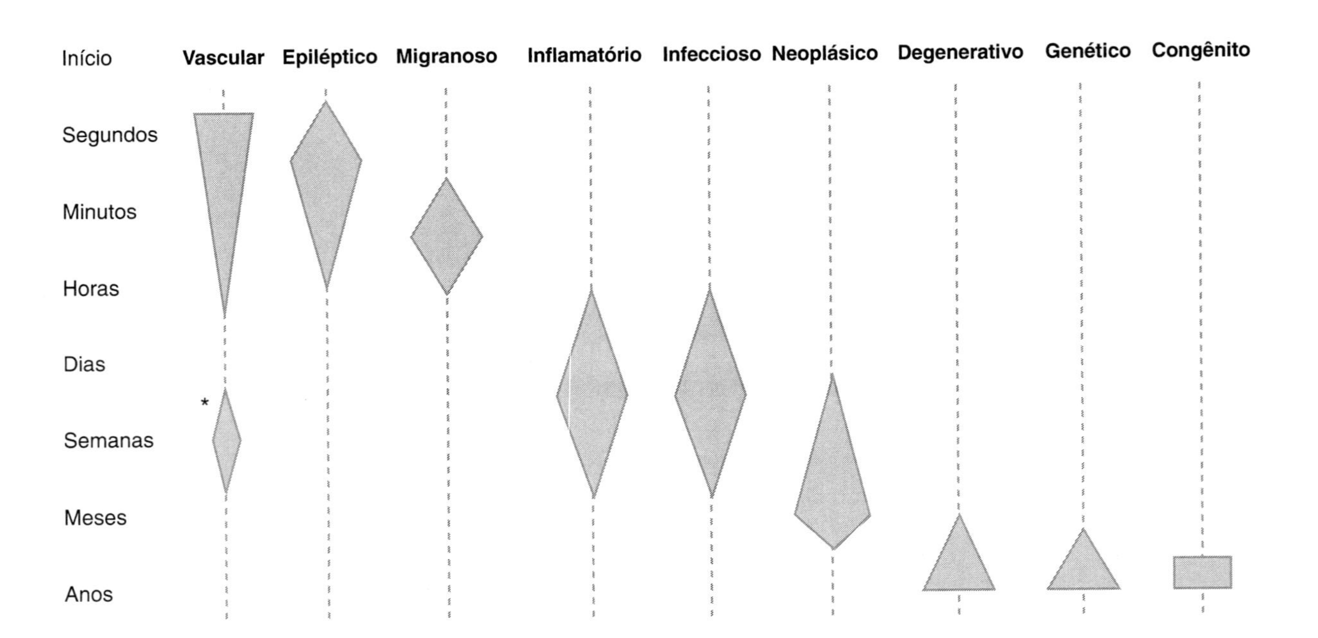

Figura. 1.2 O ritmo dos diferentes processos patológicos. O início dos problemas metabólicos e endocrinológicos está relacionado à taxa de início do problema metabólico ou endócrino. *Complicações vasculares tardias do hematoma subdural crônico.

DICA Pode ser útil resumir a história, pensando em como você descreveria os sintomas ao longo do tempo, pois os termos usados podem apontar para o processo patológico subjacente relevante. Por exemplo, *início súbito ou agudo* sugere vascular; *subagudo* sugere inflamação, infecção ou neoplasia; *progressivo* sugere neoplasia ou degeneração; *evolução em degraus* sugere vascular ou inflamação; *recorrente-remitente* sugere inflamação.

DICA Lembre-se: quando um paciente não for capaz de relatar todos os eventos ou fornecer uma história adequada por outro motivo, como um problema de fala, é essencial obter a história de outras pessoas, se possível, como parentes, amigos ou até mesmo transeuntes.

Se você não puder vê-los pessoalmente, ligue para eles!

Também determine:

- *Fatores precipitantes ou de alívio.* Lembre-se de que um sintoma espontaneamente relatado é muito mais significativo do que aquele obtido no questionamento direto. Por exemplo, os pacientes raramente falam voluntariamente que suas dores de cabeça pioram ao tossir ou espirrar, e quando o fazem sem instigação prévia, sugerem uma pressão intracraniana elevada. Por outro lado, muitos pacientes com cefaleia do tipo tensional e enxaqueca vão dizer que suas dores de cabeça pioram com tosse ou espirro se forem diretamente questionados a respeito disso
- *Tratamentos e investigações anteriores.* Tratamentos prévios podem ter ajudado ou produzido efeitos adversos. Essa informação pode ajudar no planejamento de tratamentos futuros
- *O estado neurológico atual.* O que o paciente pode fazer agora? Determine as habilidades atuais em relação às atividades diárias normais. Claramente, a relevância disso dependerá do problema (as dores de cabeça interferirão no trabalho, mas não no caminhar). Considere perguntar sobre o trabalho deles; mobilidade (ele pode andar normalmente ou qual é o nível de comprometimento?); capacidade de comer, tomar banho e ir ao banheiro
- *Geração de hipóteses e teste das hipóteses.* Enquanto ouve, pense sobre o que pode estar causando os problemas do paciente. Isso pode sugerir problemas associados ou fatores precipitantes que valeriam a pena explorar. Por exemplo, se a história de um paciente faz você pensar que ele pode ter doença de Parkinson, pergunte sobre sua caligrafia – algo sobre o qual você provavelmente não falaria com a maioria dos pacientes

ERROS COMUNS

- Os pacientes frequentemente querem falar sobre os médicos que consultaram antes e o que esses médicos fizeram e disseram, em vez de descrever o que aconteceu com eles pessoalmente. Essa informação geralmente não é completamente verdadeira e deve ser considerada com cautela. Se tal informação lhe for útil, é melhor obtê-la diretamente dos médicos envolvidos. A maioria dos pacientes está inclinada a fornecer a sua própria versão da história em vez da história real dos médicos anteriores
- Você interrompe a história com uma lista de perguntas. Se não forem interrompidos, os pacientes geralmente só falam por 1 a 2 minutos antes de parar. Ouça primeiro e, então, esclareça o que você não entende posteriormente
- A história simplesmente não parece fazer sentido. Isso tende a acontecer em pacientes com dificuldades de fala, memória ou concentração e naqueles com doença não orgânica. Pense em afasia, depressão, demência e quadros não orgânicos.

- *Triagem para outros sintomas neurológicos.* Determine se o paciente teve dor de cabeça, convulsões, síncopes, episódios de dormência, formigamento ou fraqueza, qualquer distúrbio esfincteriano (incontinência urinária ou fecal, retenção urinária e constipação intestinal) ou sintomas visuais, incluindo visão dupla, visão turva ou perda de visão. É improvável que isso forneça surpresas se o teste de hipóteses tiver sido bem-sucedido.

DICA Muitas vezes, é útil fazer um resumo ao paciente dos pontos essenciais da história, para ter certeza de que você os entendeu corretamente. Isso é chamado de "lista de problemas".

Anamnese convencional

Histórico médico prévio

Isso é importante para ajudar a entender a etiologia ou descobrir situações associadas a condições neurológicas. Por exemplo, uma história de hipertensão é importante em pacientes com acidente vascular encefálico (AVE); história de diabetes em pacientes com neuropatia periférica; e uma história de cirurgia prévia de câncer em pacientes com anormalidades cerebrais focais sugerindo possíveis metástases.

É sempre útil reavaliar qualquer diagnóstico dado pelo paciente. Por exemplo, um paciente com histórico médico anterior que começa com "epilepsia conhecida" pode não ter epilepsia; uma vez que o diagnóstico é aceito, raramente é questionado e os pacientes podem ser tratados inadequadamente.

História de medicamentos

É essencial verificar quais medicamentos prescritos e medicamentos não prescritos estão sendo tomados. Isso pode atuar como um lembrete das condições que o paciente pode ter esquecido (hipertensão e asma). Os fármacos também podem causar problemas neurológicos – muitas vezes, vale a pena verificar seus efeitos adversos.

Importante: muitas mulheres não pensam no contraceptivo oral como fármaco e precisam ser questionadas especificamente sobre isso.

História familiar

Muitos problemas neurológicos têm uma base genética; portanto, uma história familiar detalhada é frequentemente muito importante para o diagnóstico. Mesmo que ninguém da família seja identificado com um problema neurológico potencialmente relevante, informações sobre a família são úteis. Por exemplo, pense no significado de um histórico familiar "negativo":

- Um paciente sem irmãos, cujos pais, ambos filhos únicos, morreram em uma idade jovem devido a um problema não relacionado (p. ex., traumatismo)
- Um paciente com sete irmãos mais velhos e pais vivos (cada um com quatro irmãos vivos mais jovens).

O primeiro pode muito bem ter um problema familiar, embora a história da família não seja informativa; o último seria muito improvável que tivesse um problema herdado.

Em algumas circunstâncias, os pacientes podem ser relutantes em falar sobre certos problemas hereditários: por exemplo, a doença de Huntington. Em outras ocasiões, outros membros da família podem ser muito levemente afetados; por exemplo, nas neuropatias hereditárias, alguns membros da família simplesmente terão pés arqueados altos em vez de uma neuropatia evidente; portanto, isso deve ser procurado ativamente, se for provável que seja relevante.

História social

Pacientes neurológicos frequentemente apresentam incapacidade significativa. Para eles, o ambiente no qual normalmente vivem, suas circunstâncias financeiras, seus familiares e cuidadores na comunidade são todos muito importantes para seus cuidados atuais e futuros.

Exposição a toxinas

É importante estabelecer qualquer exposição a toxinas, inclusive, nesta categoria, tabaco e álcool, bem como neurotoxinas industriais.

Inquérito sistêmico

A investigação sistêmica pode revelar pistas de que doenças sistêmicas podem estar apresentando manifestações neurológicas. Por exemplo, um paciente com aterosclerose pode ter angina e claudicação intermitente, além de sintomas de doença cerebrovascular.

Percepção de doença do paciente

Pergunte aos pacientes o que eles acham que há de errado com eles. Isso é útil quando você discute o diagnóstico com eles. Se estiverem certos, você sabe que eles já pensaram sobre a possibilidade. Se tiverem algo mais, também é útil explicar por que eles não têm o que sugeriram e provavelmente estão particularmente preocupados. Por exemplo, caso tenham enxaqueca, mas estejam preocupados com um tumor cerebral, é útil discutir esse diagnóstico diferencial especificamente.

Algo mais?

Sempre inclua uma pergunta em aberto no fim da história – "Há mais alguma coisa que você gostaria de me contar?" – para garantir que os pacientes tenham a chance de contar tudo o que desejam.

Síntese da história e diagnóstico diferencial

É útil resumir a história antes de prosseguir para o exame – pelo menos em sua mente – e tentar chegar a um diagnóstico diferencial. O tipo de diagnóstico diferencial varia de acordo com o paciente. Alguns exemplos são mostrados a seguir:

- Em um paciente com histórico de "mão caída", sua principal pergunta pode ser se é uma paralisia do nervo radial, radiculopatia C7 ou outra questão
- Em um paciente com lentidão do lado direito, você pode se perguntar se o que ele tem é um distúrbio do movimento, como a doença de Parkinson, ou uma fraqueza do neurônio motor superior.

Se você pensar no diferencial nesse estágio, poderá usar o exame para tentar chegar a um diagnóstico.

Então, pense no diagnóstico diferencial gerado a partir da história. Pense no que pode ser encontrado no exame nessas circunstâncias e garanta que você se concentre nessas possibilidades durante o exame.

Em resumo, pense na história.

EXAME GERAL

O exame geral pode fornecer pistas importantes quanto ao diagnóstico de doença neurológica. O exame pode encontrar doença sistêmica com complicações neurológicas (Figura 1.3 e Tabela 1.2).

Um exame geral completo é, portanto, importante na avaliação de um paciente com doença neurológica. As características que precisam ser particularmente procuradas em um paciente inconsciente são tratadas no Capítulo 27.

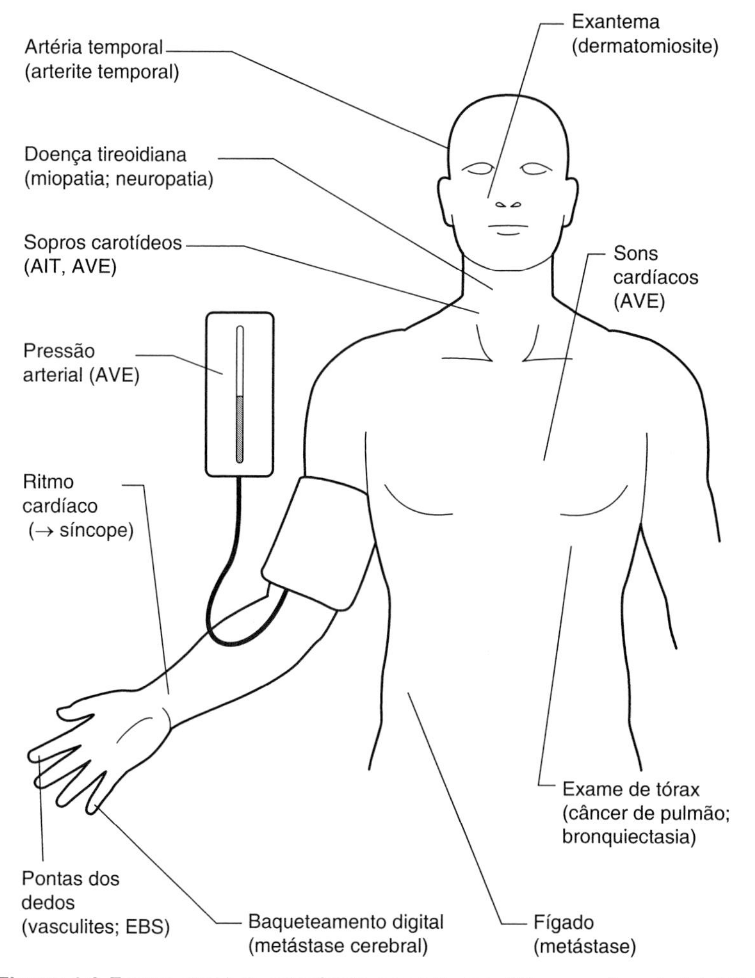

Figura 1.3 Exame geral da relevância neurológica. (PA: pressão arterial; EBS: endocardite bacteriana subaguda; AIT: ataque isquêmico transitório; AVE: acidente vascular encefálico.)

Tabela 1.2 Achados do exame em doença sistêmica com complicações neurológicas.

Doença	Sinal	Condição neurológica
Doenças degenerativas		
Aterosclerose	Sopro carotídeo	AVE
Doença cardíaca valvar	Murmúrio típico	AVE
Doença inflamatória		
Artrite reumatoide	Artrite e nódulos reumatoides	Neuropatias Compressão da medula cervical
Doença endócrina		
Hipotireoidismo	Alteração de fácies, pele e cabelo	Síndrome cerebelar Miopatia
Diabetes	Alterações na retina e marcas de injeção	Neuropatia
Neoplasia		
Câncer de pulmão	Derrame pleural	Metástases cerebrais
Câncer de mama	Massa da mama	Metástases cerebrais
Doença dermatológica		
Dermatomiosite	Heliotrópio	Dermatomiosite

2

FALA

INTRODUÇÃO

Anormalidades da fala devem ser consideradas primeiramente, visto que podem interferir em sua coleta da história e, subsequentemente, em sua habilidade para avaliar outros aspectos das funções corticais superiores e realizar o restante do exame físico.

Anormalidades da fala podem refletir anormalidades em qualquer dos locais ao longo da cadeia descrita a seguir.

PROCESSO	ANORMALIDADE
Audição	Surdez
Entendimento Pensamento e escolha das palavras	Afasia
Produção de voz	Disfonia
Articulação	Disartria

Alterações relacionadas à surdez serão abordadas no Capítulo 12.

1. Afasia

Neste livro, o termo afasia será utilizado para se referir a todas as disfunções relacionadas com entendimento, pensamento e escolha das palavras. Disfasia é um termo utilizado por alguns para indicar alterações da fala, reservando afasia apenas para quando há ausência de fala.

Afasia já foi classificada de inúmeras maneiras, e cada nova classificação trouxe alguma terminologia nova. Existem, então, diversos termos que se referem a problemas muito similares:

- Afasia de Broca = afasia de expressão = afasia motora
- Afasia de Wernicke = afasia de recepção = afasia sensitiva
- Afasia nominal = afasia anômica.

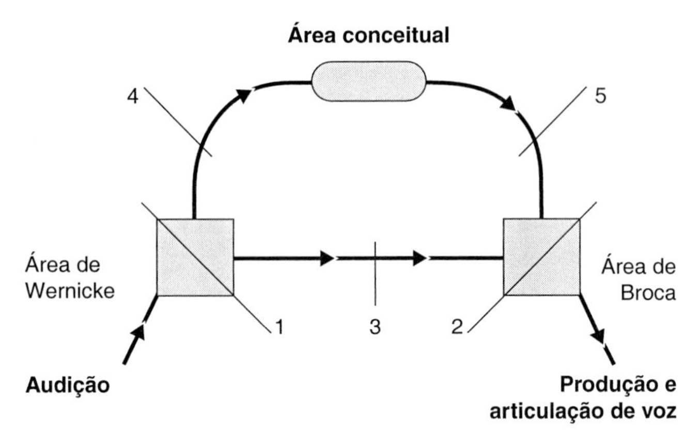

Figura 2.1 Modelo simples de compreensão e expressão de fala.

A maioria desses sistemas se baseou em um modelo de afasia mais simplista (Figura 2.1). Nesse modelo, sons são reconhecidos como linguagem na área de Wernicke, que então é conectada à "área conceitual", em que o significado das palavras é entendido. A "área conceitual" é conectada à área de Broca, em que a linguagem falada é gerada. A área de Wernicke também é conectada diretamente à área de Broca pelo fascículo arqueado. Essas áreas estão no hemisfério dominante e serão descritas depois. O hemisfério esquerdo é dominante em pacientes destros e em alguns canhotos, e o hemisfério direito é dominante em alguns pacientes canhotos.

Os padrões de afasia descritos a seguir podem ser reconhecidos e estão associados com lesões nos locais, como numerado na Figura 2.1:

1. **Afasia de Wernicke:** compreensão ruim, fala fluente, mas muitas vezes sem significado (não consegue "checar" o significado das palavras internamente); não repete.
2. **Afasia de Broca:** compreensão preservada; fala não fluente; não repete.
3. **Afasia de condução:** perda da repetição com compreensão preservada e fala preservada.
4. **Afasia transcortical sensitiva:** igual (1), mas com repetição preservada.
5. **Afasia transcortical motora:** igual (2), mas com repetição preservada.

Ler e escrever são outros aspectos da linguagem. Esses aspectos também podem ser incluídos nos modelos como os mostrados anteriormente. No entanto, esse modelos podem se tornam bem complicados!

2. Disfonia

É um distúrbio de produção da voz e pode refletir tanto uma patologia da corda vocal (como laringite) quanto uma anormalidade do nervo vago ou, ocasionalmente, um distúrbio psicológico.

3. Disartria

A produção da voz requer a coordenação de respiração, cordas vocais, laringe, palato, língua e lábios. A disartria pode, assim, refletir dificuldades em diferentes níveis.

Lesões do tipo de (a) neurônio motor superior, (b) sistema extrapiramidal (como doença de Parkinson) e (c) cerebelo afetam o processo de integração da produção da fala e tendem a afetar também o ritmo da fala.

Lesões de um ou vários dos nervos cranianos tendem a produzir distorções características de certas partes da fala, mas o ritmo se mantém normal.

1. AFASIA

O QUE FAZER

Anormalidades da fala podem atrapalhar ou impedir a coleta da história a partir do paciente. Se isso ocorrer, **colete a história a partir de parentes ou amigos**.

Estabeleça se o paciente tem **dominância manual direita ou esquerda**. Descubra a **língua nativa** do paciente.

Avalie a compreensão

Faça uma pergunta simples ao paciente:

- Quais são seu nome e endereço?
- Qual é/era seu trabalho? Explique exatamente o que você faz/fazia
- Você é natural de onde?

Se ele parecer não compreender:

- Repita mais alto.

Teste a compreensão

- Faça perguntas com **respostas sim/não**:
  - Por exemplo: "Isso é uma caneta?" (mostrando primeiro outro objeto, depois uma caneta)
- Dê um comando simples:
  - Por exemplo: "Abra a sua boca" ou "Com a mão direita, toque seu nariz"
- Se tiver sucesso, tente comandos mais complicados:
  - Por exemplo: "Com a mão direita, toque seu nariz e depois toque a sua orelha esquerda"
- Defina o quanto é compreendido.

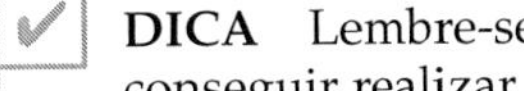

DICA Lembre-se: se o paciente estiver fraco, ele pode não conseguir realizar tarefas simples.

Avalie a fala espontânea

Se o paciente parece entender, mas não consegue falar:

- Pergunte se ele tem dificuldade em encontrar palavras. Tal pergunta geralmente provoca um sorriso ou um aceno positivo com a cabeça, indicando satisfação por você ter entendido o problema
- Se o problema for menos grave, ele pode ser capaz de dizer seu nome e endereço lentamente.

Faça mais perguntas

Pergunte, por exemplo, sobre o trabalho do paciente ou sobre como o problema começou.

- A fala é fluente?
- Ele usa as palavras corretamente?
- Ele usa a **palavra errada** (*parafasia*) ou é uma **expressão sem sentido** (muitas vezes chamada *jargon aphasia* (fala não inteligível)?

Avalie a habilidade de encontrar palavras e nomear

- Peça ao paciente para nomear todos os animais que ele conseguir se lembrar (normal = 18 a 22 em 1 minuto)
- Peça ao paciente para dizer todas as palavras que ele conseguir se lembrar que comecem com uma letra em específico, em geral "f" ou "s" (anormal = menos que 12 em 1 minuto para cada letra)
- Estes são testes de encontrar palavras. O teste pode ser quantificado pela contagem do número de objetos dentro de um tempo padrão
- Peça ao paciente para nomear objetos familiares que estejam à mão (que sejam usados com frequência), tais como relógio, pulseira do relógio, fivela, camisa, gravata, botões. Comece com objetos que possam ser nomeados facilmente e depois pergunte sobre objetos utilizados menos frequentemente que serão mais difíceis.

Avalie a repetição

- Peça ao paciente para repetir uma frase simples, por exemplo, "O sol está brilhando", e então solicite para repetir frases cada vez mais complicadas.

Avalie a gravidade do acometimento da fala

- A afasia é socialmente incapacitante?

Testes adicionais

Teste a leitura e a escrita

- Verifique se não há acometimento visual e certifique-se de que, se o paciente usa óculos habitualmente, ele os esteja usando nesse momento
- Peça ao paciente para:
  - Ler uma frase

- Obedecer a um comando escrito, por exemplo, "Feche os olhos"
- Escrever uma frase (certifique-se de que não haja déficit motor que possa impedir isso)

• Alteração de leitura = *dislexia*. Alteração de escrita = *disgrafia*.

DICA Se houver dificuldade, verifique se o paciente era capaz de ler e escrever previamente.

O QUE VOCÊ ENCONTRA

Ver Figura 2.2.

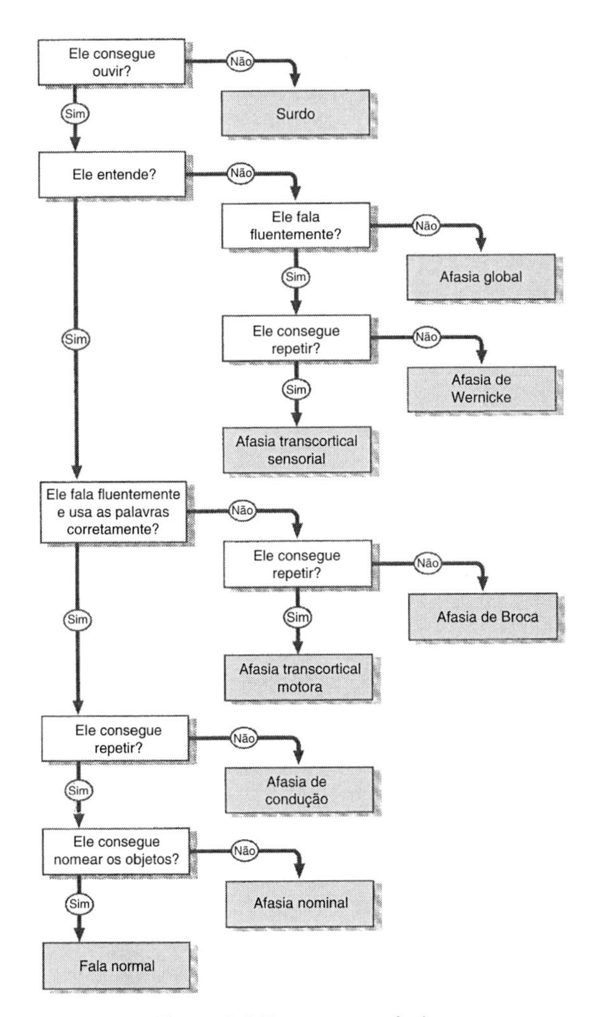

Figura 2.2 Fluxograma: afasia.

Antes de continuar seu exame, descreva seus achados: por exemplo, "Esse homem tem uma afasia socialmente incapacitante, não fluente e global, que é predominantemente de expressão, com parafasia e alteração de repetição. Há dislexia e disgrafia associadas".

O QUE ISSO SIGNIFICA

- **Afasia**: lesão no hemisfério *dominante* (em geral, esquerdo)
- **Afasia global**: lesão no hemisfério *dominante* afetando as áreas de Wernicke e Broca (Figura 2.3)
- **Afasia de Wernicke**: lesão na *área de Wernicke* (giro supramarginal do lobo parietal e parte superior do lobo temporal). Pode estar associada a defeito de campo
- **Afasia de Broca**: lesão na *área de Broca* (giro inferior frontal). Pode estar associada à hemiplegia
- **Afasia de condução**: lesão no *fascículo arqueado*
- **Afasia transcortical sensorial**: lesão na *região parieto-occipital posterior*
- **Afasia transcortical motora**: lesão incompleta da *área de Broca*
- **Afasia nominal**: lesão no *giro angular.*

Causas comuns serão descritas na página 35 – Déficits focais.

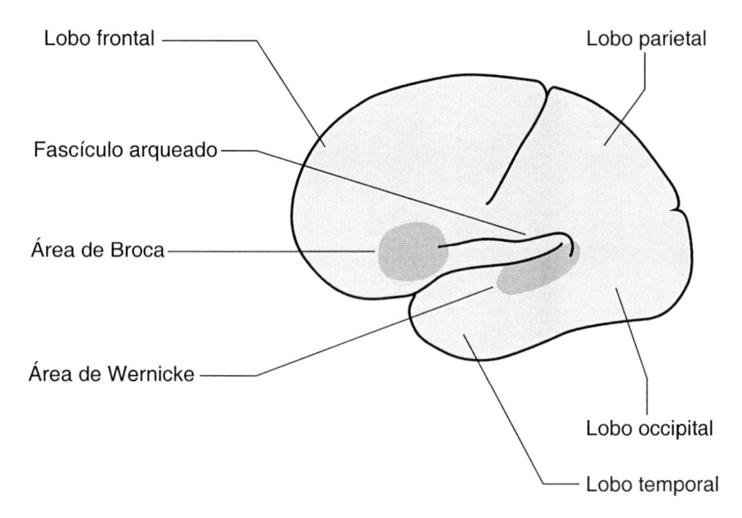

Figura 2.3 Diagrama do cérebro mostrando a localização das áreas de Broca e de Wernicke.

2. DISFONIA

O QUE FAZER

Se o paciente for capaz de dizer o nome e o endereço, mas não conseguir produzir voz com volume normal ou falar como um sussurro, isso é *disfonia*.

- **Peça ao paciente para tossir.** Escute a qualidade da tosse
- **Peça ao paciente para dizer de maneira sustentada "eeeeee".** Ele fica fadigado?

O QUE VOCÊ ENCONTRA E O QUE ISSO SIGNIFICA

- Tosse normal: o suprimento motor das cordas vocais está intacto
- Disfonia + tosse normal: afecções locais da laringe ou quadro funcional
- Tosse com falta de início explosivo – uma tosse bovina: paralisia de corda vocal
- A nota não consegue ser sustentada e fadiga: considere miastenia.

3. DISARTRIA

O QUE FAZER

Se o paciente for capaz de dizer o nome e o endereço, mas as palavras não forem formadas de maneira correta, ele tem *disartria* (Figura 2.4).

Peça ao paciente para repetir frases difíceis, por exemplo, "O rato roeu a roupa do rei de Roma" ou "Tinha tanta anta antiga". Dois conjuntos de termos muito utéis são:

- "Arara-azul": testa sons linguais (língua)
- "Bebê hipopótamo": testa sons labiais (lábios).

Escute atentamente:

- Ritmo da fala
- Palavras arrastadas
- Quais sons causam a maior dificuldade.

O QUE VOCÊ ENCONTRA

Tipos de disartria

Com ritmo anormal

- **Espástica**: arrastado, lento e trabalhoso; o paciente mal abre a boca, como se tentasse falar pelo fundo da boca

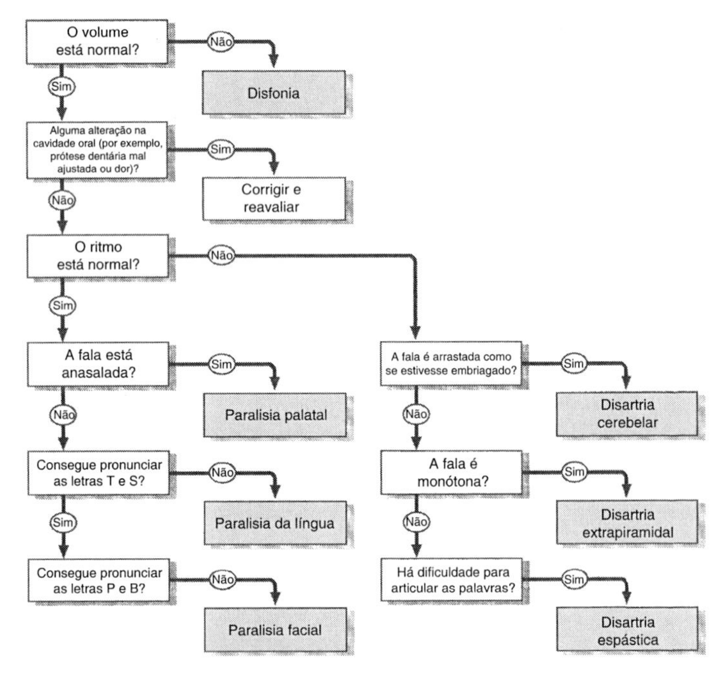

Figura 2.4 Fluxograma: disartria.

- **Extrapiramidal**: monótono sem ritmo, as frases tendem a desaparecer e a ficar com ar mais sereno
- **Cerebelar**: arrastado como se estivesse bêbado, ritmo desarticulado às vezes com fala escandida (igual ênfase em cada sílaba).

Com ritmo normal

- Neurônio motor inferior:
  - *Palatal*: fala nasalada, como se estivesse com um forte resfriado
  - *Lingual*: fala distorcida, especialmente as letras t, s e d
  - *Facial*: dificuldade com b, p, m e w, os sons evitados pelos ventríloquos
- Miastênico:
  - A fadiga muscular é demonstrada ao pedir para o paciente contar
  - Observe o desenvolvimento de disfonia ou um padrão de disartria no neurônio motor inferior. (Observação: miastenia *gravis* é uma falha da transmissão neuromuscular.)

Antes de continuar o exame, descreva seus achados.

O QUE ISSO SIGNIFICA

- **Disartria espástica**: fraqueza bilateral do neurônio motor superior. *Causas comuns*: paralisia pseudobulbar (doença cerebrovascular difusa), doença do neurônio motor

- **Disartria extrapiramidal.** *Causa comum*: parkinsonismo
- **Disartria cerebelar.** *Causas comuns*: intoxicação por álcool, esclerose múltipla, intoxicação por fenitoína; raramente: ataxias hereditárias
- **Disartria do neurônio motor inferior.** *Causas*: lesões dos nervos cranianos X (comprometimento do palato mole), XII (comprometimento da língua) ou VII (comprometimento facial): ver capítulos relevantes
- **Disartria miastênica.** *Causa*: miastenia *gravis*.

✔ **DICA** Ao avaliar qualquer pessoa com disartria, pergunte-se "isso pode ser miastenia?".

✔ **DICA** Alguns pacientes podem ter mais de um tipo de disartria. Por exemplo, um paciente com esclerose múltipla pode ter uma combinação de disartria cerebelar e espástica.

3

ESTADO MENTAL E FUNÇÕES CORTICAIS SUPERIORES

1. ESTADO MENTAL

INTRODUÇÃO

Nessa seção, o exame das funções corticais superiores foi separado do exame de estado mental. Isso porque que as funções corticais superiores podem ser examinadas usando testes relativamente simples, enquanto o exame do estado mental é realizado a partir da observação do paciente e de atenção a pontos dentro da história clínica.

O estado mental está relacionado ao humor e aos pensamentos do paciente. Anormalidades podem refletir:

- **Doença neurológica**, como alteração do lobo frontal ou demência
- **Doença psiquiátrica** que pode estar causando sintomas neurológicos (p. ex., ansiedade levando a ataques de pânico)
- **Acometimento psiquiátrico** secundário à doença neurológica (p. ex., depressão após acidente vascular encefálico).

O exame do estado mental procura distinguir:

- Déficit neurológico focal
- Déficit neurológico difuso
- Doença psiquiátrica primária como depressão ou ansiedade se apresentando com sintomas somáticos
- Acometimento psiquiátrico secundário ou associado à doença neurológica.

A extensão da testagem do estado mental vai depender do paciente e da sua condição. Em muitos pacientes, apenas uma avaliação breve será necessária. No entanto, é importante sempre considerar se avaliações adicionais são necessárias em todos os pacientes.

Métodos de avaliação psiquiátrica formal não serão abordados aqui.

O QUE FAZER E O QUE VOCÊ ENCONTRA

Aparência e comportamento

Observe o paciente enquanto coleta a história. A seguir, há algumas questões que você pode se formular durante a avaliação de aparência e comportamento.

Existem sinais de autonegligência?

- Sujo ou despenteado: considere depressão, demência, alcoolismo ou uso abusivo de drogas ilícitas.

O paciente parece deprimido?

- Testa franzida, imóvel, fácies abatida, fala devagar e monótona (ver, no Capítulo 24, parkinsonismo).

O paciente parece ansioso?

- Inquieto, agitado, desconcentrado.

O paciente se comporta de maneira apropriada?

- Intimidade inapropriada e desinibição ou agressividade: considere *frontalização*
- Não responsivo, com resposta emocional inibida: *embotamento afetivo.*

O humor do paciente muda de maneira rápida?

- Chorando ou sorrindo facilmente: *labilidade emocional.*

O paciente mostra preocupação adequada com seu sintoma ou incapacidade?

- Ausência de expressão de preocupação na face na presença de incapacidade importante (*belle indifférence*): considere se isso reflete (i) *perda de discernimento e frontalização* ou (ii) *disfunção funcional.*

Humor

Pergunte ao paciente sobre o seu humor

- Como está seu ânimo no momento?
- Como você descreveria seu humor?

Se você considerar que o paciente possa estar deprimido, pergunte:

- Durante o último mês, você tem ficado frequentemente incomodado por:
  a) Sentir-se para baixo, depressivo ou sem esperança?
  b) Falta de interesse ou prazer em realizar atividades em geral?
- Isto é algo para o qual você gostaria de ajuda?

Uma resposta positiva tanto para (a) quanto para (b), junto com um pedido de ajuda, é um teste de rastreio sensível e específico para depressão.

Pacientes com esquizofrenia frequentemente têm uma aparente falta de humor – *afeto embotado* – ou humor inapropriado, sorrindo quando você esperaria que estivessem tristes – *afeto incongruente*.

Na mania, os pacientes são eufóricos.

Sintomas vegetativos

Pergunte ao paciente a respeito de sintomas vegetativos:

- Perda ou ganho de peso
- Transtorno do sono (acordando cedo ou dificuldade de iniciar o sono)
- Apetite
- Constipação intestinal
- Libido.

Procure por sintomas de ansiedade:

- Palpitações
- Sudorese
- Hiperventilação (dormência em dedos das mãos, dedos dos pés e ao redor da boca, boca seca, tontura e, frequentemente, sensação de falta de ar).

Delírios

Um delírio é uma crença firmemente sustentada, não alterada por argumentos racionais, e não uma crença convencional dentro da cultura e sociedade do paciente.

Ideias delirantes podem ser reveladas durante a história, mas não podem ser eliciadas por questionamento direto. Elas podem ser classificadas de acordo com sua forma (p. ex., persecutória, grandiosa, hipocondríaca), bem como descrevendo seu conteúdo.

Delírios são vistos em estado confusional agudo e afeções psicóticas.

Alucinações e ilusões

Quando o paciente se queixa que tem visto, escutado, sentido o cheiro ou tido a impressão de sentir algo, você deve decidir se isso é uma ilusão ou alucinação.

Uma ilusão é um erro de interpretação de um estímulo externo e é particularmente comum em pacientes com alterações do nível de consciência. Por exemplo, um paciente confuso diz que ele pode ver um punho gigante tremendo do lado de fora da janela, que na verdade é uma árvore agitada pelo vento lá fora.

A alucinação é uma percepção vivenciada sem a presença de um estímulo externo que é indistinguível de uma percepção real de um estímulo externo.

Alucinações podem ser *elementares* – *flashes* de luz, estrondos, assobios – ou *complexas* – ver pessoas, rostos, ouvir vozes ou música. As alucinações elementares geralmente são orgânicas.

As alucinações podem ser descritas de acordo com o tipo de sensação:

- *Cheiro*: olfativo } Geralmente orgânico
- *Gosto*: gustativo
- *Visão*: visual
- *Toque*: somático } Geralmente psiquiátrico
- *Audição*: auditivo

Antes de continuar, descreva suas descobertas (para si mesmo), por exemplo: "Um homem idoso e maltrapilho que responde devagar, mas de forma adequada, às perguntas e parece deprimido".

O QUE ISSO SIGNIFICA

Em diagnósticos psiquiátricos, há uma hierarquia, e o diagnóstico está no nível mais alto de envolvimento. Por exemplo, um paciente com ansiedade (sintoma de baixo nível) e sintomas psicóticos (sintoma de alto nível) seria considerado como tendo uma psicose (Tabela 3.1).

Psicose orgânica

A psicose orgânica é um déficit neurológico que produz um estado mental alterado, sugerido por nível de consciência alterado, flutuação da consciência, alterações de memória, alucinações visuais, olfatórias, somáticas e gustativas e distúrbios esfincterianos.

Tabela 3.1 Hierarquia de diagnóstico psiquiátrico.

Mais alta	
Psicoses orgânicas	
Psicoses funcionais	Esquizofrenia Depressão psicótica Depressão bipolar (maníaca)
Neuroses	Depressão Estados de ansiedade Transtornos conversivos Fobias Neurose obsessiva
Transtornos de personalidade	
Mais baixo	

Proceda para o teste de funções corticais superiores a fim de encontrar sinais localizatórios.

Existem três síndromes principais de psicose orgânica:

- ***Delirium* ou estado confusional agudo.** *Causas comuns*: induzido por substâncias (especialmente sedativas, incluindo antidepressivos e antipsicóticos), distúrbios metabólicos (especialmente hipoglicemia), abstinência alcoólica, com relação à crise convulsiva (pós-ictal ou crises do lobo temporal). Essa pode ser uma complicação de demência subjacente
- **Síndromes dismnésicas**: perda proeminente de memória de curto prazo, por exemplo, psicose de Korsakoff (deficiência de tiamina) ou algumas formas de encefalite infecciosa ou autoimune
- **Demência.** *Causas comuns*: descritas a seguir (após o teste de funções corticais superiores).

Psicoses funcionais

- **Esquizofrenia**: consciência preservada, afeto embotado ou incongruente, pensamento concreto (ver adiante), delírios proeminentes, alucinações auditivas formadas, geralmente vozes, que podem falar para ou sobre o paciente. Pode sentir que está sendo controlado. Pode adotar posturas estranhas e permanecer nelas (catatonia)
- **Depressão psicótica**: consciência preservada, afeto depressivo, perda do autocuidado, lentidão, relata delírios (geralmente autodepreciativos) ou alucinações. Sintomas geralmente vegetativos: despertar cedo, perda de peso, redução do apetite, perda da libido, constipação intestinal. Observação: sobreposição frequente com depressão neurótica
- **Depressão bipolar**: episódios de depressão como descrito anteriormente, mas também episódios de mania – humor elevado, delírios grandiosos, pressão da fala e do pensamento.

Transtornos neuróticos

- **Depressão**: rebaixamento de humor, perda de energia – após um evento identificável (p. ex., luto). Sintomas vegetativos menos proeminentes
- **Estado ansioso**: ansiedade debilitante sem uma causa razoável, propenso a ataques de pânico, pode hiperventilar
- **Disfunção conversiva**: produção inconsciente ou aumento de uma deficiência, associada a uma reação inadequada à deficiência. Pode haver um ganho secundário. Frequentemente, a deficiência não se ajusta aos padrões anatômicos de perda neurológica
- **Fobias**: medo irracional de alguma coisa – variando desde espaços abertos até aranhas

- **Estados obsessivos**: um pensamento se intromete repetidamente na consciência do paciente, muitas vezes forçando-o a realizar ações (compulsões), por exemplo, o pensamento de que o paciente está contaminado o obriga a lavar as mãos repetidamente. Os pacientes podem desenvolver rituais.

Transtorno de personalidade

Trata-se de uma forma extrema da variabilidade normal de personalidades ao longo da vida. Por exemplo:

- Falta de habilidade para relacionamentos, anormalmente agressivo e irresponsável = *personalidade psicopata*
- Histriônico, enganoso, imaturo = *personalidade borderline.*

2. FUNÇÃO CORTICAL SUPERIOR

INTRODUÇÃO

Função cortical superior é um termo usado para abranger linguagem (ver Capítulo 2), pensamento, memória, compreensão, percepção e intelecto.

Existem muitos testes sofisticados de funções superiores. Eles podem ser aplicados tanto para testar a inteligência quanto para avaliar doenças. No entanto, muito pode ser aprendido com testes simples à beira do leito.

O objetivo da testagem é:

- Documentar o nível de funcionalidade de uma maneira reprodutiva
- Distinguir déficits focais de déficits difusos
- Avaliar o nível funcional dentro da comunidade.

Funções corticais superiores podem ser divididas entre os seguintes elementos:

- Atenção
- Memória (imediata, curto prazo e longo prazo)
- Cálculo
- Pensamento abstrato
- Percepção espacial
- Percepção visual e corporal.

Todos os testes dependem de fala intacta. Isso deve ser testado primeiro. Se o paciente tiver atenção insuficiente, será mais difícil interpretar suas descobertas, pois isso irá interferir em todos os outros aspectos do teste. Os resultados precisam ser interpretados à luz da inteligência pré-mórbida. Por exemplo, a importância de um erro de cálculo difere claramente quando encontrado em um trabalhador braçal e em um professor de matemática.

QUANDO TESTAR AS FUNÇÕES CORTICAIS SUPERIORES

Quando você deve formalmente testar funções superiores? Obviamente, se o paciente reclamar de perda de memória ou de qualquer alteração nas funções corticais superiores, você deve prosseguir. Em outros pacientes, as pistas que deveriam levá-lo ao teste vêm da história. Os pacientes costumam ser notavelmente hábeis em cobrir sua perda de memória; respostas vagas a perguntas específicas e inconsistências fornecidas sem preocupação aparente podem sugerir a necessidade de testes. Em caso de dúvida, teste. A história a partir de parentes e amigos é essencial.

Quando você testa uma função superior, os testes devem ser aplicados como:

1. Uma ferramenta investigativa direcionada ao problema.
2. Testes de triagem para procurar evidências de envolvimento de outras funções superiores.

Por exemplo, se um paciente se queixa de perda de memória, o examinador deve testar atenção, memória de curto prazo e memória de longo prazo e, então, fazer o rastreio do envolvimento de outras funções, cálculo, pensamento abstrato e orientação espacial.

DICA Se o paciente continua se virando em direção ao acompanhante procurando respostas quando você faz perguntas (o sinal de virar a cabeça), isso pode indicar problemas de memória.

O QUE FAZER

Introdução

Antes de começar, explique que você fará várias perguntas. Peça desculpas pelo fato de que algumas dessas perguntas poderão parecer muito simples.

Teste a atenção, orientação, memória e cálculo sempre que avaliar funções superiores. Os outros testes devem ser aplicados de maneira mais seletiva; as indicações serão delineadas a seguir.

1. Atenção e orientação

Orientação

Teste orientação em tempo, lugar e pessoa:

- *Tempo*: Que dia é hoje? Qual é a data? Qual é o mês, o ano? Qual é a estação? Qual é a hora do dia?

- *Lugar*: Qual é o nome do lugar em que estamos? Qual é o nome da enfermaria/hospital? Qual é o nome do bairro/cidade?
- *Pessoa*: Qual é o seu nome? Qual é o seu trabalho? Onde você mora?

Anote os erros cometidos.

Atenção

Teste de memória numérica

Informe ao paciente que você deseja que ele repita alguns números que você dirá a ele. Comece com números de três ou quatro dígitos e aumente até que o paciente cometa vários erros em um número de dígitos. Em seguida, explique que você deseja que ele repita os números de trás para frente, por exemplo, "Quando eu digo um, dois, três, você diz três, dois, um".

Observe o número de dígitos que o paciente é capaz de lembrar na ordem direta e na ordem inversa

- *Normal*: sete na ordem direta e cinco na ordem inversa.

DICA Use partes de números de telefone que você conheça (exceto 999 ou o seu próprio!).

2. Memória

a. Memória imediata e atenção

Teste de nome e endereço

Diga ao paciente que você deseja que ele se lembre de um nome e endereço. Use o tipo de endereço com o qual o paciente estaria familiarizado, por exemplo, "Avenida Brasil, número 725" ou "Rua 9 de Julho, Bauru, São Paulo". Peça a ele imediatamente para repetir para você.

Observe quantos erros são cometidos ao repetir o endereço e quantas vezes você tem que repetir antes que seja dito corretamente

- *Normal*: registro imediato.

DICA Crie um nome e um endereço para usar regularmente, a fim de evitar que você mesmo cometa erros.

Teste alternativo: frase de Babcock

Peça ao paciente para repetir esta frase: "Algo que uma nação deve ter para ser rica e imponente é um suprimento de madeira grande e seguro".

- *Normal*: correto com uso de três tentativas

b. Memória de curto prazo e memória episódica

Cerca de 5 minutos depois de pedir ao paciente para lembrar o nome e o endereço ditos anteriormente, peça para que ele repita.

Observe quantos erros foram cometidos.

DICA Os 5 minutos podem ser gastos testando cálculo e pensamentos abstratos.

c. Memória de longo prazo ou memória semântica

Teste o conhecimento factual que você esperaria que o paciente tivesse. Isso varia muito de paciente para paciente e você precisa adaptar suas perguntas de acordo. Por exemplo, um soldado aposentado deve conhecer o Comandante-Chefe na Segunda Guerra Mundial; um torcedor de futebol, o ano em que a Inglaterra ganhou a Copa do Mundo; um neurologista, os nomes dos nervos cranianos. O seguinte pode ser usado como exemplo de conhecimento geral: datas dos títulos mundiais da Copa do Mundo do Brasil, um presidente americano que foi morto a tiros.

3. Cálculo

Série de sete

Pergunte ao paciente se ele é bom com números, explicando que você vai pedir a ele para fazer alguns cálculos simples. Peça a ele para tirar sete de cem, depois sete do que resta.

Observe os erros e o tempo necessário para realizar o cálculo. Observação: Esses testes requerem boa concentração, e o desempenho ruim pode refletir atenção prejudicada.

Teste alternativo: dobrando três

Este deve ser usado especialmente se a série de sete se mostrar muito difícil e se o paciente reconhecer dificuldade com cálculos. Qual o resultado de duas vezes três? Duas vezes isso? E continue dobrando.

Observe o quão longe o paciente é capaz de ir e quanto tempo ele leva.

Testes adicionais

Peça ao paciente para realizar um cálculo mental cada vez mais difícil: $2 + 3$; $7 + 12$; $21 - 9$; 4×7; $36 \div 9$ etc.

Observação: Ajuste às expectativas pré-mórbidas.

4. Pensamento abstrato

Essa função superior testa a função do lobo frontal: útil com lesões do lobo frontal, demência e doenças psiquiátricas.

Informe ao paciente que você gostaria que ele lhe explicasse alguns provérbios.

- **Peça a ele para explicar provérbios bem conhecidos.** Por exemplo: "De grão em grão, a galinha enche o papo", "Água mole em pedra dura tanto bate até que fura", "Mais vale um pássaro na mão do que dois voando"
- **Ele dá a interpretação correta?**

O que você encontra

- Interpretação correta: *normal*
- Interpretação física: por exemplo, a galinha come o milho e fica bem alimentada. Isso indica *pensamento concreto.*

Peça a ele para explicar a diferença entre pares de objetos: por exemplo, uma saia e um par de calças, uma mesa e uma cadeira.

Peça ao paciente para fazer uma estimativa: o comprimento de um jato jumbo (70 m ou 230 pés); o peso de um elefante (5 toneladas); a altura da Torre Eiffel (986 pés ou 300 m); o número de camelos na Holanda (alguns em zoológicos).

O que você encontra

- Estimativas razoáveis: *normal*
- Estimativas não razoáveis: indica *pensamento abstrato anormal.*

5. Percepção espacial

Testa a função dos lobos parietal e occipital.

Teste do relógio

Peça ao paciente para desenhar um relógio e preencher os números. Peça-lhe então para desenhar os ponteiros em uma determinada hora: por exemplo, 15h50.

Estrela de cinco pontas

Peça ao paciente para copiar uma estrela de cinco pontas (Figura 3.1).

O que você encontra

- Relógio e estrela precisos: *normal*
- Metade do relógio faltando: *inatenção visual*
- Incapaz de desenhar um relógio ou copiar a estrela: *apraxia de construção.*

DICA Existem dificuldades em avaliar essa função na presença de fraqueza associada.

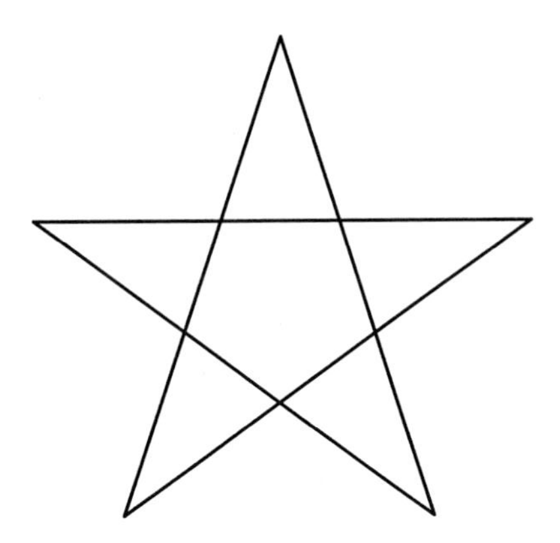

Figura 3.1 Estrela de cinco pontas.

6. Percepção visual e corporal

Teste para lesões dos lobos parietal e occipital.

As anormalidades na percepção da sensação, apesar das vias sensoriais normais, são chamadas de agnosias. As agnosias podem ocorrer em todas as modalidades de sensação, mas, na prática clínica, geralmente afetam a visão, o tato e a percepção corporal.

A via sensorial precisa ter sido examinada e considerada intacta antes que o paciente seja considerado como tendo uma agnosia. No entanto, a agnosia é geralmente considerada como parte de uma função superior e, portanto, é considerada aqui.

Reconhecimento facial: "faces famosas"

Pegue um jornal ou revista e peça ao paciente para identificar os rostos de pessoas famosas. Escolha pessoas que o paciente deverá conhecer: o presidente, a rainha da Inglaterra, estrelas de cinema e da TV e assim por diante.

Observe os erros cometidos.

- Reconhecimento de faces: *normal*
- Não reconhece faces: *prosopagnosia.*

Percepção corporal

- O paciente ignora um lado (geralmente o esquerdo) e não consegue encontrar sua mão, se solicitado (*heminegligente*)
- O paciente não reconhece sua mão esquerda, se mostrado (*assomatagnosia*)
- O paciente não tem conhecimento da fraqueza do lado afetado (geralmente esquerdo) (*anosagnosia*) – e frequentemente moverá o lado direito quando solicitado a mover o esquerdo.

Peça ao paciente para mostrar a você seu dedo indicador, dedo anular e assim por diante.

- Falha: agnosia de dedos.

Peça ao paciente para tocar na orelha direita com o dedo indicador esquerdo. Cruze as suas mãos e pergunte: "Qual é a sua mão direita?"

- Falha: agnosia esquerda/direita.

Agnosia sensorial

Peça ao paciente para fechar os olhos. Coloque um objeto – por exemplo, moeda, chave, clipe de papel – em sua mão e pergunte o que é.

- Falha: astereognosia.

Peça ao paciente para fechar os olhos. Escreva um número ou uma letra em sua mão e pergunte qual é.

- Falha: agrafestesia.

DICA Teste primeiro no lado não afetado, a fim de garantir que o paciente compreenda o teste.

7. Apraxia

Apraxia é um termo usado para descrever a incapacidade de realizar uma tarefa quando não há fraqueza, incoordenação ou distúrbio do movimento que justifique. Será descrito aqui, embora, claramente, o exame do sistema motor seja necessário antes que ele possa ser avaliado.

Testes para a função do lobo parietal e função do córtex pré-motor do lobo frontal.

Peça ao paciente para realizar uma tarefa imaginária "Mostre-me como você pentearia o cabelo, beberia uma xícara de chá, acenderia um fósforo e o assopraria".

Observe o paciente. Se houver dificuldade, dê ao paciente um objeto apropriado e veja se ele é capaz de realizar a tarefa de maneira adequada. Se ainda houver dificuldade, demonstre e peça a ele para copiar o que você está fazendo.

- O paciente é capaz de realizar o ato de forma adequada: *normal*
- O paciente é incapaz de iniciar a ação, embora compreenda o comando: *apraxia ideacional*
- O paciente realiza a tarefa, mas comete erros: por exemplo, usa a mão como uma xícara em vez de segurar uma xícara imaginária: *apraxia ideomotora.*

Se a incapacidade estiver relacionada a uma tarefa específica – por exemplo, vestir-se – deve ser referida como uma apraxia de vestir-se. Isso geralmente é testado no hospital, pedindo-se ao paciente que coloque um roupão com uma manga puxada do avesso. O paciente normalmente deve ser capaz de superar isso facilmente. Descrever o que os pacientes acham difícil é útil no planejamento de qualquer terapia.

Teste de três mãos

Peça ao paciente para copiar os movimentos de sua mão e demonstre: (1) feche o punho e bata na mesa com o polegar para cima; (2) estique os dedos e bata na mesa com o polegar para cima; (3) em seguida, coloque a palma da mão espalmada sobre a mesa. Se o paciente não conseguir realizar isso após uma demonstração, repita a demonstração.

- Se o paciente não conseguir realizar isso na presença de função motora normal: *apraxia de membro.*

O QUE VOCÊ ENCONTRA

Três padrões podem ser reconhecidos:

- **Pacientes com pouca atenção.** Os testes são úteis para documentar o nível de função, mas são de uso limitado para distinguir doenças focais de difusas. Avaliações adicionais são discutidas no Capítulo 27
- **Pacientes com déficits em muitas ou todas as principais áreas de teste.** Indica um processo difuso ou multifocal
  - Se de início lento: demência ou síndrome cerebral crônica. O padrão de perda e progressão indica o diagnóstico subjacente (ver adiante)
  - Se de início mais rápido: estado confusional ou síndrome cerebral aguda
  - **Pacientes com déficits em uma ou apenas algumas áreas de teste.** Indica um processo focal. Identifique a área afetada e busque sinais físicos associados (Tabela 3.2).

ERROS COMUNS

Demência precisa ser diferenciada de:

- **Déficit intelectual**: geralmente indicado a partir de uma história de poucas realizações intelectuais
- **Depressão**: pode ser difícil, especialmente em idosos. Muitas vezes sugerida pelo comportamento do paciente
- **Afasia**: geralmente encontrada em testes críticos

Tabela 3.2 Padrões de perda focal.

Lobo	Alteração na função cortical superior	Associações
Frontal	Apatia, desinibição	Hemiplegia contralateral, afasia de Broca (hemisfério dominante), reflexos primitivos
Temporal	Memória	Afasia de Wernicke (hemisfério dominante), quadrantanopia superior
Parietal	Cálculo, orientação perceptual e espacial (hemisfério não dominante)	Apraxia (hemisfério dominante), hemianopsia homônima, distúrbio hemissensorial, negligência
Occipital	Orientação perceptual e espacial	Hemianopsia

Padrões de perda local

- **Atenção e orientação prejudicadas**: ocorre com um distúrbio difuso da função cerebral. *Se aguda*, frequentemente associada a distúrbios de consciência; avalie como no Capítulo 27. *Se crônica*, limita a capacidade de testes adicionais; isso é sugestivo de demência. Observação: Também ocorre com ansiedade e depressão
- **Memória**: perda de memória de curto prazo em paciente alerta – geralmente distúrbio bilateral do sistema límbico (hipocampo, corpos mamilares) – observada em encefalopatias difusas; lesões temporais bilaterais; proeminente na psicose de Korsakoff (deficiência de tiamina). Perda de memória de longo prazo com memória de curto prazo preservada: perda de memória funcional
- **Cálculo**: cálculo prejudicado geralmente indica encefalopatia difusa. Se associada com agnosia dos dedos (incapacidade de nomear os dedos), agnosia esquerda-direita (incapacidade de distinguir a esquerda da direita) e disgrafia = síndrome de Gerstmann – indica uma síndrome do lobo parietal dominante. Erros grosseiros de cálculo, mas consistentes, podem sugerir doença psiquiátrica
- **Pensamento abstrato**: se as interpretações dos provérbios forem concretas, isso sugere encefalopatia difusa. Se a interpretação incluir ideias delirantes, sugere doença psiquiátrica, com envolvimento particular do lobo frontal. Estimativas ruins sugerem encefalopatia frontal ou difusa ou doença psiquiátrica
- **Perda de apreciação espacial:** (copiar desenhos, astereognosia) – lesões do lobo parietal
- **Percepção visual e corporal:**

  - Prosopagnosia: lesões temporoparietais bilaterais
  - Negligência
  - Agnosia sensorial
  - Astereognosia
  - Agrafestesia

  } Lesões do lobo parietal

- **Apraxia:**
  - Apraxia ideomotora: lesão do lobo parietal dominante ou do córtex pré-motor, ou uma lesão cerebral difusa
  - Apraxia ideacional: sugere doença parietal bilateral.

O QUE ISSO SIGNIFICA

Anormalidades difusas ou multifocais

Comum

- Doença de Alzheimer. Normalmente começa com perda de memória de curto prazo, acometendo apraxia e função frontal posteriormente
- Demência vascular (multi-infarto). Irá variar de acordo com o local dos infartos cerebrais; frequentemente associada a anormalidades da marcha e defeitos do campo visual.

Raro

Condições degenerativas.

- Demência frontotemporal. Estas começam com síndromes focais que mais tarde se tornam difusas. As síndromes apresentadas incluem a "variante comportamental", em que o paciente apresenta desinibição e frontalismo progressivos; "afasia progressiva primária", em que há uma perda progressiva da linguagem; e "demência semântica", em que os pacientes desenvolvem uma perda progressiva de conhecimento
- Demência por corpos de Lewy. Os pacientes têm dificuldades de memória que costumam flutuar bastante com alucinações visuais intermitentes e parkinsonismo associado
- Doença de Huntington.

Nutricional

- Deficiência de tiamina – geralmente associado ao uso abusivo de álcool (psicose de Korsakoff)
- Deficiência de vitamina B_{12}.

Infecciosa

- Sífilis quaternária
- Doença de Creutzfeldt-Jakob – progressiva por semanas ou meses; com mioclonias associadas
- Encefalopatia pelo HIV.

Estrutural

- Hidrocefalia de pressão normal associada a distúrbio de marcha e incontinência urinária
- Desmielinização
- Esclerose múltipla.

Déficits focais

Podem indicar o estágio inicial de uma doença multifocal.

Degenerativa

- Demência frontotemporal (ver anteriormente)
- Atrofia cortical posterior; uma variante do Alzheimer que começa com a perda da função occipitoparietal.

Vascular

- Trombose, embolia ou hemorragia.

Neoplásica

- Tumores primários ou secundários.

Infecciosa

- Abscesso.

Desmielinizante

- Esclerose múltipla.

4

MARCHA

INTRODUÇÃO

Sempre examine a marcha do paciente. Caminhar é uma ação coordenada que requer integração das funções sensoriais e motoras. Uma anormalidade na marcha pode ser a única anormalidade no exame, ou o padrão de distúrbio da marcha pode levá-lo a buscar associações clínicas relevantes no restante do exame. Os padrões mais comuns de marcha anormal são: hemiplégica, parkinsoniana, marcha de pequenos passos, atáxica e instável.

O teste de Romberg é realizado convenientemente após o exame da marcha. Trata-se de um teste simples, principalmente do senso de posição articular (propriocepção).

O QUE FAZER E O QUE VOCÊ ENCONTRA

Peça ao paciente para caminhar.
Certifique-se de que consiga ver os braços e as pernas adequadamente.
A marcha é simétrica?

- Sim: ver Figuras 4.1 e 4.2.
- Não: ver adiante.

(Os movimentos geralmente podem ser divididos em simétricos e assimétricos, embora a simetria não seja perfeita.)

Se simétricos

Observe o tamanho dos passos:

- Pequenos ou normais?

Se pequenos passos

Observe a postura e o balanço dos braços:

- Inclinado com balanço do braço reduzido: *parkinsoniano* (pode ser difícil iniciar e parar: *festinante* – pode ser pior de um lado; o tremor pode aumentar ao caminhar). O balanço do braço reduzido, geralmente unilateral, é um dos primeiros sinais de parkinsonismo
- Vertical com balanço de braço marcado: *marcha de pequenos passos*.

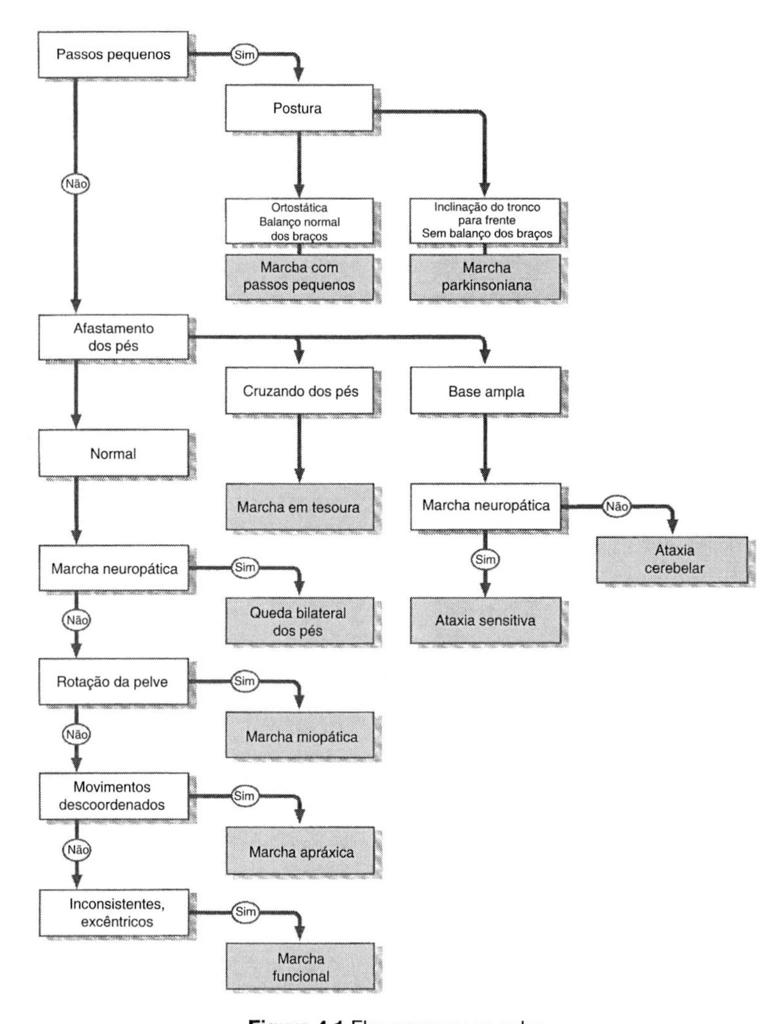

Figura 4.1 Fluxograma: marcha.

Se passos de tamanho normal

Observe a distância lateral entre os pés:

- Normal
- Amplamente separados: *de base ampla*
- Pernas descoordenadas: *cerebelar*
- Cruzando as pernas, dedos arrastados: *em tesoura.*

Observe os joelhos:

- Normais
- Joelhos levantados bem alto: *passos altos.*

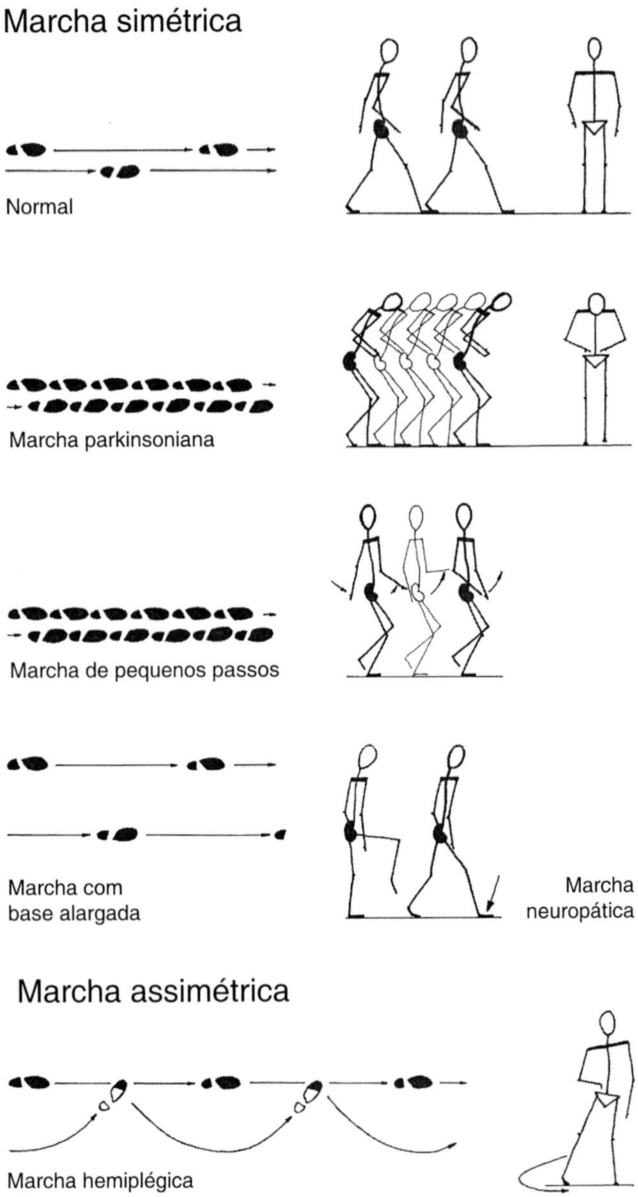

Marcha simétrica

Normal

Marcha parkinsoniana

Marcha de pequenos passos

Marcha com base alargada

Marcha neuropática

Marcha assimétrica

Marcha hemiplégica

Figura 4.2 Marchas.

Observe a pelve e os ombros:

- Normais
- Rotação marcada da pelve e do ombro: movimento oscilante.

Observe o movimento de maneira completa:

- Normal
- Desarticulado como se o paciente tivesse se esquecido como andar e frequentemente parecesse enraizado no local: *apráxico*
- Bizarro, elaborado e inconsistente: *funcional.*

Se assimétrico

O paciente está com dor?

- Sim: marcha dolorosa ou antálgica.

Procure por deformidade óssea:

- Marcha ortopédica.

Uma perna balança para o lado?

- Sim: marcha hemiplégica.

Observe a altura dos joelhos:

- Normal
- Um joelho se levanta mais: *pé caído.*

TESTES ADICIONAIS

Peça ao paciente para andar como se estivesse em uma corda bamba (*demonstre*).

- Se o paciente cair de forma consistente: *instável*
- Pode cair predominantemente para um lado
- Os pacientes idosos costumam ficar ligeiramente instáveis.

Peça ao paciente para andar sobre os calcanhares (*demonstre*).

- Se incapaz de fazê-lo: *pé caído.*

Peça ao paciente para andar na ponta dos pés (*demonstre*).

- Se incapaz de fazê-lo: fraqueza do gastrocnêmio.

O QUE ISSO SIGNIFICA

- **Parkinsoniano**: indica uma disfunção dos núcleos da base. *Causas comuns*: doença de Parkinson, medicações tranquilizantes

- **Marcha de pequenos passos:** indica disfunção cortical difusa bilateral. *Causa comum*: doença cerebrovascular difusa "estado lacunar"
- **Tesoura**: indica paraparesia espástica. *Causas comuns*: paralisia cerebral, esclerose múltipla, compressão medular
- **Ataxia sensorial**: indica perda de percepção da posição da articulação (Romberg positivo). *Causas comuns*: neuropatia periférica, lesão de coluna posterior (ver adiante)
- **Ataxia cerebelar**: inclinação para o lado da lesão. *Causas comuns*: medicamentos (p. ex., fenitoína), álcool, esclerose múltipla, doença cerebrovascular
- **Marcha desajeitada, "rebolando", miopática**: indica músculos proximais fracos ou ineficazes. *Causas comuns*: miopatias proximais, luxação congênita bilateral do quadril
- **Marcha apráxica**: indica que a integração cortical do movimento é anormal, geralmente associada com patologia do lobo frontal. *Causas comuns*: hidrocefalia de pressão normal, doença cerebrovascular
- **Hemiplégica**: lesão de neurônio motor superior unilateral. *Causas comuns*: acidente vascular encefálico, esclerose múltipla
- **Pé caído**: *Causas comuns*: unilateral – paralisia do nervo peroneal comum, lesão piramidal, radiculopatia de L5; bilateral – neuropatia periférica
- **Marcha funcional**: variável, pode ser inconsistente com o restante do exame, piora quando o paciente é observado. Pode ser confundida com a marcha na coreia (especialmente a doença de Huntington), que é arrastada, tremida e espástica, e tem achados associados no exame (ver Capítulo 24).

Marcha não neurológica

- **Marcha dolorosa:** *Causas comuns*: artrite, traumatismo – usualmente óbvia
- **Marcha ortopédica**: *Causas comuns*: membro encurtado, cirurgia de quadril anterior, traumatismo.

Teste de Romberg

O que fazer

Peça ao paciente para ficar com os pés juntos.

- Permita que ele fique assim por alguns segundos.

Diga ao paciente que você está pronto para segurá-lo se ele cair (certifique-se de que esteja).

- Se ele cair com os olhos abertos, você não poderá prosseguir com o teste.

Se não:

Peça ao paciente para fechar os olhos.

O que você encontra e o que isso significa

- Mantém-se em pé com os olhos abertos; mantém-se em pé com os olhos fechados = teste de Romberg é negativo: *normal*
- Mantém-se em pé com os olhos abertos; queda com os olhos fechados = teste de Romberg é positivo: *perda do sentido da posição da articulação*. Isso pode ocorrer devido a:
  - Lesão da coluna posterior na medula espinal. *Causas comuns*: compressão medular (p. ex., espondilose cervical, tumor). *Causas mais raras*: *tabes dorsalis*, deficiência de vitamina B_{12}, doença degenerativa da medula espinal
  - Neuropatia periférica. *Causas comuns*: ver Capítulo 20
- **Incapaz de ficar em pé com os olhos abertos e os pés juntos** = instabilidade grave. *Causas comuns*: síndromes cerebelares e síndromes vestibulares centrais e periféricas
- **Mantém-se em pé com os olhos abertos; balança para a frente e para trás com os olhos fechados:** sugere uma síndrome cerebelar.

ERROS COMUNS

- O teste de Romberg *não pode* ser realizado se o paciente não puder ficar em pé sem ajuda
- O teste de Romberg *não é* positivo na doença cerebelar.

5

NERVOS CRANIANOS: VISÃO GERAL

INTRODUÇÃO

Anormalidades encontradas ao examinar os "nervos cranianos" podem surgir de lesões em diferentes níveis (Figura 5.1), incluindo:

a. As vias do sistema nervoso central que se originam de e que vão para o córtex, o diencéfalo (tálamo e estruturas associadas), o cerebelo ou outras partes do tronco encefálico
b. Lesões nos núcleos
c. Lesões nos próprios nervos
d. Problemas generalizados de nervo, junção neuromuscular ou músculo.

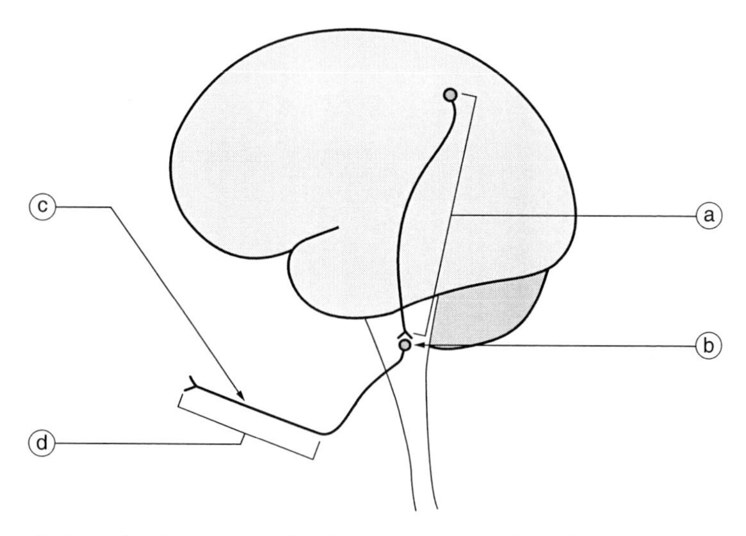

Figura 5.1 Localização de anormalidades dos nervos cranianos (ver texto anterior para pontos-chave).

Ao examinar os nervos cranianos, você precisa estabelecer se há uma anormalidade na função dos nervos cranianos, a natureza e a extensão da anormalidade e quaisquer associações.

ERROS COMUNS

Às vezes, ao resumir o exame neurológico, as pessoas o dividem em "nervos cranianos" e exame do "sistema nervoso periférico". Tal distinção engana. Ao pensar no exame dessa maneira, você pode esquecer que está examinando não apenas os nervos cranianos ou periféricos mas também suas conexões com o sistema nervoso central. Para evitar cair nesta armadilha, é útil pensar no exame da "cabeça e pescoço" em vez de dos "nervos cranianos", e dos "membros" em vez de do "sistema nervoso periférico". A tradição é tão forte que este livro continua a descrever o exame sob o título "nervos cranianos", mas você já sabe...

Mais de um nervo craniano pode ser anormal:

- Se houver uma lesão em que vários nervos cranianos compartilhem o mesmo trajeto no tronco encefálico ou dentro do crânio (p. ex., ângulo cerebelopontino ou seio cavernoso)
- Quando afetado por um distúrbio generalizado (p. ex., miastenia *gravis*)
- Após múltiplas lesões (p. ex., esclerose múltipla, doença cerebrovascular, meningite de base de crânio).

As anormalidades dos nervos cranianos são muito úteis na localização de uma lesão no sistema nervoso central.

O exame do olho e dos seus campos permite o exame de um trato que vai do olho ao lobo occipital e que também cruza a linha média.

Os núcleos dos nervos cranianos dentro do tronco encefálico atuam como marcadores para o nível da lesão (Figura 5.2). Particularmente úteis são os núcleos dos nervos III, IV, VI, VII e XII. Quando a língua e a face forem afetadas no mesmo lado da hemiplegia, a lesão deve estar acima dos núcleos XII e VII, respectivamente. Se um nervo craniano for afetado no lado oposto a uma hemiparesia, a lesão causadora deve estar no nível do núcleo desse nervo. Isso é ilustrado na Figura 5.3.

Anormalidades de múltiplos nervos cranianos também são reconhecidas em uma série de síndromes:

- Unilateral V, VII e VIII: lesão do ângulo pontocerebelar
- Unilateral III, IV, V_1 e VI: lesão do seio cavernoso

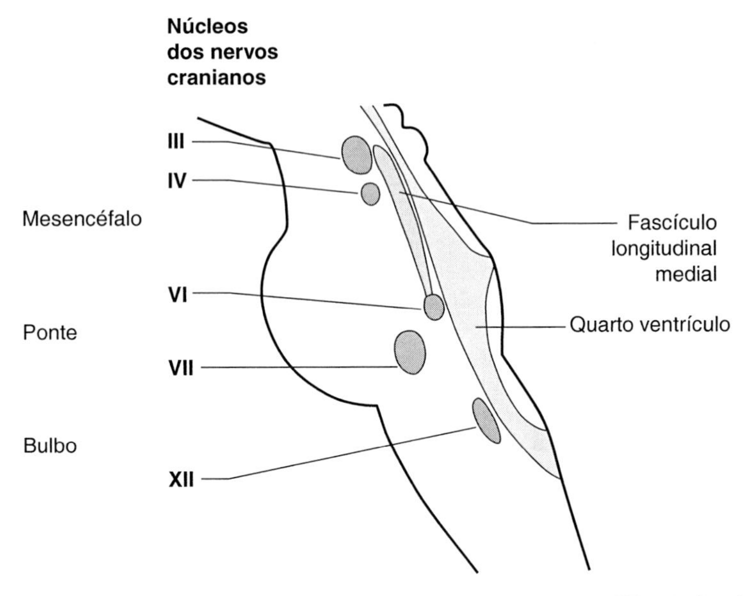

Figura 5.2 Nível dos núcleos dos nervos cranianos no tronco encefálico, indicado por algarismos romanos.

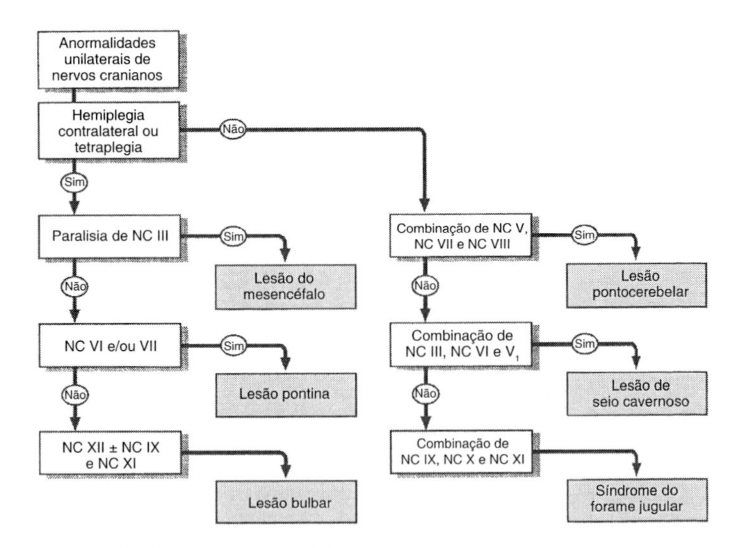

Figura 5.3 Fluxograma: múltiplas anormalidades dos nervos cranianos.

- Unilateral combinada IX, X e XI: síndrome do forame jugular
- Bilateral combinada X, XI e XII:
  - Se *neurônio motor inferior* = paralisia bulbar
  - Se *neurônio motor superior* = paralisia pseudobulbar
- O envolvimento proeminente dos músculos oculares e fraqueza facial, particularmente quando flutuante, sugere uma síndrome miastênica
- Paralisia de múltiplos nervos cranianos pode refletir meningite de base de crânio – seja meningite maligna, infecciosa crônica ou meningite inflamatória.

A causa mais comum de lesões intrínsecas do tronco encefálico em pacientes mais jovens é a esclerose múltipla e, em pacientes mais velhos, a doença vascular. Causas muito mais raras incluem gliomas, linfomas e encefalite do tronco encefálico.

DICA Se você acha que um paciente tem paralisia de vários nervos cranianos, pergunte-se se ele pode ter miastenia... e procure fraqueza fatigável.

6

NERVO CRANIANO I: NERVO OLFATÓRIO

O NC I raramente é testado na prática clínica, embora, inexplicavelmente, ainda seja nos exames dos estudantes de medicina.

O exame é geralmente realizado para investigar uma queixa específica de perda do olfato ou paladar, e não como um teste de triagem. A maioria dos cheiros reconhecíveis requer olfato. Alguns agentes, como o álcool, podem ser reconhecidos pelo epitélio nasal e não requerem uma via olfatória intacta.

O QUE FAZER

- **Muito simples**: pergunte ao paciente se ele notou uma mudança no sentido do olfato (na verdade, é mais história do que exame)
- **Simples**: pegue um objeto comum – um pedaço de fruta, uma laranja, uma garrafa de suco – e pergunte ao paciente se o cheiro está normal
- **Formal**: uma seleção de substâncias com odores identificáveis em frascos semelhantes é utilizada. Os agentes frequentemente usados incluem hortelã, canela e orégano. O sujeito é solicitado a identificar esses cheiros. Um agente como o álcool geralmente é incluído. Cada narina é testada separadamente.

O QUE VOCÊ ENCONTRA

- O paciente é capaz de identificar odores de forma adequada: *normal*
- O paciente é incapaz de reconhecer os cheiros oferecidos, mas reconhece o álcool: *anosmia*. Este achado é limitado a uma narina: *anosmia unilateral*
- O paciente não reconhece odores, incluindo álcool: considere que a perda pode não ser totalmente orgânica.

O QUE ISSO SIGNIFICA

- **Anosmia em ambas as narinas**: perda do olfato. *Causas comuns*: passagens nasais bloqueadas (p. ex., resfriado comum), traumatismo craniano prévio; uma perda relativa ocorre com o envelhecimento e a doença de Parkinson
- **Anosmia unilateral**: narina bloqueada, lesão frontal unilateral (p. ex., meningioma – extremamente raro).

7

NERVOS CRANIANOS: O OLHO 1 – PUPILAS, ACUIDADE, CAMPOS VISUAIS

INTRODUÇÃO

O exame do olho pode fornecer muitas pistas diagnósticas importantes para doenças sistêmicas e neurológicas.
O exame pode ser dividido em:

1. Geral.
2. Pupilas.
3. Acuidade.
4. Campo visual.
5. Fundo de olho (ver Capítulo 8).

1. Geral

Os olhos são geralmente simétricos

As pálpebras são levantadas pelo músculo elevador da pálpebra superior, que é suprido pelo terceiro nervo e pelo nervo tarsal superior, que é suprido pelo sistema nervoso simpático do plexo carotídeo.

2. Pupilas

Reação pupilar à luz

- *Aferência*: nervo óptico
- *Eferência*: componente parassimpático do terceiro nervo em ambos os lados.

Reação de acomodação

- *Aferência*: surge nos lobos frontais
- *Eferência*: igual à da reação à luz.

3. Acuidade

As anormalidades podem surgir de:

- **Problemas oculares**, como catarata (opacidades do cristalino). Estes não são corrigíveis com óculos, mas são facilmente identificáveis na oftalmoscopia
- **Problemas ópticos**: anormalidades do sistema de focagem no olho, comumente chamadas de miopia ou presbiopia. É possível corrigir com óculos ou pedindo ao paciente para olhar através de um orifício
- **Anormalidade retiniana ou retro-orbitária da visão** que não pode ser corrigida com lentes. As causas retinianas costumam ser visíveis na oftalmoscopia.

É essencial testar a acuidade com os óculos corretos do paciente.

4. Campos visuais

A organização das vias visuais faz com que diferentes padrões de anormalidade do campo visual surjam a partir de lesões em locais distintos. As vias visuais normais podem ser consultadas na Figura 7.1.

Os campos visuais são divididos verticalmente através do ponto de separação entre os campos temporal e nasal. Um objeto que esteja posicionado à sua direita quando você olha para a frente está no campo temporal do seu olho direito e no campo nasal do seu olho esquerdo.

Os campos visuais são descritos a partir do ponto de vista do paciente.

Os defeitos de campo visual são considerados homônimos se a mesma parte do campo visual for afetada em ambos os olhos. Isso pode ser congruente (os defeitos de campo em ambos os olhos correspondem exatamente) ou incongruente (os defeitos de campo não correspondem exatamente).

Testar os campos visuais é muito útil na localização de uma lesão (Tabela 7.1).

Os campos visuais para diferentes tipos de estímulos são muito diferentes. O campo visual normal para objetos em movimento ou objetos grandes é mais amplo do que para objetos parados ou objetos pequenos. O campo normal para reconhecimento de objetos coloridos é mais limitado do que para objetos monocromáticos. É útil testar em você mesmo. Olhe diretamente para a frente e coloque as mãos diretamente ao lado do corpo. Balance os dedos e, mantendo os braços retos, leve-os gradualmente para a frente até poder ver os dedos em movimento. Repita segurando um pequeno objeto branco e depois com um objeto vermelho, até que você possa ver que ele é vermelho. Você apreciará os diferentes campos visuais normais para esses diferentes estímulos.

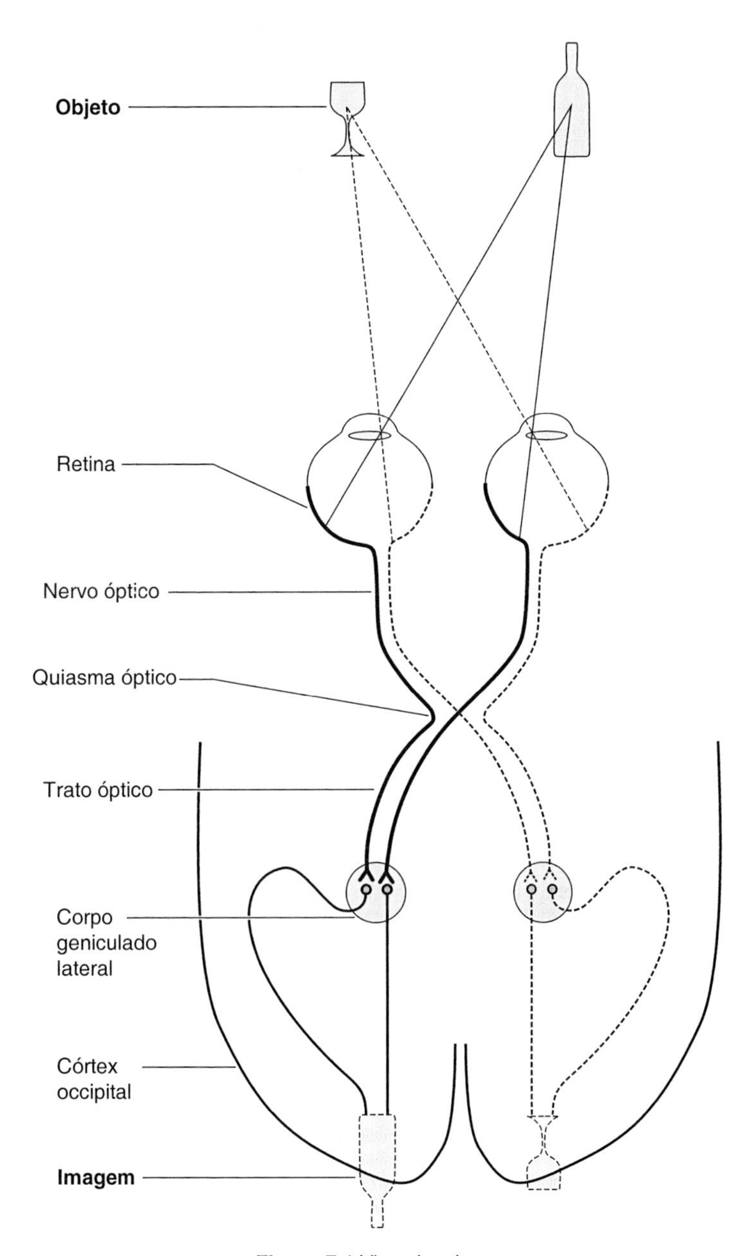

Figura 7.1 Vias visuais.

Tabela 7.1 Teste dos campos visuais.

Tipo de defeito	Local da lesão
Defeito de campo monocular	Anterior ao quiasma óptico
Defeito de campo bitemporal	No quiasma óptico
Defeito de campo homônimo	Atrás do quiasma óptico
Defeito de campo homônimo congruente	Atrás dos corpos geniculados laterais

1. GERAL

O QUE FAZER

Olhe para os olhos do paciente e observe qualquer diferença entre os dois lados.

Olhe para o nível da pálpebra – observe especialmente a assimetria.

- Se a pálpebra estiver abaixo do normal, denomina-se *ptose;* pode ser *parcial* ou *completa* (se o olho estiver fechado). Olhe para a testa – o frontal pode estar hiperativo, levantando a sobrancelha e a pálpebra; isso sugere que a ptose é antiga
- Se a pálpebra estiver acima do normal, geralmente acima do nível da parte superior da íris, isso é descrito como *retração palpebral.*

Observe a posição do olho.

- Há protrusão (*exoftalmia*) ou o olho parece afundado (*enoftalmia*)? Se você está considerando exoftalmia, é confirmado se a frente do globo orbital puder ser vista quando se olha a cabeça do paciente de cima.

Cuidado com o olho falso (prótese) – podem ser muito bons, mas geralmente são óbvios em uma inspeção mais detalhada.

O QUE ISSO SIGNIFICA?

- **Ptose.** *Causas comuns*: congênita, síndrome de Horner (ptose sempre parcial), paralisia do terceiro nervo (ptose geralmente completa com anormalidades do movimento dos olhos [ver adiante]); em pacientes mais velhos, os músculos elevadores da pálpebra podem ficar fracos ou descolados da pálpebra, produzindo ptose relacionada à idade. *Causas mais raras:* miastenia *gravis* (ptose frequentemente variável), miopatia
- **Exoftalmia.** *Causas comuns*: mais frequentemente, doença tireoidiana (oftalmopatia de Graves) – associada à retração da pálpebra. *Raramente*: massa retro-orbitária
- **Enoftalmia:** uma característica da síndrome de Horner (ver adiante).

2. PUPILAS

O QUE FAZER EM UM PACIENTE CONSCIENTE

(Para alterações pupilares em um paciente inconsciente, ver Capítulo 27.)

Olhe para as pupilas.

- Elas têm o mesmo tamanho?
- Elas têm contornos regulares?
- Existem orifícios na íris ou corpos estranhos (p. ex., implantes de lentes) na câmara anterior?

Incida uma luz forte em um olho.

- Observe a reação desse olho – o reflexo direto – e repita e observe a reação do outro olho – o reflexo consensual
- Certifique-se de que o paciente esteja **olhando para longe** e não para a luz
- Repita para o outro olho.

Coloque seu dedo 10 cm na frente do nariz do paciente. Peça ao paciente para que **olhe para a longe e depois para o seu dedo**.

Observe as pupilas quanto à reação delas à *acomodação*.

O QUE VOCÊ ENCONTRA

Ver Figura 7.2.

TESTES ADICIONAIS

Teste da luz oscilante

O que fazer

Aponte uma luz forte em um olho e depois no outro em intervalos de cerca de 1 segundo. Balance a luz repetidamente entre os dois. Observe a resposta pupilar quando a luz incide sobre o olho.

O que você encontra e o que isso significa

- A pupila se contrai quando a luz incide sobre ela repetidamente: normal
- A pupila de um lado se contrai quando a luz incide sobre ela e a pupila do outro lado se dilata quando a luz incide sobre ela: o lado que se dilata tem um defeito pupilar aferente relativo (frequentemente abreviado para DPAR). Às vezes, também é chamado de pupila de Marcus Gunn. Observação: essa lesão é sempre unilateral.

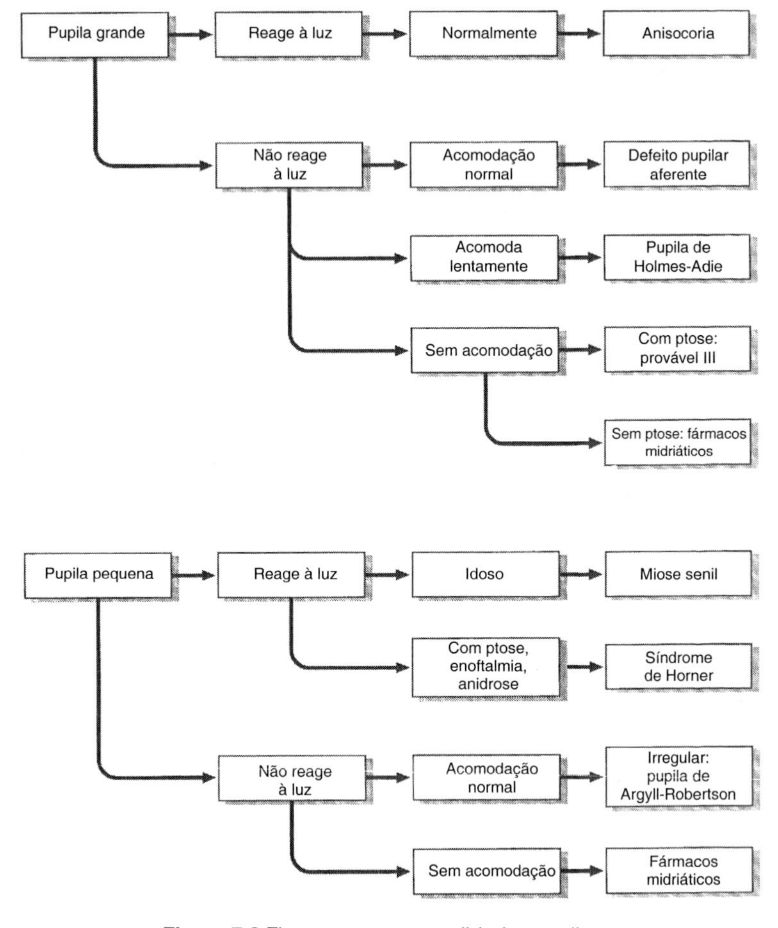

Figura 7.2 Fluxograma: anormalidades pupilares.

O QUE ISSO SIGNIFICA

- **Anisocoria**: pupilas desiguais, mas reagindo normalmente – variante normal
- **Miose senil**: mudança normal relacionada à idade
- **Pupila de Holmes-Adie:** degeneração do gânglio ciliar de causa desconhecida; pode estar associada à perda de reflexos tendíneos
- **Defeito pupilar aferente**: lesão anterior ao quiasma óptico. *Causa comum*: neurite óptica. *Causas raras*: compressão do nervo óptico, degenerações da retina
- **Defeito pupilar aferente relativo**: lesão parcial anterior ao quiasma óptico. *Causas*: as mesmas do defeito pupilar aferente

- **Síndrome de Horner** (miose, ptose parcial, enoftalmia e anidrose hemifacial): lesão às fibras simpáticas. Isso pode ocorrer:
  - **Centralmente**: no hipotálamo, tronco encefálico ou medula cervical superior (sai em T1). *Causa comum*: acidente vascular encefálico (observação: síndrome medular lateral), desmielinização. *Causa rara*: traumatismo ou seringomielia
  - **Perifericamente**: na cadeia simpática, no gânglio cervical superior ou ao longo da artéria carótida. *Causas comuns*: dissecção carotídea, traumatismo. *Causa rara*: tumor de Pancoast (carcinoma brônquico apical). Frequentemente, nenhuma causa é encontrada
- **Pupila de Argyll-Robertson**: provavelmente uma lesão do mesencéfalo superior; agora muita rara. *Causas*: sífilis, diabetes melito; *mais raramente:* esclerose múltipla (EM).

3. ACUIDADE

O QUE FAZER E O QUE VOCÊ ENCONTRA

O paciente pode ver com os dois olhos?

Peça ao paciente para **colocar os óculos**, se ele usar.

Cubra um dos olhos do paciente. Teste um olho de cada vez.

A acuidade pode ser testada de várias maneiras.

(i) Utilização da tabela de Snellen

- Coloque o paciente a 6 m de uma tabela bem iluminada. Peça-lhe que leia das letras maiores para as menores
- Registre os resultados: distância em metros ou pés do gráfico; distância em metros ou pés em que as letras devem ser vistas.

Por exemplo: 6/6 quando a letra é lida na distância correta ou 6/60 quando a letra maior (normalmente vista a 60 m) é lida a 6 m, ou 20/20 e 20/200 quando essas acuidades são medidas em pés.

(ii) Utilização de uma tabela de visão de perto (Figura 7.3)

- Segure o gráfico a 30 cm do paciente e peça-lhe para ler as seções impressas
- Registre o menor tamanho de impressão lido (p. ex., N6)
- Certifique-se de usar óculos de leitura, se necessário.

(iii) Utilização de material comum, como jornais

Teste como em (ii) e registre o tamanho do tipo lido (p. ex., apenas títulos, todos impressos).

Se não conseguir ler as letras maiores:

Verificar se o paciente pode:

N.5.
Barco, casa, cavalo, gato, repolho, homem, calças, amarelo

N.6.
Olho, orelha, terra, leão, mentindo, estrada, verde, cachorro

N.8.
Pássaro, parede, prata, torre, trem, vassoura

N.10.
Caracol, vela, azul, jaqueta, molusco, jóquei

N.12.
Carro, corvo, cinza, suporte, escarlate

N.14.
Branco, banco, linguado, joia

N.18.
Jogo, grão, vermelho, cabra

N.24.
Preto, sapo, árvore

Figura 7.3 Tabela de visão de perto.

- **Contar dedos.** Pergunte quantos dedos ele está vendo
- **Ver movimentos das mãos.** Peça a ele para dizer quando você move a mão na frente do olho dele
- **Perceber a luz.** Peça a ele para dizer quando você aponta uma luz em seus olhos.

Peça ao paciente para **olhar através de um orifício** feito em um cartão.

Se a acuidade melhorar, a deficiência visual é de origem refrativa e não de outras causas ópticas ou neurológicas.

Uma nova ferramenta

Os oftalmologistas estão cada vez mais usando tabelas LogMAR (logaritmo do ângulo mínimo de resolução) para medir a acuidade. Existem vários modelos diferentes de tabelas LogMAR. Eles são lidos da mesma forma que uma tabela de Snellen. No entanto, o resultado é expresso como o logaritmo do ângulo mínimo ou resolução, que, por sua vez, é o inverso da razão de Snellen. Por exemplo, para acuidades Snellen:

6/6 ou 20/20 = logMAR 0,0.
6/24 ou 20/80 = logMAR +0,6.
6/60 ou 20/200 = logMAR +1,0.

O QUE ISSO SIGNIFICA

- Acuidade reduzida corrigível por orifício ou óculos: defeito óptico refrativo
- Acuidade reduzida não corrigível: classificada de acordo com o local ao longo da via visual – a partir de parte frontal do olho até o córtex occipital:

Anterior	Lesão de córnea: ulceração, edema
	Catarata
	Degeneração macular: especialmente relacionada à idade
	Hemorragia ou infarto retiniano
	Neuropatia óptica:
	– Inflamatória (EM)
	– Isquêmica
	– Compressiva
	Retroquiasmática: defeito de campo de divisão da mácula (ver adiante)
Posterior	Lesões occipitais bilaterais: cegueira cortical

4. CAMPOS VISUAIS

O QUE FAZER

Avalie os principais defeitos de campo visual

- Peça ao paciente para dirigir o olhar de ambos os olhos para os seus
- Coloque as mãos em ambos os lados com aproximadamente 50 cm de distância e aproximadamente 30 cm acima do nível dos olhos do paciente. Estenda o dedo indicador (Figura 7.4). Seus dedos agora devem estar nos campos temporais superiores do paciente em ambos os lados
- Peça ao paciente para dizer qual dedo indicador você move: direito, esquerdo ou ambos
- Repita com as mãos aproximadamente 30 cm abaixo do nível dos olhos.

Se um lado for ignorado quando os dois dedos forem movidos juntos, mas for visto quando movido sozinho, então há negligência visual.

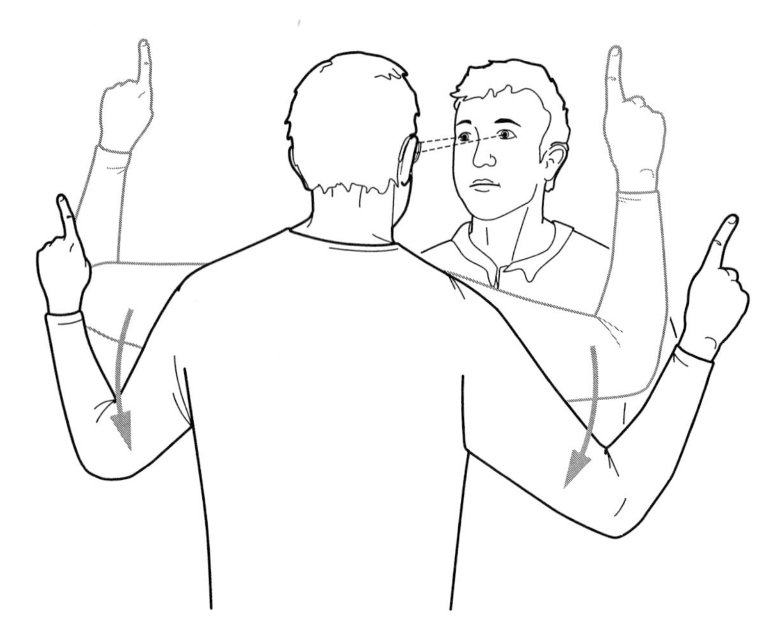

Figura 7.4 Triagem para defeitos grosseiros do campo visual.

Teste cada olho individualmente

Com o que testar?

Objetos grandes são vistos mais facilmente do que objetos pequenos; objetos brancos são mais facilmente vistos do que vermelhos. Assim, os campos irão variar de acordo com o tamanho e a cor do alvo usado.

A visão central é colorida (cones) e a visão periférica é monocromática (bastonetes).

Uma combinação de dedos balançando (descritos anteriormente) e pino vermelho compõe o teste de cabeceira mais sensível e específico para defeitos de campo.

- Sente-se com o comprimento de um braço de distância do paciente para que seus olhos fiquem no mesmo nível
- Cubra o olho direito do paciente e peça-lhe para olhar com o olho esquerdo dele para o seu olho direito. Isso é para que você tenha certeza do ponto de fixação dele ao longo do teste
- Incline a cabeça do paciente para tirar as sobrancelhas e o nariz do caminho.

Utilização de um objeto vermelho (recomendado)

- Imagine que exista um plano, como uma lâmina de vidro vertical, no meio do caminho entre você e o paciente (Figura 7.5A). Você vai

comparar o seu campo visual nesse plano com o campo visual do paciente nesse plano. O campo para o vermelho está a cerca de 30° a 40° do ponto de fixação
- Segure o pino vermelho dentro desse plano além de onde você possa vê-lo como vermelho. Mova-o dentro do plano em direção ao ponto de fixação. Peça ao paciente para dizer quando ele pode **vê-lo como vermelho**
- Mova o objeto vermelho **lentamente** do extremo até o ponto de fixação nas quatro direções: nordeste, noroeste, sudeste e sudoeste (em que norte/sul é a vertical). Compare o campo visual do paciente com o seu
- Para encontrar o ponto cego, mova o objeto do ponto de fixação a meio caminho entre vocês, lateralmente ao longo do meridiano horizontal até encontrar o seu próprio ponto cego. Peça ao paciente para avisar quando o pino desaparecer.

Técnica alternativa com a utilização de um objeto branco (um teste menos sensível)

- Imagine uma esfera de raio de 30 cm centrada no olho do paciente
- Traga um pino branco em direção à linha de fixação ao longo de um arco de uma esfera centrada no olho do paciente (Figura 7.5B)
- Certifique-se de que o objeto não possa ser visto onde você começou (geralmente atrás do plano dos olhos). Peça ao paciente para dizer quando ele vir o objeto pela primeira vez
- Inicialmente, mova o objeto **lentamente** da extremidade das quatro direções, nordeste, noroeste, sudeste e sudoeste (em que norte/sul é a vertical) até o ponto de fixação.

Quando encontrar um defeito de campo

Defina os limites do defeito.

Traga o pino de onde não possa ser visto para onde possa ser visto.

DICA As bordas de um defeito de campo visual são frequentemente verticais ou horizontais (Figura 7.6).

Quando houver hemianopia homônima

A visão da mácula precisa ser testada.

Mova o objeto horizontalmente do lado com o defeito em direção ao ponto de fixação.

- Se o objeto for visto antes de chegar à linha média, há preservação macular

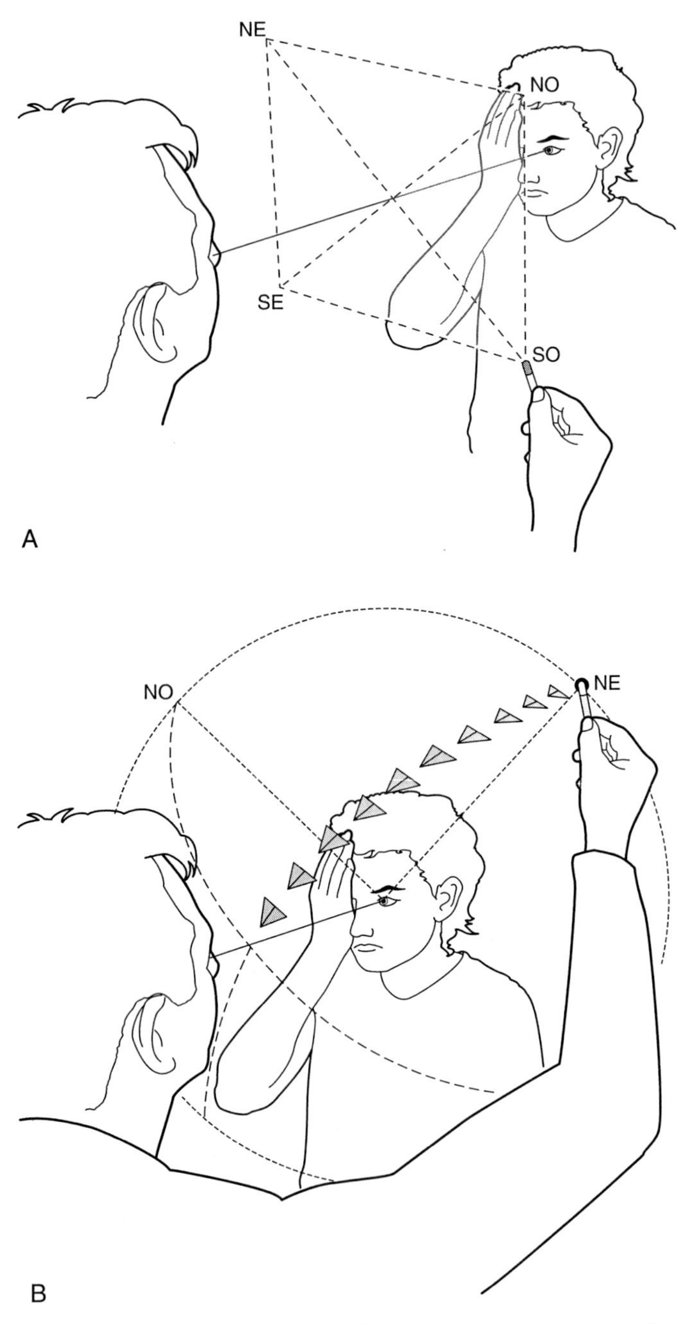

Figura 7.5 Teste dos campos visuais periféricos. **A.** Com um pino vermelho. **B.** Com um pino branco.

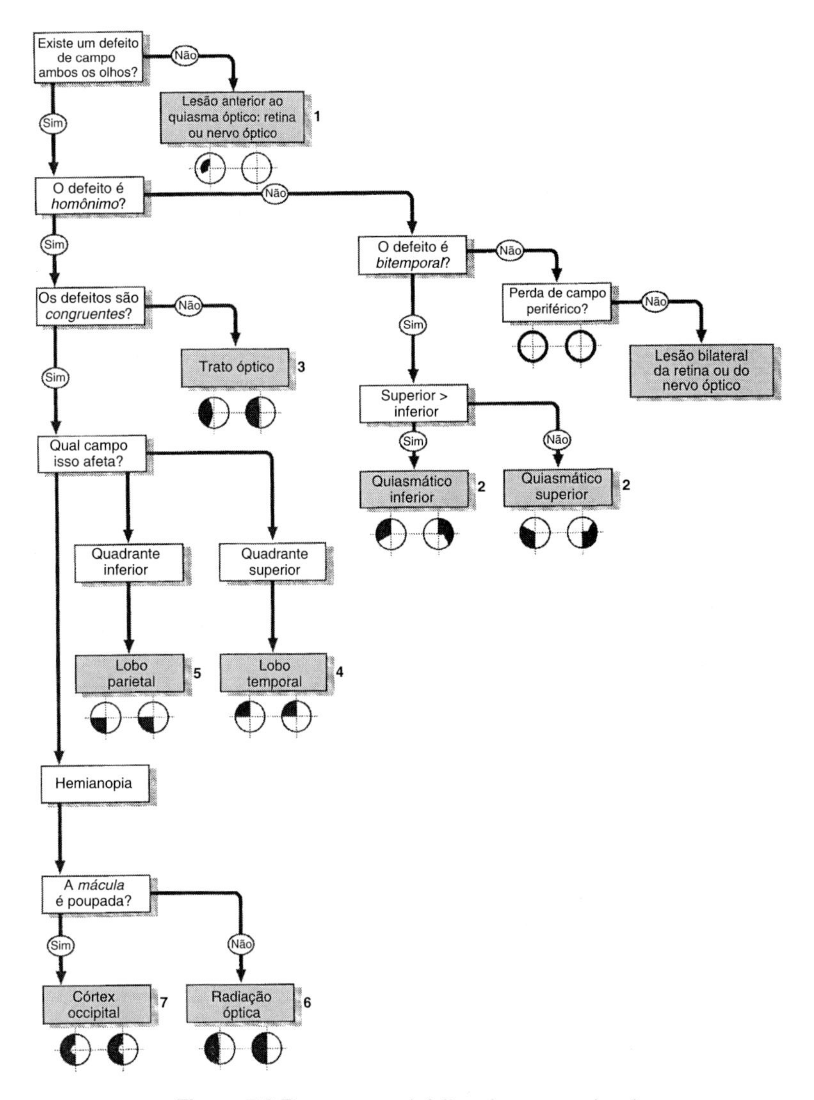

Figura 7.6 Fluxograma: defeitos de campo visual.

- Se o pino for visto apenas quando cruzar a linha média, não há preservação macular.

Descreva a perda de campo do ponto de vista do paciente.

Defeitos do campo central – *escotomas* – e o *ponto cego* (o defeito de campo produzido pelo disco óptico) geralmente são encontrados usando um objeto vermelho.

DICA Se um paciente reclamar de uma lacuna em seu campo visual, muitas vezes é mais fácil dar-lhe o objeto e pedir-lhe para colocá-lo no buraco em sua visão.

ERROS COMUNS

- Defeitos do campo temporal superior: *sobrancelhas*
- Defeitos do campo nasal inferior: *nariz*
- O paciente move os olhos ("trapaceia") *olhando para um lado: hemianopia homônima de longa data* daquele lado.

O QUE VOCÊ ENCONTRA

Ver Figura 7.7.

(i) Defeito limitado a um olho

Campo constrito

- **Visão tubular**: o tamanho do campo restrito permanece o mesmo, independentemente da distância entre o objeto de teste e o olho do paciente
- **Escotoma**: um buraco no campo visual – descrito pelo seu local (p. ex., *central* – defeito que conecta o ponto de fixação ao ponto cego) e formato (p. ex., *redondo* ou *em formato de anel*)
- **Defeito altitudinal**: uma lesão confinada à metade superior ou inferior do campo visual, mas que cruza o meridiano vertical.

(ii) Defeito afeta ambos os olhos

- **Hemianopias bitemporais**: defeito nos campos temporais de ambos os olhos. Observe cuidadosamente se o quadrante superior ou inferior é mais marcado
- **Quadrantanopsias homônimas**: defeito no mesmo quadrante de visão de ambos os olhos. Classificado como *congruente* ou *incongruente* (ver anteriormente)
- **Hemianopias homônimas**: defeito no mesmo hemicampo em ambos os olhos. Classificado de acordo com o grau de preservação funcional no campo afetado (p. ex., capaz de ver alvos móveis), sejam *congruentes* ou *incongruentes*, e se *poupadores de mácula* ou não
- **Outros**, incluindo defeitos bilaterais conforme descrito em (i).

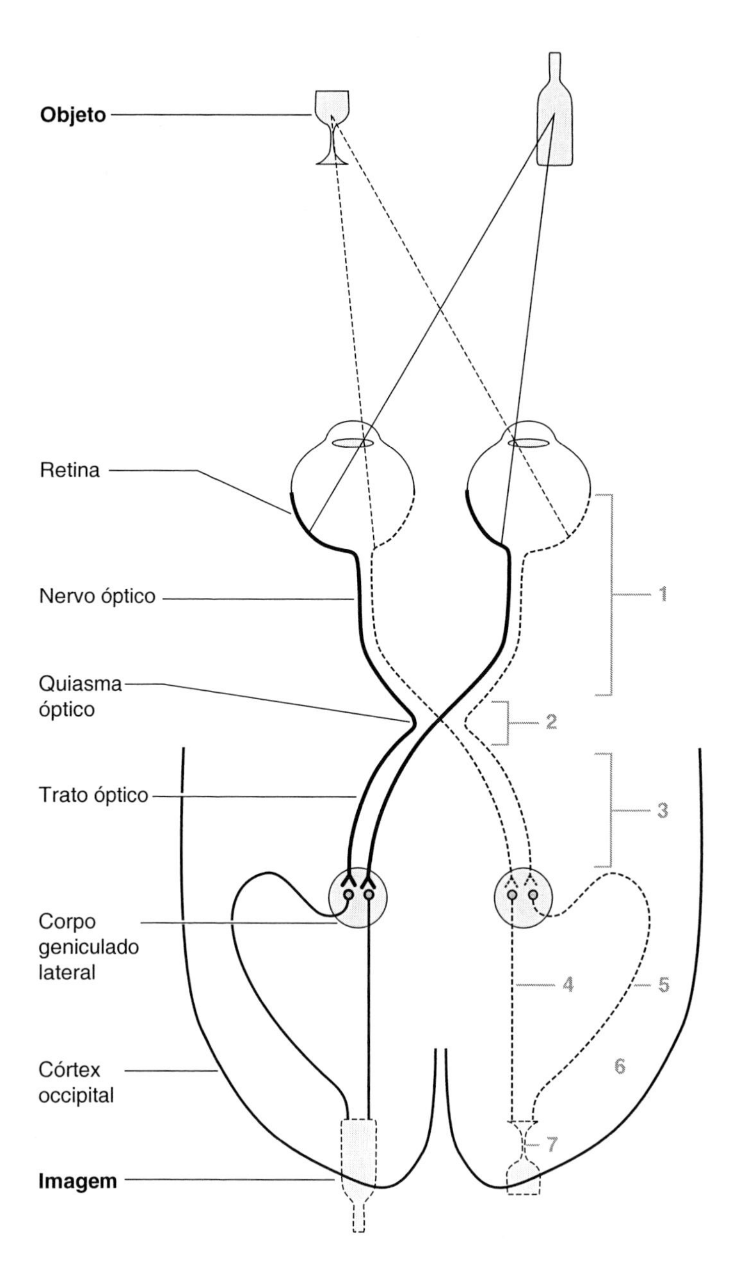

Figura 7.7 Vias visuais com locais de lesões marcados. Os números correspondem aos de Figura 7.6.

Descreva os seus achados: por exemplo, "Este homem tem uma resposta pupilar normal à luz e acomodação. Suas acuidades visuais são 6/6 à direita e 6/12 à esquerda. Ele tem uma hemianopia homônima direita, que é congruente e poupadora de mácula".

O QUE ISSO SIGNIFICA

Ver Figuras 7.6 e 7.7.

(i) *Defeito limitado a um olho:* indica patologia ocular, retinal ou do nervo óptico.

- **Campo constrito**: papiledema crônico, glaucoma crônico
- **Visão tubular**: não indica doença orgânica – sugere transtorno conversivo
- **Escotoma**: EM, neuropatia óptica tóxica, neuropatia óptica isquêmica, hemorragia retinal ou infarto
- **Pontos cegos aumentados**: papiledema
- **Defeitos altitudinais**: sugere causa vascular (infartos retinais ou neuropatia óptica isquêmica).

(ii) *Defeito afeta ambos os olhos*: indica uma lesão no quiasma óptico ou atrás dele, ou lesões pré-quiasmáticas bilaterais.

- Hemianopias bitemporais
  - *Quadrante superior > inferior*: compressão quiasmática inferior, comumente um adenoma hipofisário
  - *Quadrante inferior > superior:* compressão quiasmática superior (muito mais raro), comumente um craniofaringioma.

As causas comuns para as lesões referidas a seguir são infartos cerebrais, hemorragias, tumores ou lesões na cabeça.

- Quadrantanopias **homônimas**
  - *Superior*: lesão do lobo temporal
  - *Inferior*: lesão do lobo parietal
- Hemianopias **homônimas**
  - *Incongruente*: lesões do trato óptico
  - *Congruente*: lesão atrás do corpo geniculado lateral
  - *Mácula poupada*: lesão do córtex occipital (ou lesão parcial do trato ou radiação óptica).

8

NERVOS CRANIANOS: O OLHO 2 – FUNDO

INTRODUÇÃO

O oftalmoscópio fornece uma fonte de luz e um sistema óptico para permitir o exame do fundo do olho (Figura 8.1).

Suas partes móveis são:

- Botão liga/desliga, geralmente com controle de brilho
- Anel de foco (ocasionalmente dois)
- Às vezes um seletor de feixe
- Às vezes uma capa contra poeira.

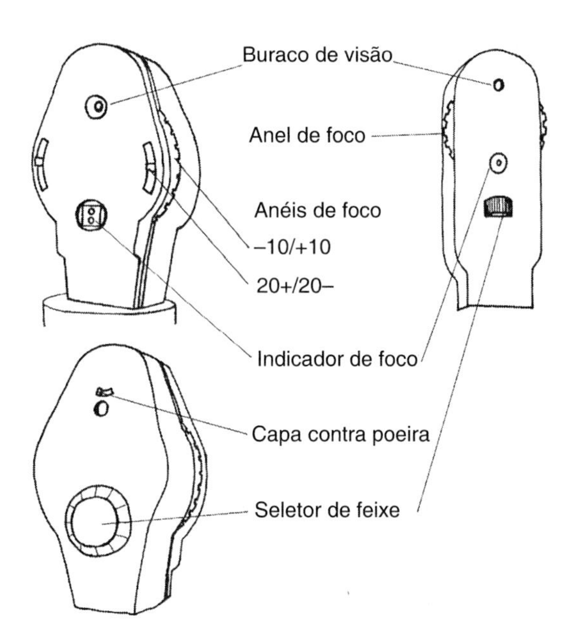

Figura 8.1 Os componentes de dois oftalmoscópios comumente usados.

O **anel de foco** é usado para corrigir (1) para sua visão e (2) para a visão do paciente.

1. Se você é *míope* (dificuldade para enxergar de longe) e não usa óculos ou lentes de contato, você terá que girar o botão de foco no sentido anti-horário para olhar para um olho normal, e girá-lo no sentido horário se você for *hipermetrope* (dificuldade para enxergar de perto). Estabeleça qual correção você precisa antes de abordar o paciente.
2. Se o paciente for míope, gire o anel no sentido anti-horário e no sentido horário se hipermetrope.

DICA Uma visão oblíqua do paciente com seus óculos indica se ele é hipermetrope ou míope e dá uma ideia da gravidade. Se seu rosto for menor devido aos óculos, ele é míope; se seu rosto for maior, ele é hipermetrope. O grau indica gravidade.

As opções do **seletor de feixe** são:

- Feixe estreito para observar a mácula
- Alvo (como uma mira de rifle) para medir a escavação óptica
- Verde para procurar hemorragias (o vermelho parece muito mais escuro).

ERROS COMUNS

- O segundo anel de foco, com opções 0, +20 e −20, não é definido como 0
- O feixe incorreto é escolhido ou o anel de seleção é deixado entre duas seleções
- A capa contra poeira não foi removida
- As baterias estão gastas (problema mais comum).

O QUE FAZER

- Apague as luzes ou feche as cortinas
- Sente-se em frente ao paciente
- Verifique se o foco está definido para zero e se a luz funciona e está no feixe correto
- Peça ao paciente para olhar para um ponto específico a distância ao nível dos olhos (p. ex., um interruptor de luz, um ponto na parede).

Para examinar o olho direito (Figura 8.2):

- Pegue o oftalmoscópio com a mão direita
- Aproxime-se do lado direito do paciente
- Observe o olho direito a cerca de 30 cm de distância com o oftalmoscópio no mesmo plano horizontal do olho, a cerca de 15° da linha de fixação. Mire no centro da nuca. Mantenha-se fora da linha de visão do outro olho

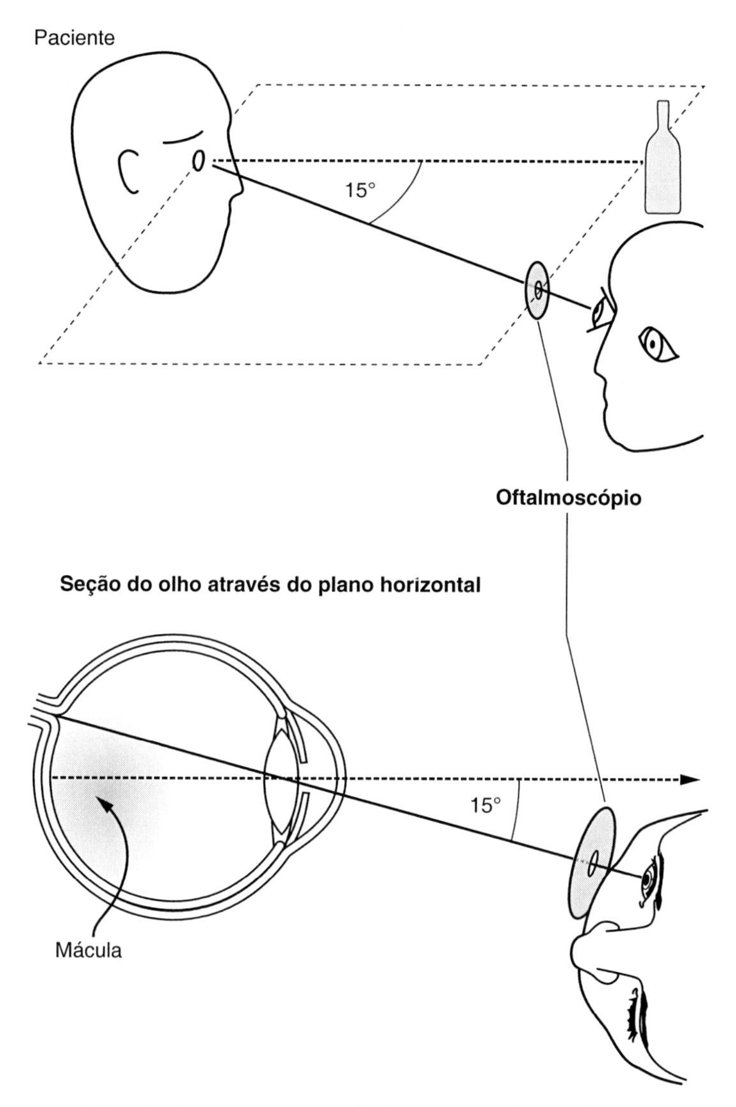

Figura 8.2 Abordagem ao paciente com um oftalmoscópio.

- A pupila deve aparecer rosa, como em fotografias ruins com *flash*. Este é o reflexo vermelho
- Opacidades no olho, principalmente cataratas e moscas volantes, aparecem como silhuetas. A catarata geralmente tem uma aparência fina como uma teia
- Mova-se gradualmente em direção ao olho
- Fique no mesmo plano horizontal, visando à parte de trás da cabeça do paciente. Isso deve levá-lo a cerca de 15° em relação à linha de fixação

- Estimule o paciente a continuar olhando para o ponto distante e não para a luz
- Traga o oftalmoscópio até 1 a 2 cm do olho
- Mantenha o oftalmoscópio no mesmo nível do olho do paciente e do ponto de fixação
- Foque o oftalmoscópio conforme descrito anteriormente.

Se o olho for abordado conforme descrito, o disco óptico deve estar à vista. Se não estiver, concentre-se em um vaso sanguíneo e siga-o. Os ângulos agudos dos ramos e a convergência da artéria e veia indicam a direção a seguir. Se não der certo, comece novamente.

DICA É essencial manter o olho do paciente, o ponto de fixação e o oftalmoscópio no mesmo plano.

ERROS COMUNS

Olho afácico (sem lente): gravemente hipermetrope – use uma lente altamente positiva ou examine enquanto o paciente estiver usando os óculos.

Para examinar o olho esquerdo: segure o oftalmoscópio com a mão esquerda e use o olho esquerdo. Se você usar o olho direito para olhar para o olho esquerdo do paciente, acabará esfregando o nariz no paciente. A maioria das pessoas acha esta parte do exame difícil no início, então você deve perseverar.

1. Observe o disco ótico

- Observe a coloração
- Observe a margem do disco. Elas podem ser vistas claramente?
- Observe a escavação óptica.

2. Observe os vasos sanguíneos

Artérias (de cor clara) devem ter dois terços do diâmetro das veias (cor vinho).

- Observe o diâmetro das artérias
- Observe as junções arteriovenosas
- Observe o padrão dos vasos
- Observe as veias retinianas à medida que se transformam no disco óptico e veja se pulsam, indo de convexas a côncavas. Isso é melhor apreciado quando você olha ao longo do comprimento de uma veia enquanto ela entra no disco óptico.

3. Observe a retina

- Observe as adjacências dos vasos sanguíneos
- Observe os quatro quadrantes de maneira sistematizada.

O QUE VOCÊ ENCONTRA

1. Disco óptico

Ver Figuras 8.3 e 8.4.

A escavação óptica está ligeiramente no lado nasal do centro do disco óptico. Seu diâmetro é normalmente inferior a 50% do disco (Figuras 8.5A e 8.6).

A cabeça do nervo óptico está edemaciada (ver Figura 8.5B). Isso pode ser causado por papiledema ou papilite. O papiledema geralmente produz mais edema, com arqueamento das margens do disco – geralmente não associado a distúrbios visuais (pode aumentar o ponto cego). A papilite está associada à perda da visão, especialmente escotomas centrais.

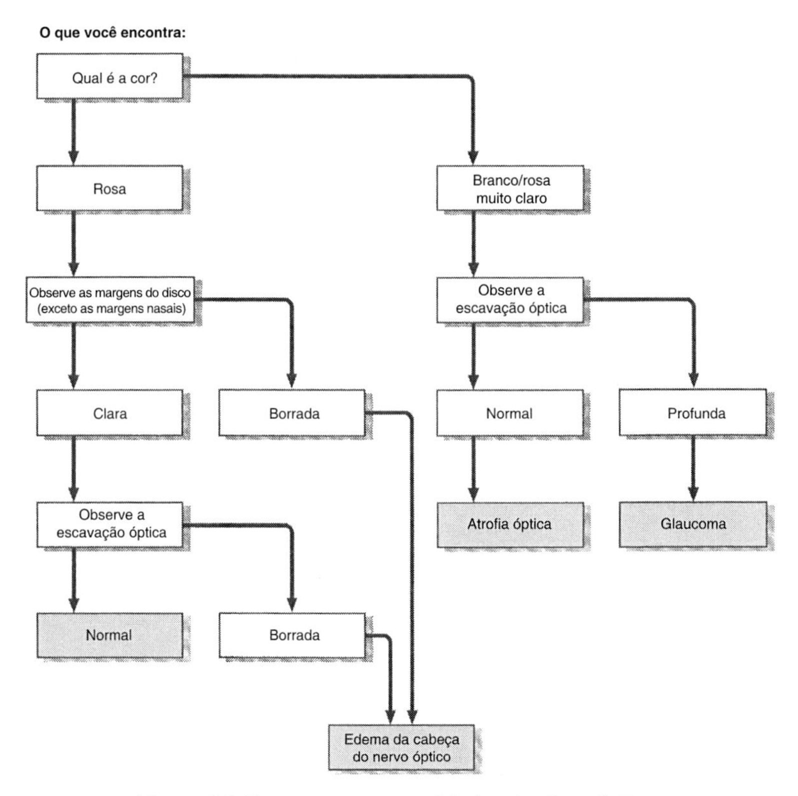

Figura 8.3 Fluxograma: anormalidades do disco óptico.

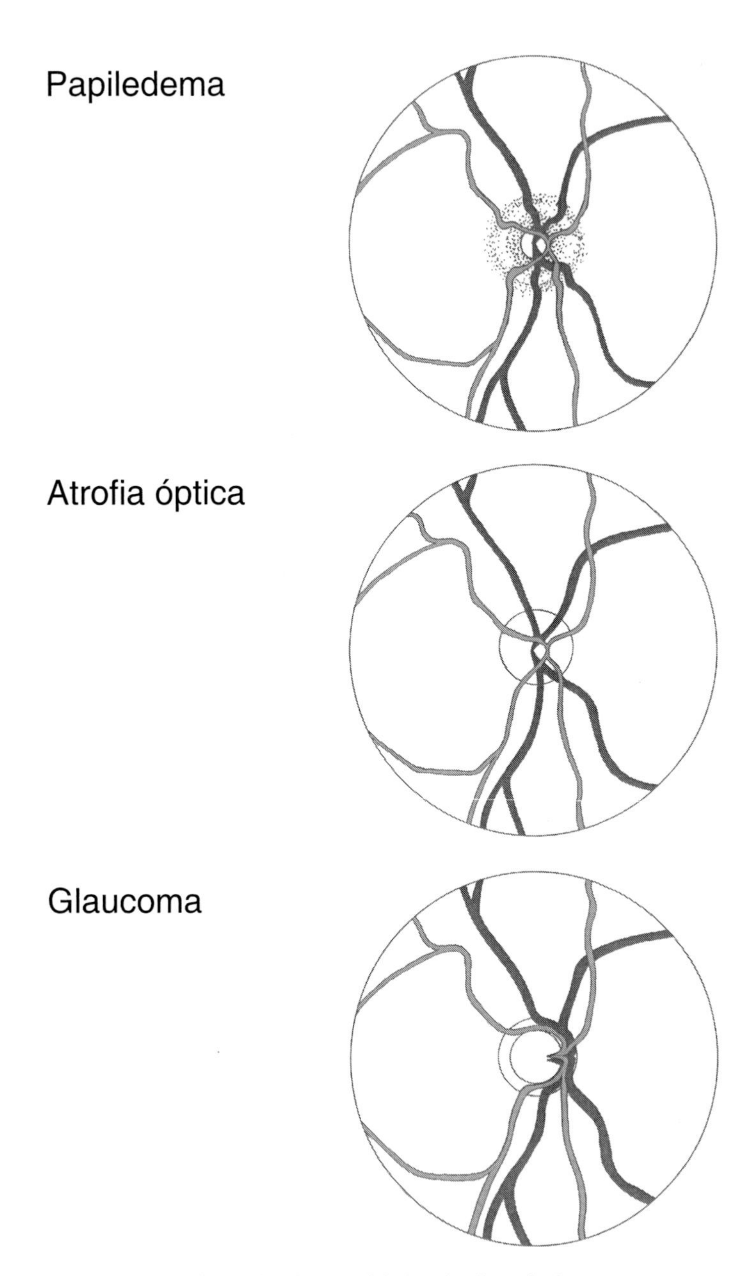

Figura 8.4 Anormalidades do disco óptico.

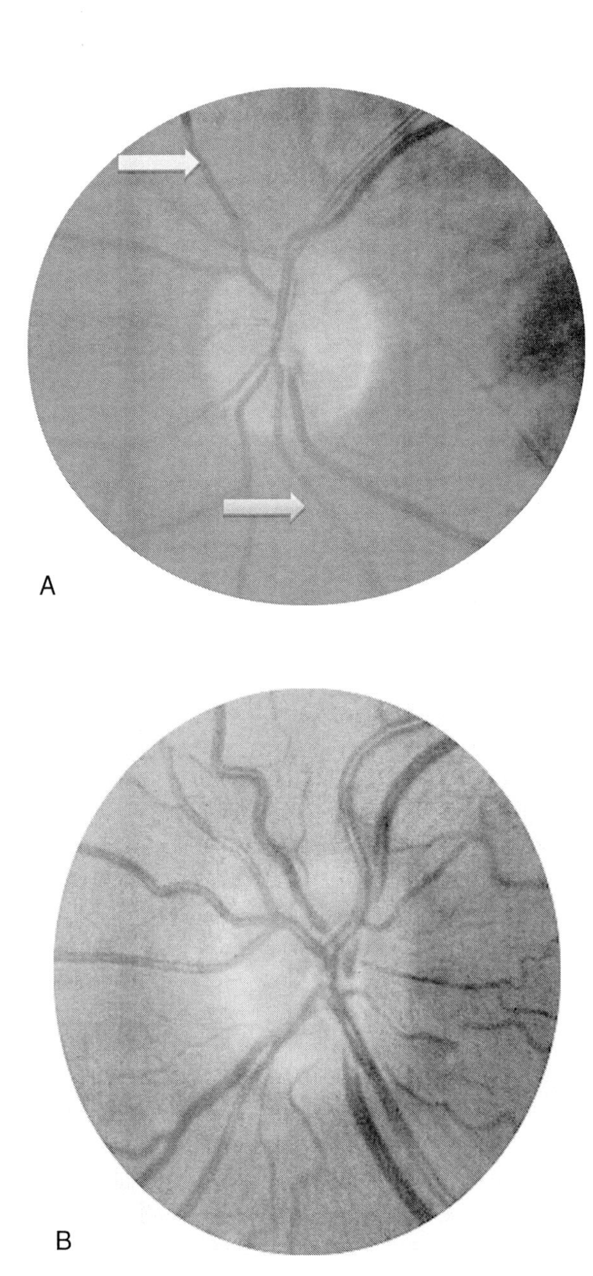

Figura 8.5 A. Disco normal: seta azul = artéria; seta amarela = veia. **B.** Papiledema. (Esta figura encontra-se reproduzida em cores no Encarte.)

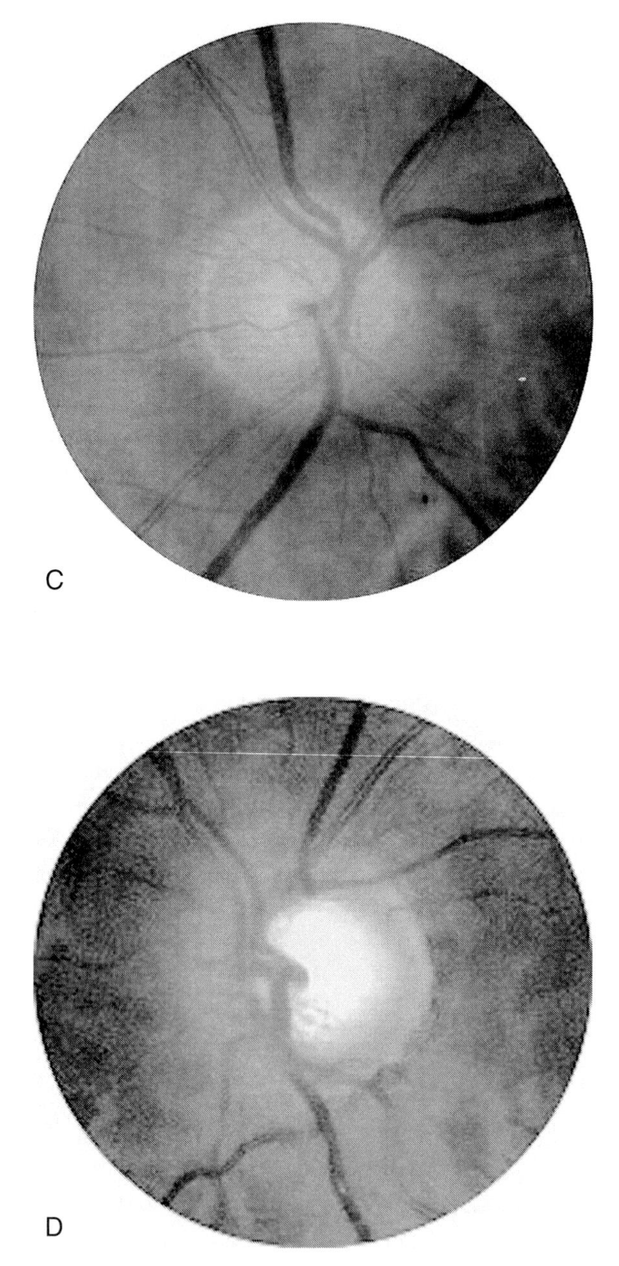

Figura 8.5 ***Continuação*** **C.** Atrofia óptica, observe disco pálido. **D.** Glaucoma, observe escavação óptica alargada.

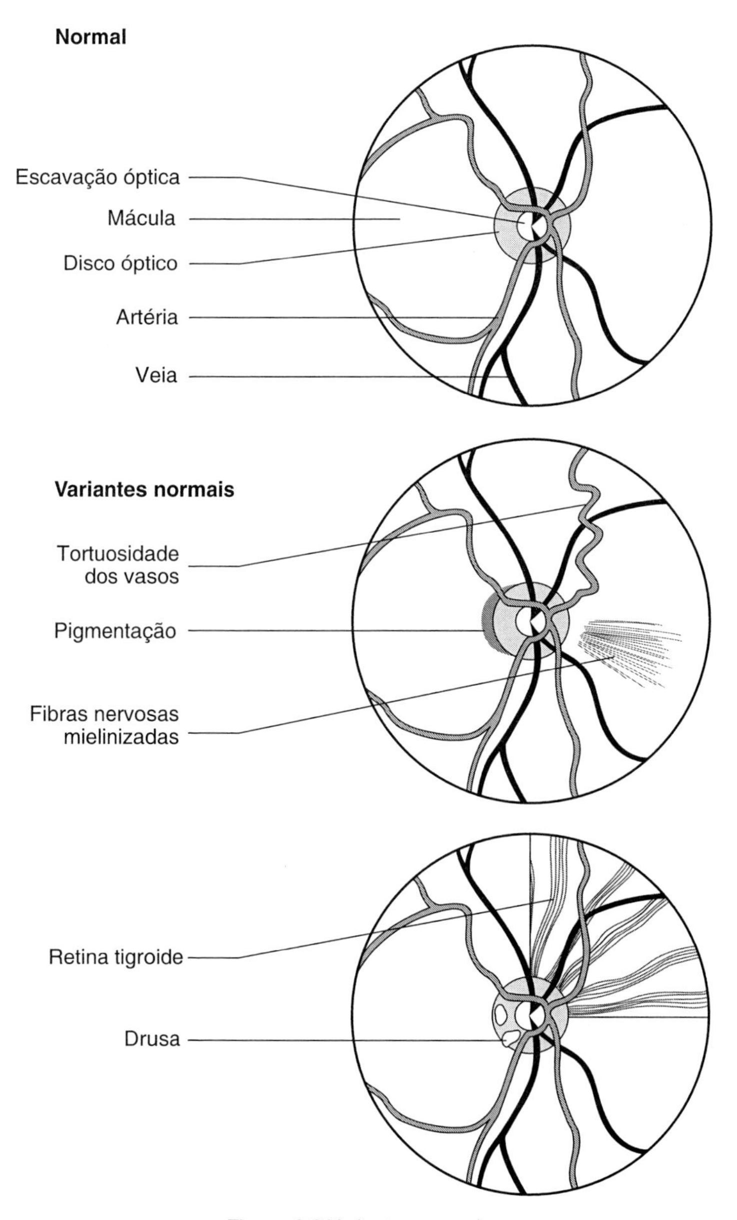

Figura 8.6 Variantes normais.

Um disco óptico edemaciado é frequentemente difícil de encontrar, os vasos desaparecem sem um disco óptico óbvio.

A diferença entre papiledema e papilite pode ser lembrada da seguinte maneira:

- Você não vê nada (não consegue encontrar o disco) + paciente vê tudo (visão normal) = *papiledema*
- Você não vê nada + o paciente não vê nada (perda visual grave) = *papilite*
- Você vê tudo (disco de aparência normal) + paciente não vê nada = *neurite retrobulbar*.

O nervo óptico está pálido – atrofia óptica (ver Figura 8.5C).

A escavação óptica está marcadamente aumentada, ocupando a maior parte do disco – glaucoma (ver Figura 8.5D).

ERROS COMUNS

- *Margem nasal borrada*: normal, frequentemente confundida com papiledema
- *Palidez temporal*: normalmente mais pálido que nasal, muitas vezes mal interpretado como anormal
- *Fundo míope:* o olho miópico é grande, então o disco parece mais pálido, pode ser confundido com atrofia óptica
- *Fundo hipermetrope*: olho pequeno, fundo de olho parece aglomerado, confundido com papiledema
- *Drusa*: corpos coloides que podem ocorrer no disco, confundidos com papiledema
- *Pigmentação na borda do disco*: normal – pode fazer com que o disco pareça pálido
- *Fibras nervosas mielinizadas*: fibras brancas opacas geralmente irradiando do disco; pode ser confundido com papiledema.

2. Vasos sanguíneos

- Calibre arterial irregular
- Pinçamento arteriovenoso: a veia estreita-se acentuadamente à medida que é atravessada pela artéria
- Neovascularização: novos vasos aparecem como vasos finos em formato de folha, geralmente próximos ao disco, frequentemente saindo do plano da retina e, portanto, podem estar fora de foco
- Objeto amarelo brilhante dentro do lúmen da artéria: êmbolo de colesterol
- Veia retiniana pulsando = pulsação venosa retiniana presente.

ERROS COMUNS

(Ver Figura 8.6)

- *Artéria coróidea*: um pequeno vaso que corre da borda do disco em direção à mácula. Confundida com novos vasos
- Vasos tortuosos: normal.

3. Retina (Figura 8.7)

Geral

- **Fundo pigmentado**: normal, especialmente em pessoas de pele escura. Se listrado, isso é chamado de tigroide
- **Pálida**:
  - *Clara*: normal em pessoas de pele clara, também visto em albinos
  - *Nublada*: mácula aparece como mancha "vermelho-cereja", vasos estreitos – vistos na oclusão da artéria retiniana.

Lesões vermelhas

- **Hemorragias puntiformes**: microaneurismas vistos adjacentes a vasos sanguíneos
- **Manchas hemorrágicas**: sangramento na camada profunda da retina devido a microaneurismas. Pontos e manchas são vistos na retinopatia diabética
- **Hemorragia em chamas**: sangramento superficial moldado por fibras nervosas em leque com as pontas direcionadas ao disco óptico. Observado na retinopatia hipertensiva; hemorragias floridas são vistas na trombose venosa da retina – podem ocorrer em apenas um quarto ou metade da retina
- **Hemorragias sub-hialoides**: hemorragias superficiais irregulares geralmente com a superfície plana. Observado em pacientes com hemorragia subaracnoide.

Lesões brancas/amarelas

- **Exsudatos duros**: lesões amareladas de bordas pontiagudas. Podem formar um anel ao redor da mácula: estrela macular. Observados em casos de diabetes e hipertensão
- **Manchas algodonosas**: manchas brancas de consistência macia, às vezes também chamadas de exsudatos moles, causadas por infartos retinais. Observadas em casos de diabetes, lúpus eritematoso sistêmico e síndrome da imunodeficiência adquirida (AIDS).

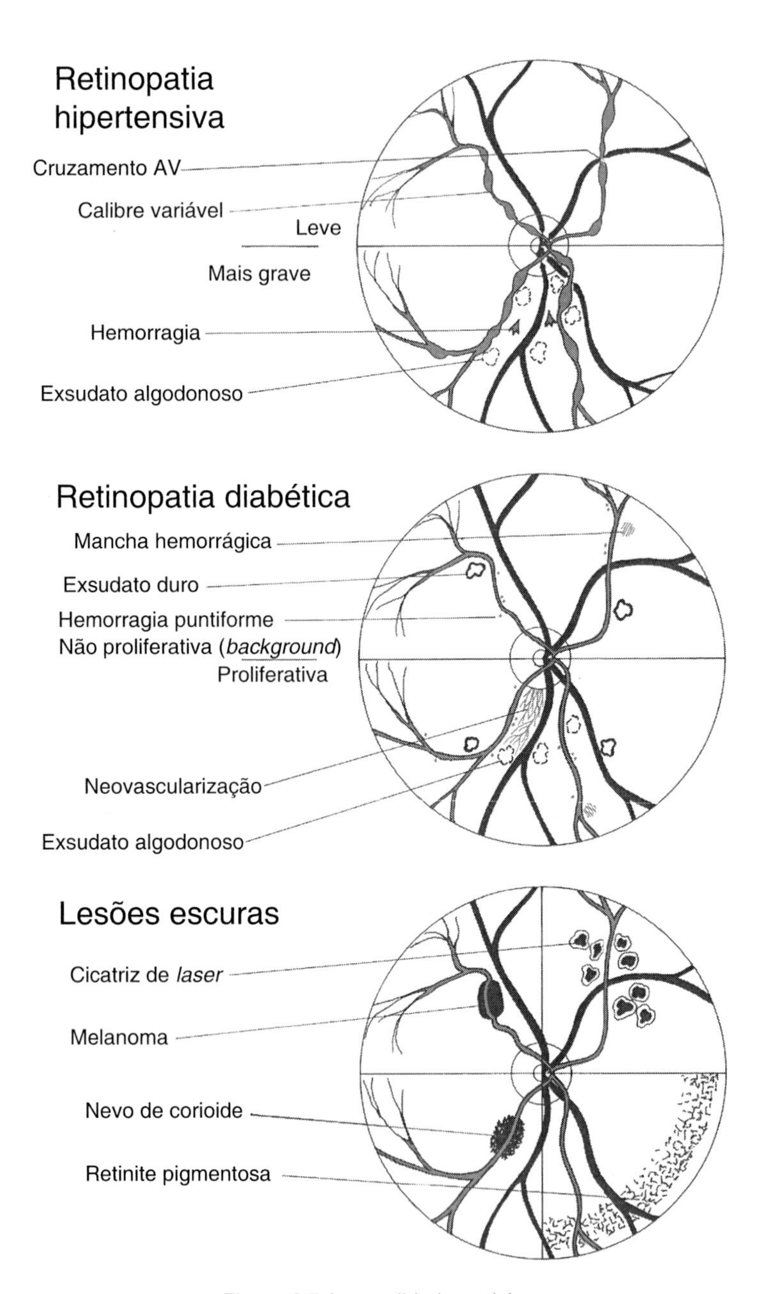

Figura 8.7 Anormalidades retinianas.

Lesões escuras

- **Mole/"pinta" (sinal de pele)**: lesões planas, geralmente arredondadas – *normal*
- **Queimaduras a *laser***: lesões redondas com bordas pretas, geralmente em um padrão regular. Muitas vezes confundidas com retinite pigmentosa
- **Retinite pigmentosa**: rara, lesões pretas semelhantes a espículas ósseas na periferia da retina
- **Melanoma**: tumor maligno irregular elevado.

O QUE ISSO SIGNIFICA

1. Disco óptico

- **Pulsação venosa retiniana** presente: indica pressão intracraniana normal, portanto, quando vista, é muito útil. A pulsação venosa retiniana está ausente em 15% das pessoas normais; assim, a ausência pode ser normal ou refletir a pressão intracraniana elevada
- **Papiledema.** *Causa comum*: aumento da pressão intracraniana (observação: a ausência não exclui essa causa). *Causas raras*: hipertensão maligna, hipercapnia
- **Papillite.** *Causa comum*: esclerose múltipla, idiopática
- Atrofia óptica:
  - Primária. *Causas comuns*: esclerose múltipla, compressão do nervo óptico, isquemia do nervo óptico. *Raramente*: deficiências nutricionais, B_{12}, B_1, hereditária
  - Secundária: sequela de papiledema
- **Escavação óptica profunda**: glaucoma crônico – comumente idiopático.

2. Vasos sanguíneos e retina

- Retinopatia hipertensiva (Figuras 8.7 e 8.8A e B):
  - *Estágio I*: estreitamento arteriolar e irregularidade dos vasos
  - *Estágio II*: cruzamento arteriolovenular
  - *Estágio III*: hemorragias em forma de chama de vela, exsudatos duros e manchas algodonosas
  - *Estágio IV*: papiledema
- Retinopatia diabética (ver Figuras 8.7 e 8.8C e D):
  - *Não proliferativa:* microaneurismas, pontos e manchas hemorrágicas, exsudatos duros
  - *Proliferativa*: manchas algodonosas e neovascularização
- Êmbolo de colesterol: lesão aterosclerótica proximal unilateral – geralmente carótida interna ou estenose de carótida comum.

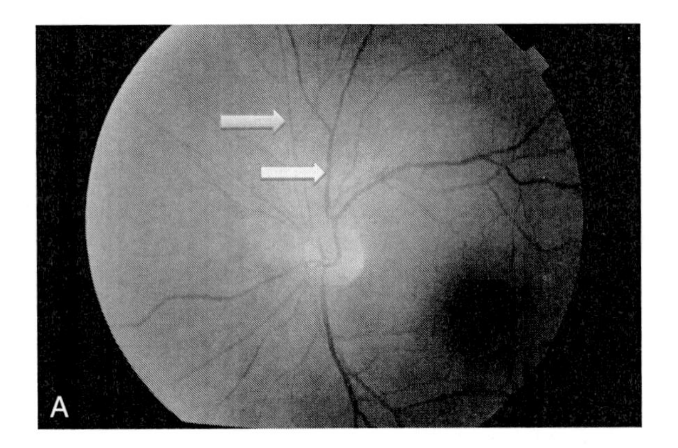

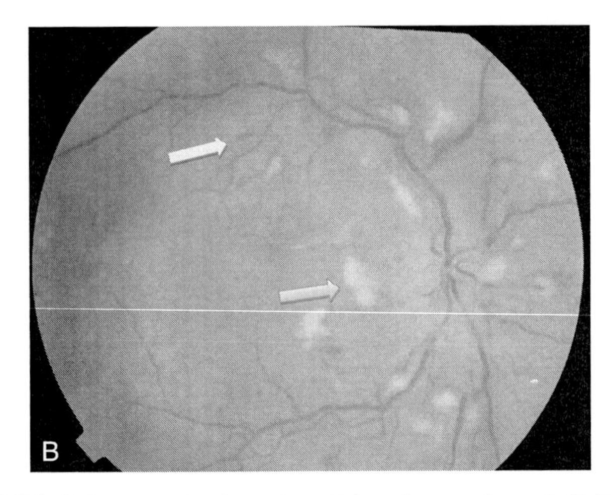

Figura 8.8 A. Retina normal: seta azul = artéria; seta amarela = veia **B.** Retinopatia hipertensiva grave: seta azul = mancha algodonosa; seta amarela = hemorragia em chama. (Esta figura encontra-se reproduzida em cores no Encarte.)

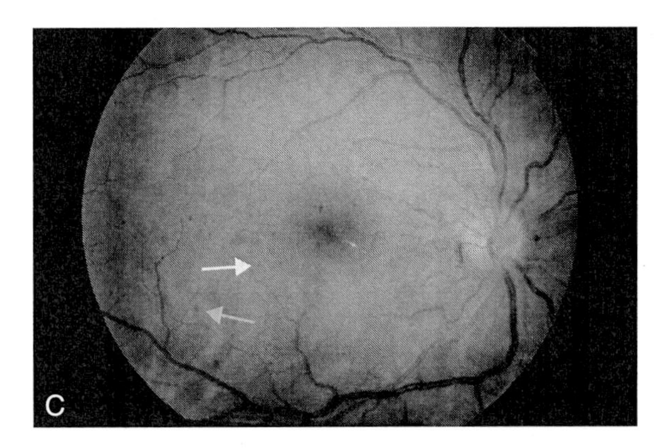

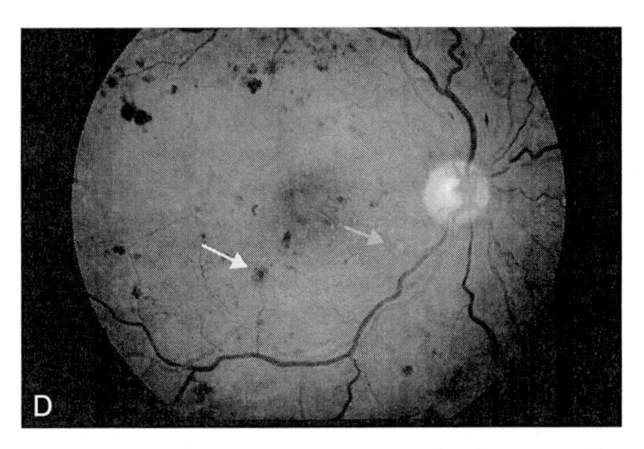

Figura 8.8 ***Continuação*** **C.** Retinopatia diabética de fundo: seta azul = mancha hemorrágica; seta amarela = hemorragia puntiforme. **D.** Retinopatia diabética grave: seta azul = exsudato duro; seta amarela = mancha hemorrágica.

9

NERVOS CRANIANOS III, IV, VI: MOVIMENTOS OCULARES

INTRODUÇÃO

Existem quatro tipos de movimentos oculares:

- **Movimentos sacádicos dos olhos**: movimento rápido de um ponto de fixação para outro. Você usaria um movimento ocular sacádico para olhar da página para alguém na sala ou, se lhe alguém lhe pedisse para olhar para cima
- **Movimentos oculares persecutórios**: movimento lento dos olhos usado para manter a fixação em um objeto em movimento: por exemplo, para manter o contato visual enquanto uma pessoa se move pela sala
- **Movimentos oculares vestibular/posicionais (reflexo vestíbulo-ocular):** movimentos dos olhos que compensam o movimento da cabeça para manter a fixação
- **Convergência**: movimentos que mantêm a fixação enquanto os objetos se aproximam do rosto. Raramente são afetados na prática clínica.

Os locais de controle desses movimentos oculares diferem (Figura 9.1).

Tipo de movimento ocular	Local de controle
Sacádico (comando)	Lobo frontal
Persecutório	Lobo occipital
Vestibular–positional	Núcleos vestibulares cerebelares
Convergência	Mesencéfalo

No tronco encefálico, as vias aferentes dos lobos frontal e occipital, do cerebelo e dos núcleos vestibulares são integradas para que os dois olhos se movam juntos. Estruturas importantes são o centro do olhar lateral na ponte e o fascículo longitudinal medial (FLM), que corre entre os núcleos dos nervos cranianos III e IV (no mesencéfalo) e VI (na ponte).

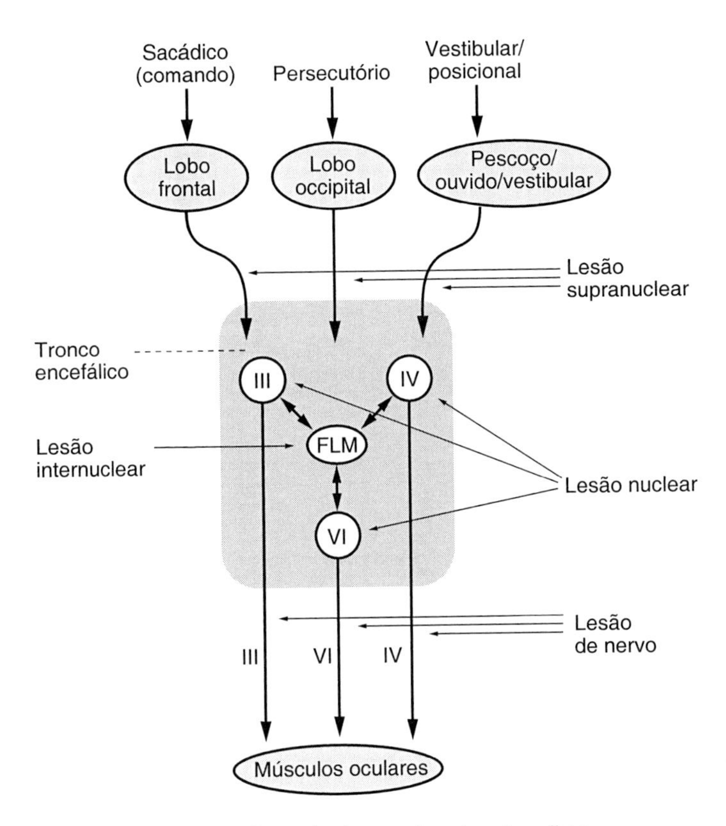

Figura 9.1 Controle dos movimentos dos olhos.

Os nervos cranianos III, IV e VI controlam os seguintes músculos (Figura 9.2):

- VI: reto lateral apenas
- IV: oblíquo superior apenas (fácil de lembrar – SO4)
- III: os outros.

Anormalidades podem surgir em qualquer nível (ver Figura. 9.1):

Ausência de visão dupla (em geral):
- Supranuclear (acima do núcleo)
- Internuclear (conexões entre os núcleos; FLM)
- Nuclear.

Visão dupla:
- Nervo
- Junção neuromuscular
- Músculo.

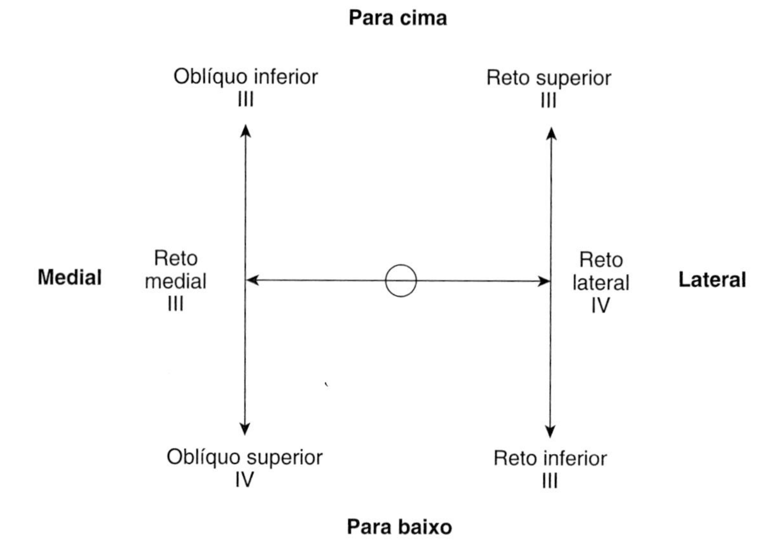

Figura 9.2 Músculos envolvidos no movimento dos olhos.

Lesões internucleares e supranucleares raramente causam visão dupla.

Regras da visão dupla (diplopia)

- A visão dupla é máxima quando o olhar é direcionado ao músculo afetado
- A imagem falsa é a imagem externa
- A imagem falsa surge no olho afetado.

O QUE FAZER

Observe a posição da cabeça.

- A cabeça é inclinada em direção oposta ao lado de uma lesão do quarto nervo.

Observe os olhos.

- Preste atenção à ptose (ver Capítulo 7)
- Observe a posição de repouso dos olhos e a posição do olhar primário.

Observe a posição dos olhos no olhar primário.

- Eles divergem ou convergem?
- Algum deles parece estar olhando para cima ou para baixo – desalinhamento vertical?

Execute o teste de cobertura (*cover test*) (Figura 9.3).

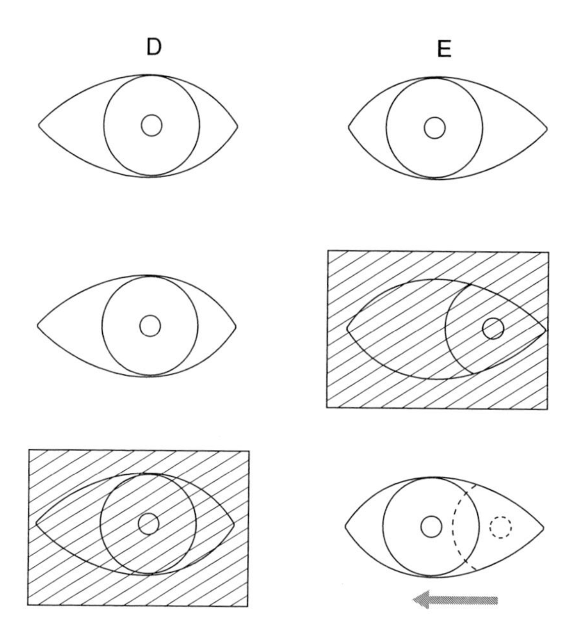

Figura 9.3 O teste de cobertura (*cover test*). Para obter uma explicação, ver o texto.

Teste de cobertura

O que fazer

Este é um teste para estrabismo latente.

Peça ao paciente para olhar com os dois olhos para o seu olho direito e, em seguida, cubra o olho esquerdo dele. Em seguida, descubra o olho esquerdo rapidamente e cubra o olho direito. Observe se o olho esquerdo precisa corrigir a mirada para olhar para o olho do examinador novamente. Repita, cobrindo o olho esquerdo e observando o direito.

O que você encontra

Se um olho tiver que se mover de volta ao ponto de fixação (para corrigir) quando estiver descoberto, isso indica que o paciente tem estrabismo latente, que pode ser classificado como divergente ou convergente.

O que isso significa

- **Estrabismo latente:** estrabismo congênito geralmente no olho mais fraco (e miopia na infância) – comum.

Teste os movimentos persecutórios dos olhos

- Segure uma caneta verticalmente a cerca de 50 cm de distância do paciente, no centro de seu olhar. Peça-lhe para seguir com os olhos sem mover a cabeça e dizer se ele vê o dobro (visão dupla do objeto). Você pode segurar o queixo levemente para evitar o movimento da cabeça

- Mova a caneta lentamente. Peça ao paciente para dizer se ele vê o dobro:
  - De lado a lado
  - Para cima e para baixo a partir do centro
  - Para cima e para baixo no extremo do olhar lateral
- Certifique-se de que o nariz do paciente não impeça que a caneta seja vista na extremidade do olhar lateral.

ERROS COMUNS

- O alvo está muito perto
- O alvo está se movimentando muito rapidamente
- O paciente está movendo a cabeça
- Em um paciente com hemianopia, o alvo pode desaparecer da vista do paciente se for movido muito rápido em direção à hemianopia. Portanto, na presença de hemianopia, o alvo deve ser movido muito lentamente.

Ao fazer isso, observe os movimentos dos olhos.

- Os dois olhos se movem em toda a extensão? Estime a redução percentual do movimento em cada direção
- Os olhos se movem de maneira suave?
- Os dois olhos se movem juntos?
- Procure nistagmo (ver o próximo capítulo).

Se o paciente relatar ver o dobro (imagem dupla) em qualquer estágio:

- Estabeleça se as imagens estão lado a lado, para cima e para baixo ou em ângulo
- Estabeleça a direção na qual as imagens são mais afastadas
- Nesta posição, cubra brevemente um dos olhos e pergunte qual imagem desaparece: a interna ou a externa. Repita, cobrindo o outro olho (Figura 9.4).

Teste os movimentos sacádicos dos olhos

- Olhe para o paciente. Mantenha ambas as mãos à sua frente, afastadas cerca de 30 cm de um lado para o outro e cerca de 30 cm à frente do paciente
- Peça ao paciente para olhar de uma das mãos para a outra
- Observe os movimentos dos olhos: são completos, movem-se suavemente, movem-se juntos?

- Observe especialmente a velocidade de adução
- Em seguida, coloque as mãos verticalmente uma acima da outra, afastadas cerca de 30 cm, e peça ao paciente que olhe de uma para a outra
- Novamente, observe os movimentos dos olhos. Os olhos se movem em uma velocidade normal e em toda a extensão?

Teste a convergência

Peça ao paciente para olhar ao longe (olhar para o infinito) e, em seguida, para que olhe seu dedo colocado 50 cm à frente dele. Traga os olhos para dentro gradualmente ao aproximar o seu dedo do rosto dele, observando o limite de convergência dos olhos.

Reflexo vestíbulo-ocular (manobra dos olhos de boneca)

Este teste é mais comumente usado em pacientes inconscientes, pois fornece uma maneira de testar os movimentos dos olhos sem necessidade de cooperação do paciente. Em pacientes conscientes com movimentos oculares limitados sob comando ou persecutórios, o teste pode ser usado para demonstrar movimentos oculares preservados na estimulação vestibuloposicional, indicando uma anormalidade supranuclear do movimento ocular.

Peça ao paciente para olhar ao longe em um ponto fixo e vire passivamente a cabeça dele para a esquerda e depois para a direita, flexione e estenda o pescoço dele passivamente.

Os olhos devem se mover dentro das órbitas, mantendo o olhar para a frente.

O QUE VOCÊ ENCONTRA

- **Os olhos estão desalinhados** no olhar primário/inicial:
  - O desalinhamento permanece *constante* em todas as direções para olhar = estrabismo concomitante convergente ou divergente
  - *Um olho é desviado* para baixo e para fora, com ptose = lesão do terceiro nervo
  - Olhos alinhados em diferentes planos verticais = desalinhamento vertical
- O paciente tem visão dupla (ver Figura 9.4):

  Tente responder às seguintes questões:
  Há déficit de um nervo único (VI, III ou IV) (Figura 9.5)?

  - Se houver um déficit do terceiro nervo, é clínico (preservação da pupila) ou cirúrgico (com dilatação pupilar)?

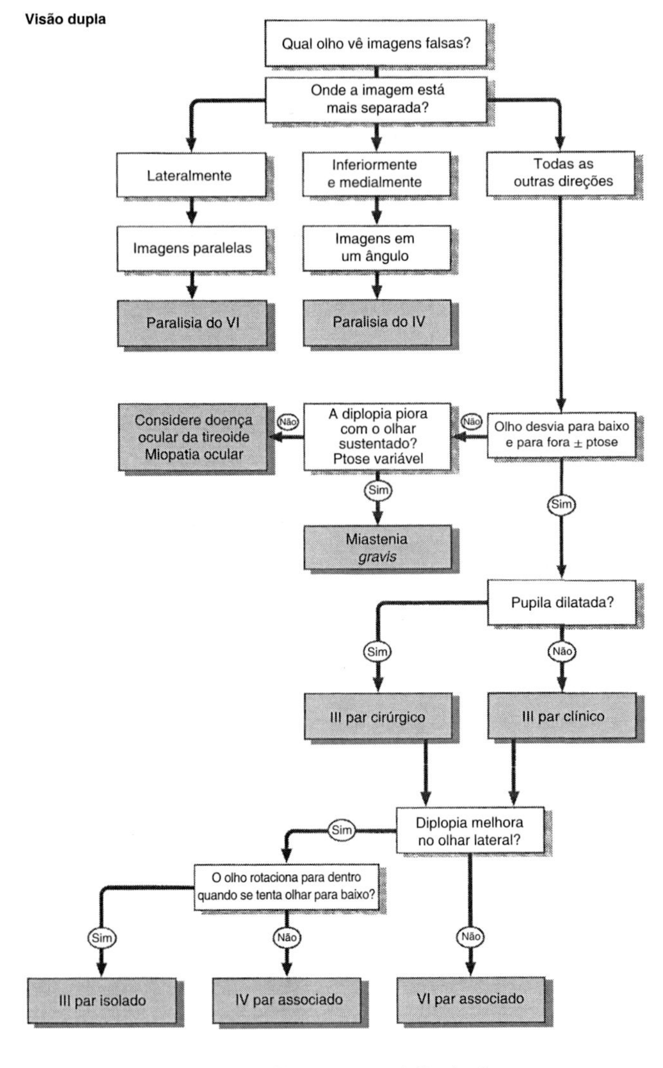

Figura 9.4 Fluxograma: visão dupla.

Se não for um nervo único:

- Existe uma combinação de nervos únicos?
- É miastenia ou doença tireoidiana dos olhos?

- O paciente não tem visão dupla: compare os movimentos sob comando, persecutórios e no teste vestibular/posicional.

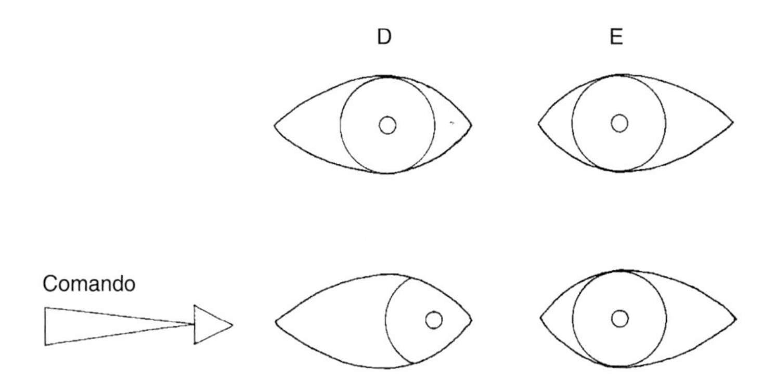

Paralisia do VI nervo à esquerda

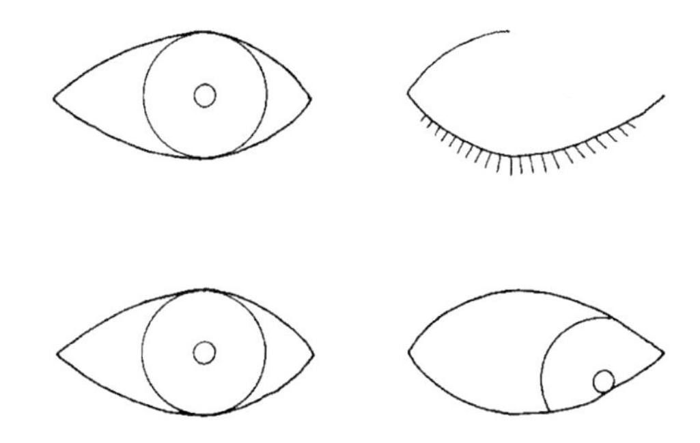

Paralisia do III nervo à esquerda

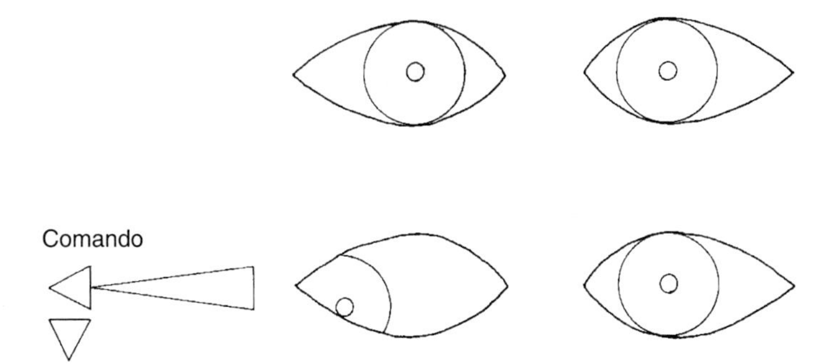

Paralisia do VI nervo à esquerda

Figura 9.5 Paralisia de um único nervo.

Outras anomalias comuns

- O paciente não olha para um lado = paralisia do olhar lateral; verifique a resposta ao teste de reflexo vestíbulo-ocular (Figura 9.6)
- O paciente não olha para cima = paralisia do olhar para cima
- O paciente não olha para baixo = paralisia do olhar para baixo
- Os olhos não se movem juntos, com adução acentuadamente lenta e com nistagmo no olho abdutor = oftalmoplegia internuclear com nistagmo atáxico (Figura 9.7)
- O movimento ocular fica aquém do alvo e requer um segundo movimento para fixar olhar no local adequado = sacadas hipométricas.

Anormalidades raras

- Perda de comando apenas = lesão frontal
- Perda de movimento persecutório do olhar apenas = lesão occipital
- Movimentos oculares limitados sob comando ou persecutórios com movimentos normais no reflexo vestíbulo-ocular = paralisia do olhar supranuclear.

O QUE ISSO SIGNIFICA

- **Desalinhamento vertical**: lesão do tronco encefálico. *Causas comuns:* acidente vascular encefálico, desmielinização – procure sinais de tronco encefálico associados

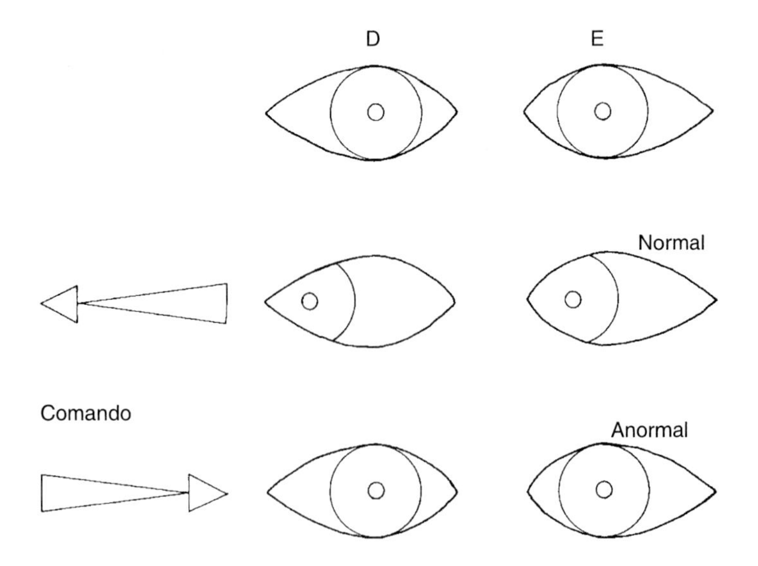

Figura 9.6 Paralisia do olhar lateral esquerdo.

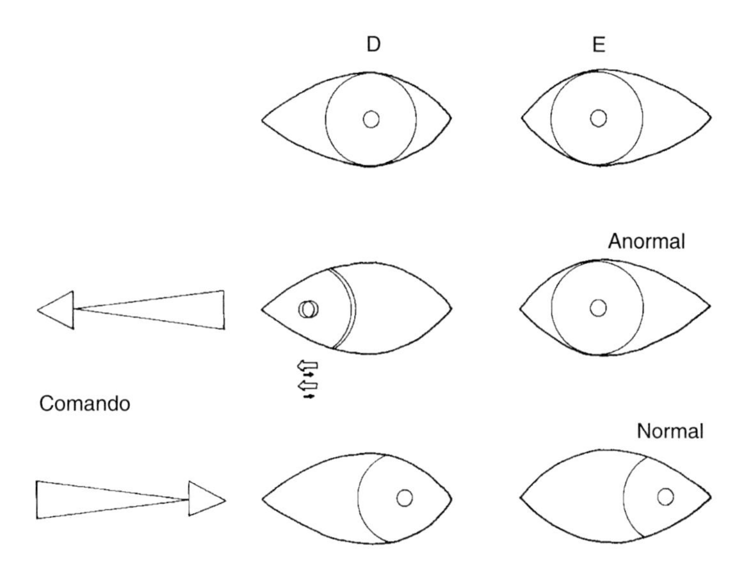

Figura 9.7 Oftalmoplegia internuclear esquerda. Há nistagmo do olho direito quando o olhar é direcionado para a direita.

- **Paralisia de nervo craniano único (III, IV ou VI)**: lesão ao longo do curso do nervo ou uma lesão nuclear. *Causas comuns:*
  - *Clínicas*: diabetes melito, aterosclerose. *Raramente*: vasculite, síndrome de Miller-Fisher (uma variante da síndrome de Guillain-Barré)
  - *Cirúrgicas* (observação: envolvimento da pupila na paralisia do terceiro nervo): tumor, aneurisma, traumatismo, um falso sinal de localização ou herniação de úncus (terceiro nervo)

DICA O aneurisma de comunicação posterior é uma causa comum de paralisia cirúrgica do terceiro nervo.

- **Lesões nucleares**: surgem de patologia do tronco encefálico, incluindo infarto do tronco encefálico, esclerose múltipla e, raramente, hemorragia do tronco encefálico e tumor
- **Paralisia do olhar lateral**: pode surgir de:
  - Uma grande lesão do lobo frontal ou parietal quando o paciente desvia o olhar para o lado contrário do lado paralisado (pode ser superada pela manobra do olho de boneca)
  - Uma lesão pontina quando o paciente não consegue olhar em direção contrária ao lado paralisado, e podem existir outras anormalidades pontinas (fraqueza facial); não superado usando a manobra do olho da boneca

- **Paralisia do olhar vertical:** lesões na parte superior do tronco encefálico.

Causas comuns de paralisia do olhar lateral e vertical: infarto do tronco encefálico, esclerose múltipla, tumor.

- **Oftalmoplegia internuclear**: uma lesão no fascículo longitudinal medial. *Causa comum*: esclerose múltipla. *Causas raras*: doença vascular, glioma pontino
- **Paralisia supranuclear** com teste vestibular/posicional preservado: pode surgir em associação com síndromes rígidas acinéticas (ver Capítulo 24), quando é referida como *paralisia supranuclear progressiva* (anteriormente conhecida como *síndrome de Steele-Richardson)*, e pode ser vista em outras condições degenerativas
- **Sacadas hipométricas**: indica uma lesão cerebelar (ver Capítulo 23).

10

NERVOS CRANIANOS: NISTAGMO

INTRODUÇÃO

O nistagmo é uma oscilação dos olhos. Pode ser uma oscilação simétrica – nistagmo pendular – ou mais rápido em uma direção – nistagmo espasmódico. No nistagmo espasmódico, há um desvio lento em uma direção com uma correção rápida na direção oposta. É convencional descrever o nistagmo na direção da fase rápida. Se a oscilação for um movimento de torção, trata-se de nistagmo torcional ou rotatório.

Nistagmo pode ser:

- *Fisiológico*: nistagmo oculocinético (como visto nas pessoas olhando pelas janelas dos trens)
- *Periférico*: devido a anormalidades do sistema vestibular do ouvido, do núcleo do oitavo nervo ou do próprio nervo
- *Central*: devido a anormalidades das conexões vestibulares centrais ou cerebelares
- *Retiniano*: devido à incapacidade de fixar.

O QUE FAZER

Peça ao paciente para seguir seu dedo com os dois olhos. Mova o dedo para cima, para baixo e para cada lado. Segure o dedo brevemente em cada posição em um ponto onde o dedo possa ser facilmente visto por ambos os olhos.

Pesquise o nistagmo. Observe:

- Se é simétrico, movendo-se na mesma velocidade em ambas as direções (*nistagmo pendular*), ou se há uma fase rápida em uma direção com uma fase lenta na outra (*nistagmo espasmódico*)
- A direção da fase rápida – é no plano horizontal, no plano vertical ou rotatória?
- A posição do olho quando ocorre o nistagmo e a posição do olho quando ele é mais acentuado
- Se ocorre apenas na direção da mirada (*primeiro grau*), na posição primária/neutra do olhar (*segundo grau*) e se ocorre com a fase rápida afastando-se da direção do olhar (*terceiro grau*)

- Se afeta o olho abdutor mais do que o olho adutor
- Se ocorre em apenas uma direção
- Se ocorre na direção da mirada em mais de uma direção (*nistagmo evocado pela mirada multidirecional*).

Para decidir se é central ou periférico, observe:

- Se persiste ou fadiga
- Se está associado a uma sensação de vertigem
- Se melhora com a fixação visual.

ERROS COMUNS

- No extremo do olhar lateral, um ou dois espasmos nistagmoides podem ser vistos normalmente, especialmente se o alvo estiver muito próximo – certifique-se de que o alvo permaneça dentro da visão binocular
- Se espasmos nistagmoides forem encontrados, repita o teste. Se este for um nistagmo verdadeiro, aparecerá no olhar lateral menos que extremo.

Teste especial: nistagmo optocinético (NOK)

Esse nistagmo pode ser testado quando um tambor listrado é girado na frente dos olhos; isso normalmente evoca nistagmo na direção oposta à direção do giro. Este é um teste útil para pacientes com cegueira funcional.

Os testes para vertigem posicional benigna são descritos no Capítulo 12.

O QUE VOCÊ ENCONTRA

Ver Figura 10.1.

Decida se é central ou periférico.

O nistagmo periférico não está associado a outras anormalidades do movimento ocular e geralmente tem um componente rotatório.

O QUE ISSO SIGNIFICA

- Espasmos nistagmoides: normal
- Nistagmo pendular: incapacidade de fixação – congênito; ocorre com albinismo e cegueira e pode ocorrer em mineradores
- Nistagmo rotatório (ou torcional):
  - Nistagmo rotatório *puro* = central; o nistagmo horizontal periférico geralmente tem um componente rotatório

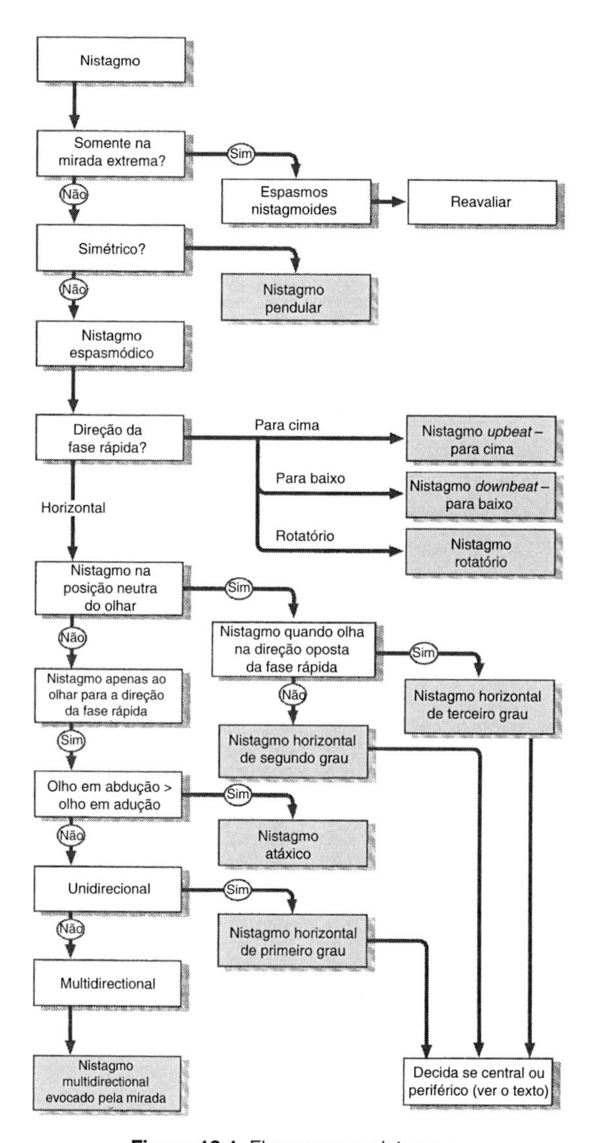

Figura 10.1 Fluxograma: nistagmo.

- **Nistagmo vertical** (raro): indica doença do tronco encefálico
  - *Upbeat – para cima*: indica tronco encefálico superior. *Causas comuns:* desmielinização, acidente vascular encefálico, encefalopatia de Wernicke

– *Downbeat – para baixo*: indica lesão da junção tronco encefálico-cervical. *Causas comuns:* malformação de Arnold-Chiari, siringobulbia, desmielinização

Nistagmo central *versus* periférico

	Sustentado	Fadiga	Associado a sintomas de vertigem	Reduzido por fixação
Central	+	–	–	–
Periférico	–	+	+	+

- Nistagmo horizontal (comum):
  – **Nistagmo atáxico**: nistagmo do olho abdutor > olho adutor, associado à oftalmoplegia internuclear (ver Capítulo 9). *Causas comuns*: esclerose múltipla, doença cerebrovascular
  – **Nistagmo evocado pela mirada multidirecional**: nistagmo na direção da mirada, ocorrendo em mais de uma direção. Sempre central – cerebelar ou vestibular. Síndrome cerebelar. *Causas comuns*: toxicidade de substâncias (especialmente anticonvulsivantes), álcool, esclerose múltipla. *Causas mais raras:* degeneração cerebelar, tumores cerebelares
  – **Síndromes vestibulares centrais.** *Causas comuns*: pacientes mais jovens – esclerose múltipla; pacientes mais velhos – doença vascular
  – **Nistagmo unidirecional**: o nistagmo horizontal de segundo e terceiro graus geralmente é central; se periférico, deve ser agudo e associado à vertigem grave. O nistagmo horizontal de primeiro grau pode ser central ou periférico.
    Periférico:
    – **Síndrome vestibular periférica.** *Causas comuns:* neuronite vestibular, doença de Ménière, lesões vasculares
    Central:
    – **Síndrome cerebelar unilateral.** *Causas comuns:* como síndromes vestibulares centrais. *Causas raras*: tumor ou abscesso
    – **Síndrome vestibular central unilateral.** *Causas comuns:* como síndromes vestibulares centrais
- Anormalidades incomuns e raras do movimento dos olhos:
  – **Opsoclono**: oscilações rápidas dos olhos na direção rotatória horizontal ou vertical – indica doença do tronco encefálico, local incerto, geralmente uma síndrome paraneoplásica
  – **Movimento pendular (*bobbing*) ocular**: olhos subindo e descendo no plano vertical – associados a lesões pontinas.

11

NERVOS CRANIANOS V E VII: A FACE

INTRODUÇÃO

Nervo facial: VII

A função periférica pode ser lembrada como "rosto, ouvido, paladar, lágrima":

- *Rosto*: músculos da expressão facial e piscamento
- *Ouvido*: estapédio (o músculo que amortece ruídos altos) e suprimento sensorial para o meato acústico externo e pavilhão adjacente
- *Paladar*: dois terços anteriores da língua
- *Lágrima*: fornecimento parassimpático às glândulas lacrimais.

Com **fraqueza facial do neurônio motor inferior (NMI)**, todos os músculos são afetados.

Com **fraqueza facial do neurônio motor superior (NMS)**, a musculatura da fronte está relativamente preservada.

Nervo trigêmeo: V

Sensorial

Existem três divisões:

- Oftálmica (V_1)
- Maxilar (V_2)
- Mandibular (V_3).

Para distribuição, ver Figura 11.1. Observação: V_1 supre a córnea.

Motor

O nervo trigêmeo supre os músculos da mastigação.

O que fazer

Olhe para a face em geral.

- Há alguma doença (como hiper ou hipotireoidismo, doença de Cushing, acromegalia ou doença de Paget)?
- A face está imóvel?
- Existem movimentos anormais (ver Capítulo 24)?

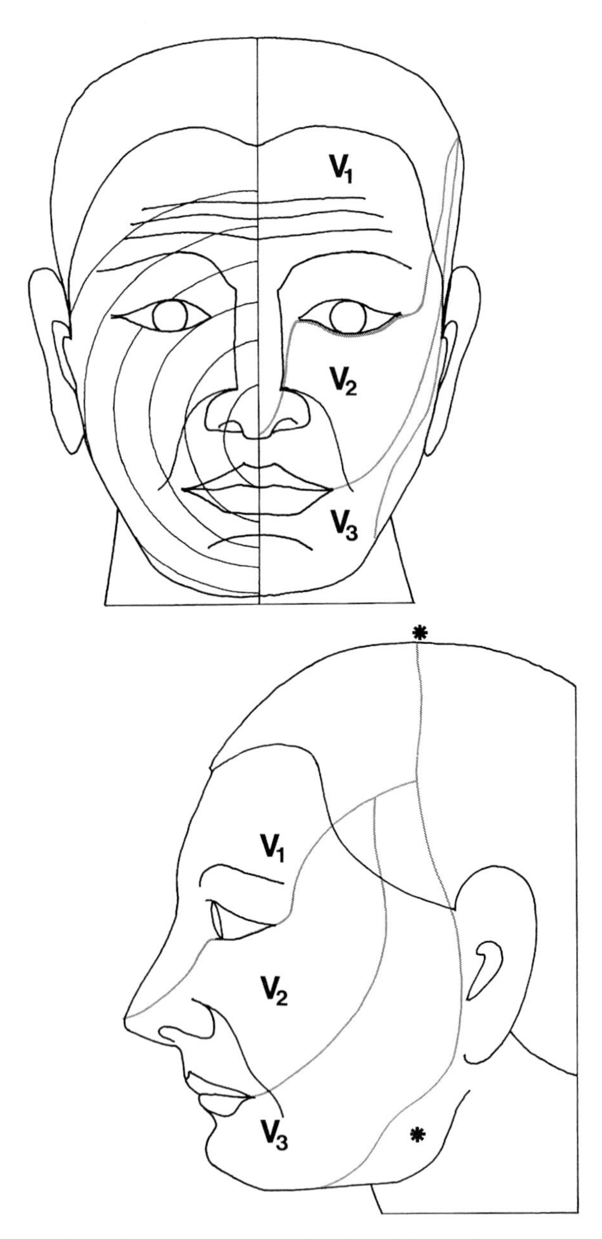

Figura 11.1 Sensação facial. *Lado esquerdo*: divisões oftálmica (V_1), maxilar (V_2) e mandibular (V_3) do nervo trigêmeo. *Lado direito*: padrão de inervação da região da boca e nariz. Os anéis mais distantes do nariz vão mais para baixo no tronco encefálico. *OBS.: O ângulo da mandíbula não é suprido pelo nervo trigêmeo.

NERVO FACIAL: O QUE FAZER

Observe a simetria da face.

- Observe as dobras nasolabiais e rugas na testa (Figura 11.2)
- Observe os movimentos espontâneos: sorrir, piscar.

Peça ao paciente para:

- **Mostrar os dentes** (*demonstre*)
- **Assobiar**
- **Fechar os olhos com força como se tivesse caído sabão neles** (*demonstre*)

Observe o movimento dos olhos
  – Avalie a força tentando abrir os olhos do paciente com os seus dedos
- Olhar para o teto.

Preste atenção à simetria do movimento.

Compare a força da fronte e da face inferior.

Nas lesões NMI, você pode ver o olho virar para cima na tentativa de fechamento – *fenômeno de Bell.*

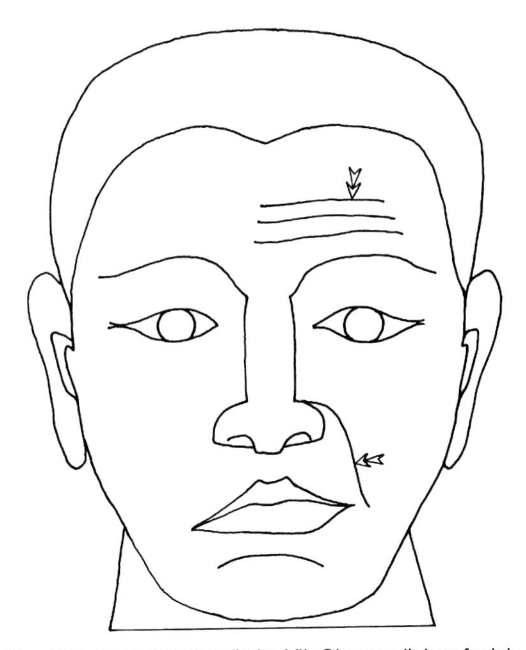

Figura 11.2 Neurônio motor inferior direito VII. Observe linhas faciais ausentes e boca caída.

ERROS COMUNS

- *Leve assimetria facial sem fraqueza:* normal. Peça ao paciente para se olhar no espelho
- A ptose *não* se deve à fraqueza dos músculos supridos pelo VII nervo.

Outras funções do nervo facial

Olhe para o meato acústico externo – a distribuição cutânea do VII. Observe todas as vesículas sugestivas de herpes-zóster.

Supre o paladar nos dois terços anteriores da língua. O paladar raramente é testado e requer solução salina e solução açucarada. Um cotonete é mergulhado na solução e aplicado na língua, e o paciente é solicitado a identificá-lo. Teste cada lado dos dois terços anteriores e do terço posterior.

NERVO FACIAL: O QUE VOCÊ ENCONTRA

Ver Figura 11.3.

A fraqueza do nervo facial bilateral pode facilmente passar despercebida, a menos que seja testada. Pense nisso se achar que um paciente parece impassível quando você fala com ele. Ele pode não estar deprimido; seu rosto pode ser incapaz de se mover!

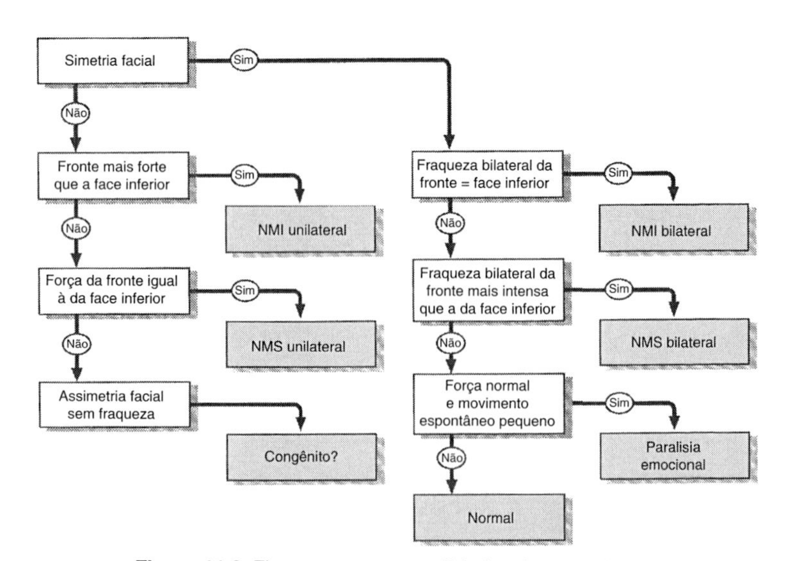

Figura 11.3 Fluxograma: anormalidades do nervo facial.

A falha do paciente em sorrir quando solicitado a assobiar foi observada em pacientes com paralisia emocional devido ao parkinsonismo: o sinal de "assobio-sorriso".

NERVO FACIAL: O QUE ISSO SIGNIFICA

- **Fraqueza NMI unilateral**: lesão do nervo facial ou seu núcleo na ponte. *Causa comum*: paralisia de Bell. *Mais raramente*: acidentes vasculares pontinos, lesões no ângulo cerebelopontino, infecções herpéticas (síndrome de Ramsay Hunt – observe as vesículas no meato acústico externo), doença de Lyme, meningite basal, lesões no curso do nervo através do osso temporal, tumores da parótida
- **Fraqueza NMI bilateral**. *Causas comuns*: sarcoidose, síndrome de Guillain-Barré. *Causas raras*: a miastenia *gravis* pode produzir fraqueza facial fatigável bilateral (junção neuromuscular); miopatias podem produzir fraqueza facial bilateral (observação: distrofia miotônica e distrofia fascioescapuloumeral)
- **NMS unilateral**: acidentes cerebrovasculares, desmielinização, tumores – podem estar associados a hemiplegia ipsilateral (lesões supratentoriais) ou hemiplegia contralateral (lesões do tronco encefálico)
- **NMS bilateral**: paralisia pseudobulbar, doença do neurônio motor
- **Paralisia emocional**: parkinsonismo.

NERVO TRIGÊMEO: O QUE ISSO FAZER

Motor

Teste os músculos da mastigação (nervo trigêmeo: motor)

Olhe para o lado do rosto.

- Há atrofia do músculo temporal?

Peça ao paciente para cerrar os dentes.

- Sinta os músculos masseter e temporal.

Peça ao paciente para empurrar a boca contra sua mão.

- Faça resistência contra a abertura da mandíbula com a mão sob o queixo. Observe se a mandíbula se desvia para o lado.

Espasmo/contração mandibular.

- Peça ao paciente para deixar a boca aberta. Coloque o dedo no queixo dele. Percuta o dedo com o martelo de reflexos. Sinta e observe o movimento da mandíbula.

Sensorial

Teste a sensibilidade facial (nervo trigêmeo: sensorial). (Ver Capítulo 21 para comentários gerais sobre testes sensoriais.)

Teste com toque leve com a ponta de um alfinete cada divisão em ambos os lados:

- V_1: fronte
- V_2: bochecha
- V_3: lábio inferior (ver Figura 11.1).

Compare um lado com o outro.

- *Se anormal,* teste temperatura
- *Se um déficit sensorial for encontrado,* determine seus limites, passando de anormal para normal.

O REFLEXO CORNEANO (AFERENTE – RAMO OFTÁLMICO DO V; EFERENTE – VII)

- Peça ao paciente para olhar para cima e para longe de você. Traga um pedaço de algodão torcido formando uma ponta para tocar a córnea lateralmente
- Observe os dois olhos fechados
- Se houver paralisia facial unilateral, a sensibilidade da córnea pode ser demonstrada se o olho oposto for observado.

ERROS COMUNS

- A conjuntiva é tocada em vez da córnea (Figura 11.4)
- O reflexo é ligeiramente inibido em usuários de lentes de contato
- Algodão movido muito rapidamente age como um estímulo ameaçador e pode provocar um piscar de olhos.

APÓS ESTIMULAÇÃO DA CÓRNEA

- Falha de contração dos dois lados da face = lesão de V_1
- Falha de contração de apenas um lado = lesão de VII
- Redução subjetiva na sensação da córnea = lesão parcial de V_1.

Um reflexo corneano ausente pode ser um sinal precoce e objetivo de lesão sensorial trigeminal.

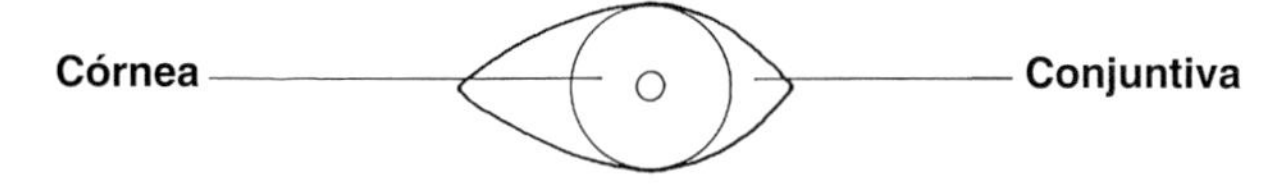

Figura 11.4 Reflexo da córnea: toque na córnea!

NERVO TRIGÊMEO: O QUE VOCÊ ENCONTRA

Motor

- Atrofia de músculo temporal e masseter: raro. *Causas:* distrofia miotônica, doença do neurônio motor, distrofia fascioescapuloumeral
- Fraqueza de oclusão da mandíbula: muito rara
- Fraqueza na abertura da mandíbula: a mandíbula desvia para o lado da lesão. *Causa:* lesão unilateral do segmento motor do nervo V.

Espasmo/contração mandibular

- Nenhum movimento: *ausente*
- Movimento mínimo: *normal*
- Movimento exacerbado: *reflexo hiperativo.*

Sensorial

- *Redução ou perda em uma ou mais divisões de um lado* (ver Figura 11.1) – de toque leve ou picada de agulha e temperatura ou ambos
- *Perda facial unilateral*: uma ou todas as modalidades
- Perda da sensibilidade para picada de agulha e temperatura na região de nariz e boca
- *Área unilateral de perda sensorial* não distribuída em toda a divisão
- *Zona de gatilho que produz dor facial.*

Observação

- O ângulo da mandíbula não é suprido pelo trigêmeo, mas pelo ramo auricular maior (C2)
- O trigêmeo inerva o couro cabeludo até o vértice, não apenas até a linha do cabelo.

NERVO TRIGÊMEO: O QUE ISSO SIGNIFICA

- Perda de todas as modalidades em uma ou mais divisões:
  - *Lesão no gânglio sensorial:* mais comumente herpes-zóster
  - *Lesão de divisão durante o curso intracraniano*: seio cavernoso de V_1 (III, IV, VI associados) ou fissura orbital, traumatismo de V_2, tumores basais V_3 (geralmente V motor associado)
- Perda da sensibilidade em todas as divisões em todas as modalidades:
  - Lesão do gânglio de Gasser, raiz sensorial ou núcleo sensorial: lesões do ângulo pontocerebelar (VII, VIII associados), meningite basal (p. ex., sarcoidose, carcinoma); neuropatia sensorial trigeminal pode ocorrer na síndrome de Sjögren. É relativamente comum que nenhuma causa seja encontrada para a perda sensorial facial subjetiva, especialmente se a perda sensorial não se ajustar claramente à distribuição do nervo trigêmeo

- Perda apenas do toque leve
  - Com perda hemissensorial em hemicorpo ipsilateral do toque leve: lesão do lobo parietal contralateral
  - Sem outra perda associada: lesão sensorial da raiz na ponte
- Perda da sensibilidade de picada de agulha e temperatura com perda contralateral associada dessas modalidades no corpo: lesão ipsilateral do tronco encefálico
- Perda de sensação na distribuição da região de nariz e boca: lesão do núcleo sensorial espinal descendente com nível mais baixo e mais externo – siringomielia, desmielinização
- Área de perda sensorial na bochecha ou mandíbula: dano aos ramos da infiltração V_2 ou V_3 por metástases
- Área de gatilho: neuralgia do trigêmeo.

12

NERVO CRANIANO VIII: NERVO AUDITIVO

Existem dois componentes: auditivo e vestibular.

AUDITIVO

O QUE FAZER

Teste a audição

Teste um ouvido de cada vez. Bloqueie a orelha oposta; cubra-a com a mão ou produza um ruído branco de bloqueio (p. ex., papel amassado).

Segure seu relógio junto ao ouvido do paciente. Descubra a que distância do ouvido o som ainda é audível. Os sons alternativos são sussurrar ou esfregar os dedos. Quando estiver testando a audição com a sua fala, aumente o volume da fala para normal ou alto, até que o paciente possa ouvir.

Se a audição em um ouvido for reduzida, realize os testes de Rinne e Weber.

Ambos os testes têm sensibilidade relativamente baixa, mas, quando realizados corretamente, têm especificidade razoável. Eles são enfatizados no ensino tradicional de exames para estudantes de medicina, mas muito raramente são usados por neurologistas.

Teste de Rinne

- Segure um diapasão de 256 ou 512 Hz no processo da mastoide (condução óssea [CO]) e, em seguida, na parte frontal da orelha (condução aérea [CA])
- Pergunte ao paciente em que posição o som é mais alto.

Teste de Weber

- Segure o diapasão de 256 ou 512 Hz no vértice da cabeça
- Pergunte em qual ouvido o som é mais alto: o bom ou o surdo.

O QUE VOCÊ ENCONTRA

	Teste de Rinne em ouvido surdo	Teste de Weber
Surdez de condução	CO > CA	Ouvido surdo
Surdez neurossensorial	CA > CO	Ouvido saudável

Observação. Com surdez neurossensorial completa em um ouvido, a condução óssea do outro ouvido será melhor do que a condução aérea.

O QUE ISSO SIGNIFICA

- **Surdez de condução.** *Causas comuns*: doença da orelha média, obstrução do meato acústico externo (p. ex., cera de ouvido)
- **Surdez neurossensorial:**
  - *Lesão da cóclea* (comum): otosclerose, doença de Ménière, dano induzido por fármacos ou ruído
  - *Lesões no nervo* (incomum): meningite, tumores do ângulo pontocerebelar, traumatismo
  - *Lesões no núcleo da ponte* (muito raras): lesões vasculares ou desmielinizantes.

VESTIBULAR

INTRODUÇÃO

O sistema vestibular não é fácil de examinar à beira do leito, pois é difícil testar uma parte do sistema, ou mesmo um lado, isoladamente. Em alguns aspectos, isso é uma sorte, pois é essa capacidade do sistema vestibular que permite que os pacientes tenham boas recuperações, mesmo após lesões vestibulares unilaterais graves, aprendendo a operar apenas um sistema vestibular em funcionamento.

O sistema vestibular pode ser examinado indiretamente verificando a marcha, procurando nistagmo e realizando exames mais específicos (ver adiante).

Marcha

Ver Capítulo 4. Sempre teste a marcha de calcanhar-dedo do pé. A marcha é instável, desviando para o lado da lesão.

Nistagmo

Ver Capítulo 10. O nistagmo vestibular está associado à vertigem, é horizontal e unidirecional. Pode ser posicional.

Teste de impulso de cabeça

Ver Capítulo 25. Este é um teste dinâmico da função vestibular.

Prova/Teste calórico

Normalmente é realizado em uma clínica de testes.

O paciente deita-se com a cabeça sobre um travesseiro a 30°, de forma que o canal semicircular lateral fique vertical.

Água fria (geralmente cerca de 250 mℓ a 30°C) é instilada em um ouvido durante 40 segundos. O paciente é solicitado a olhar para a frente, e os olhos são observados. O mesmo é repetido no outro ouvido e, em seguida, em cada ouvido com água morna (44°C).

TESTE CALÓRICO: O QUE VOCÊ ENCONTRA

- Respostas normais:
  - *Água fria*: nistagmo com fase rápida em direção oposta à orelha estimulada
  - *Água quente*: nistagmo com fase rápida na mesma direção da orelha estimulada
- Resposta reduzida a estímulos quentes e frios em um ouvido: *paresia do canal*
- Redução do nistagmo em uma direção após estímulos quentes de um ouvido e estímulos frios do outro: *preponderância direcional.*

Observação. No paciente inconsciente, as respostas normais são as seguintes:

- *Água fria*: movimento tônico dos olhos em direção ao estímulo
- *Água quente*: movimento tônico dos olhos em direção oposta ao estímulo.

(A fase rápida do nistagmo é produzida pela correção dessa resposta, que está ausente no paciente inconsciente.)

TESTE CALÓRICO: O QUE SIGNIFICA

- **Paresia de canal**: lesão do canal semicircular (doença de Ménière) ou dano ao nervo (causas como surdez neurossensorial, além de neuronite vestibular)
- **Preponderância direcional**: lesões nucleares vestibulares (tronco encefálico). *Causas comuns*: doença vascular, desmielinização.

TESTES ADICIONAIS DE FUNÇÃO VESTIBULAR

Teste de Hallpike (um teste clínico muito útil)

É usado em pacientes com vertigem posicional.

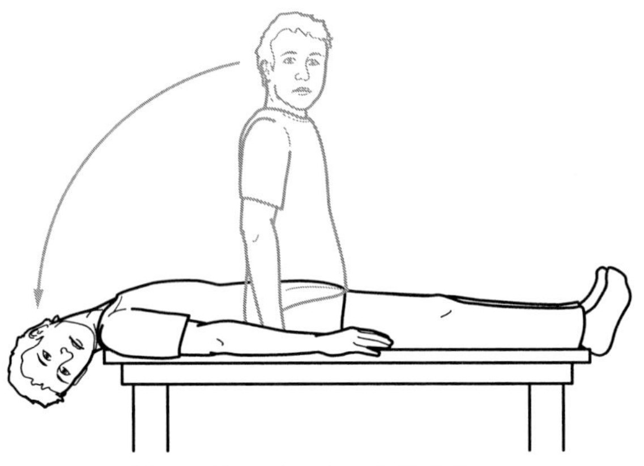

Figura 12.1 Manobra de Hallpike.

- Sente o paciente em uma cama plana, de modo que, ao se deitar, sua cabeça não fique apoiada
- Vire a cabeça para um lado e peça ao paciente para olhar para aquele lado
- O paciente então se deita rapidamente até ficar reto, com o pescoço estendido e a cabeça apoiada pelo examinador (Figura 12.1)
- Observe se há nistagmo na direção do olhar. Observe se isso está associado a uma latência, se fadiga quando o teste é repetido e se o paciente sente vertigem. Repita para o outro lado.

O que você encontra e o que isso significa

- Sem nistagmo: normal
- Nistagmo rotatório fatigável em direção ao solo que surge após uma latência: vertigem posicional benigna do canal posterior
- Nistagmo não fatigável sem latência de início: síndrome vestibular central.

Teste de virada (teste de Fukuda)

- Peça ao paciente para ficar de pé e de frente para você
- Peça ao paciente para apontar os dois braços esticados na frente dele em direção a você
- Peça ao paciente para andar no local; quando estiver fazendo isso, ele deve fechar os olhos
- Observe a posição do paciente.

O que você encontra e o que isso significa

O paciente gradualmente vira para um lado e pode virar até 180°. Isso indica uma lesão do lado para o qual ele se vira.

13

NERVOS CRANIANOS IX, X, XII: A BOCA

INTRODUÇÃO

Nervo glossofaríngeo: IX

- *Sensorial*: terço posterior da língua, faringe, orelha média
- *Motor*: estilofaríngeo
- *Autonômico*: às glândulas salivares (parótidas).

Nervo vago: X

- *Sensorial*: membrana timpânica, meato acústico externo e orelha externa
- *Motor*: músculos do palato, faringe, laringe (via laríngeo recorrente)
- *Autonômico*: aferentes dos barorreceptores carotídeos, suprimento parassimpático do tórax e abdome.

Nervo hipoglosso: XII

- Sensorial: nenhum
- *Motor*: músculos intrínsecos da língua.

BOCA E LÍNGUA: O QUE FAZER

Peça ao paciente para abrir a boca.
Examine as gengivas

- Elas estão hipertrofiadas?

Examine a língua

- É de tamanho normal?
- Existem movimentos ondulantes (fasciculações)?
- É normal em cor e textura?

Peça ao paciente para colocar a língua para fora.

- Ela se move em linha reta ou desvia para um lado?

ERROS COMUNS

- Pequenos movimentos ondulantes da língua são normais quando a língua é projetada ou mantida em uma posição particular
- As fasciculações devem ser procuradas quando a língua está em repouso na boca.

Para avaliar fraqueza

Peça ao paciente para empurrar a língua contra a bochecha e testar a força empurrando contra ela; repita em ambos os lados.

Teste movimentos repetidos

Peça ao paciente para colocar a língua para dentro e para fora o mais rápido que puder e movê-la de um lado para o outro. Observe a velocidade do movimento da língua.

Peça ao paciente para dizer "tíquete tíquete tíquete" o mais rápido que puder.

Teste a fala

Ver disartria (Capítulo 2).

BOCA: O QUE VOCÊ ENCONTRA E O QUE ISSO SIGNIFICA

- **Hipertrofia gengival**: terapia com fenitoína
- **Língua vermelha, "carnuda"**: deficiência de vitamina B_{12}
- **Língua com aumento de volume**: amiloidose, acromegalia, hipotireoidismo congênito
- **Saliva acumulando na boca**: indica dificuldade para engolir
- **Língua com tamanho reduzido**: *com fasciculações* = lesão bilateral do neurônio motor inferior; doença do neurônio motor (tipo paralisia bulbar progressiva), meningite basal, siringobulbia
- **Língua com tamanho reduzido**: *com velocidade de movimentos reduzida* = lesão bilateral do neurônio motor superior – frequentemente associada a emoções lábeis, aumento do espasmo da mandíbula: paralisia pseudobulbar
- **Língua com tamanho reduzido:** *com fasciculações e redução da velocidade de movimentos* = lesões mistas de neurônios motores superiores e inferiores bilaterais; doença do neurônio motor (tipo de paralisia bulbar progressiva)
- **Língua desvia para um lado** = fraqueza do lado para o qual se desvia
  - *Com atrofia unilateral e fasciculação*: lesão unilateral do neurônio motor inferior (rara). *Causas*: siringomielia, meningite basal, doença do neurônio motor precoce, tumor do forame magno

  Observação. Se um paciente tiver fraqueza facial unilateral, isso pode fazer com que a língua se desvie para esse lado de forma que

pareça que há fraqueza da língua. Para testar isso, peça ao paciente para colocar o dedo no canto da boca para levantá-la e, em seguida, peça-lhe para projetar a língua – isso corrigirá qualquer fraqueza aparente
  - *Com volume normal:* fraqueza unilateral do neurônio motor superior (comum) – associada à hemiparesia: acidentes vasculares encefálicos, tumores
- **A língua se move para dentro e para fora na protrusão (tremor de "trombone")**: doença cerebelar, tremor essencial, síndromes extrapiramidais.

FARINGE: O QUE FAZER

Observe a posição da úvula.

- É central?

Se você não consegue ver a úvula, use um abaixador de língua.
Peça ao paciente para dizer "Ahh".
Examine a úvula

- Ela sobe centralmente?
- Ela se move para um lado?

Teste adicional

Se o paciente estiver alerta e cooperativo e você avaliar que é seguro que ele se sente e degluta, peça ao paciente que tome um copo de líquido (forneça um copo d'água).

- Avalie a coordenação fina da ação
- Observe:
  - Se houver duas fases, com atraso entre a fase oral e faríngea, ou,
  - Se a deglutição for seguida de tosse ou falta de ar, o que sugere aspiração.

REFLEXO NAUSEOSO: O QUE FAZER

O teste do reflexo nauseoso é desconfortável; portanto, só deve ser feito se houver um problema clinicamente relevante – por exemplo, dificuldade para engolir ou fraqueza do nervo craniano inferior.
Aferência: nervo glossofaríngeo. *Eferência*: vago.

- Toque a parede faríngea atrás dos pilares laríngeos (Figura 13.1)
- Observe a úvula; ela deve subir após o estímulo
- Peça ao paciente para comparar a sensação entre os dois lados.

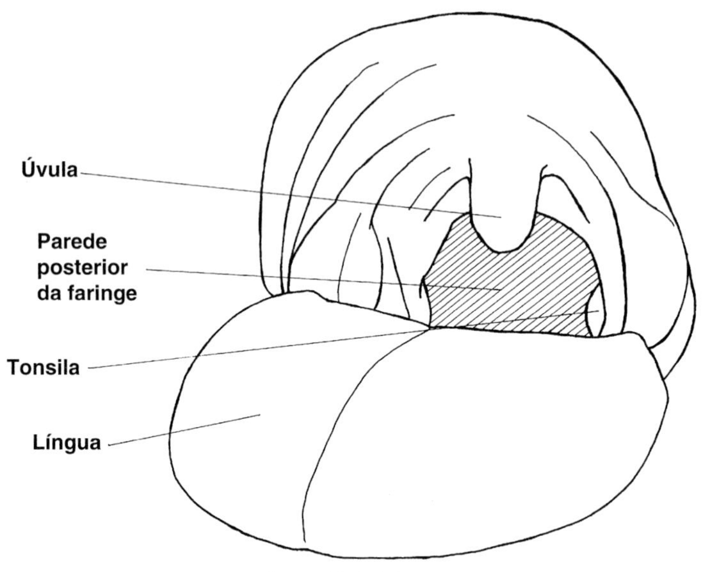

Figura 13.1 A boca.

FARINGE E REFLEXO NAUSEOSO: O QUE VOCÊ ENCONTRA

- A úvula move-se para um lado: lesão motora superior ou inferior do vago do outro lado
- A úvula não se move quando o paciente diz "ahh" ou durante o reflexo nauseoso: paresia do músculo palatal bilateral
- A úvula se move quando o paciente diz "ahh", mas não se move no reflexo faríngeo, na hipoestesia da faringe: paralisia do NC IX (rara).

LARINGE: O QUE FAZER

Peça ao paciente para tossir.
Ouça atentamente o início.

- Explosivo ou gradual?

Escute atentamente a fala do paciente (ver Capítulo 2).

- O volume e a qualidade são normais?
- Há fadiga da fala?

Laringoscopia

A visualização direta das pregas vocais pode ser realizada por meio da laringoscopia, que permite avaliar a posição das pregas vocais e seu movimento. Isso normalmente requer a opinião do otorrinolaringologista.

LARINGE: O QUE VOCÊ ENCONTRA

- Tosse de início gradual: sugere *paralisia das cordas vocais*
- Voz borbulhante e tosse: sugere *paralisia combinada da corda vocal e acúmulo faríngeo devido à lesão do nervo X*
- Engolir seguido de tosse indica aspiração devido à proteção insuficiente das vias respiratórias: sugere *lesão do nervo X*
- Paralisia de corda vocal unilateral: *paralisia do laríngeo recorrente ou lesão vagal.*

FARINGE E LARINGE: O QUE SIGNIFICAM

- **Paralisia do décimo nervo** pode ser devido a lesões em diferentes níveis:
  - No bulbo: procure sinais cerebelares ipsilaterais associados, perda das sensações de dor e temperatura na face no mesmo lado e no corpo no lado oposto e Horner ipsilateral (síndrome bulbar lateral)
  - Extrabulbar e intracraniana: procure pelos pares cranianos XI e IX associados
  - Observação. A paralisia de laríngeo recorrente do lado esquerdo pode surgir de patologia mediastinal ou intratorácica
- **Neurônio motor inferior X bilateral** ocorre na paralisia bulbar progressiva (uma variante da doença do neurônio motor [DNM]): procure fasciculações de língua associadas e sinais mistos de neurônio motor superior e inferior sem perda sensorial nos membros
- **Fraqueza faríngea bilateral e/ou fraqueza bilateral das cordas vocais** também pode ocorrer na miastenia *gravis*. Essa fraqueza geralmente é fatigável.

14

NERVO CRANIANO XI: NERVO ACESSÓRIO

INTRODUÇÃO

O nervo acessório origina-se do tronco e tem contribuições das raízes espinais de C2 a C4. É puramente motor e inerva o esternocleidomastóideo e o trapézio.

O hemisfério cerebral ipsilateral supre o trapézio contralateral e o esternocleidomastóideo ipsilateral. Assim, uma única lesão motora superior pode dar origem a sinais em ambos os lados.

O QUE FAZER

Observe o pescoço

- O esternocleidomastóideo está atrofiado ou fasciculando?
- O esternocleidomastóideo está hipertrofiado?
- A posição da cabeça é normal?

Observe os ombros

- Eles estão atrofiados ou fasciculando?

Esternocleidomastóideo

Peça ao paciente para inclinar a cabeça para a frente.
Empurre a cabeça para trás com a mão na testa. Observe os dois esternocleidomastóideos.
Peça ao paciente para virar a cabeça para um lado.
Empurre a testa para o lado oposto. Observe o esternocleidomastóideo oposto.

Trapézio

Peça ao paciente para elevar os ombros.
Observe a simetria.
Empurre os ombros para baixo.

O QUE VOCÊ ENCONTRA E O QUE ISSO SIGNIFICA

- Fraqueza do esternocleidomastóideo e trapézio do mesmo lado: *paralisia periférica do nervo acessório.* Procure por lesões ipsilaterais IX e X associadas: sugere uma lesão do forame jugular (tumor glômico ou neurofibroma)
- Fraqueza do esternocleidomastóideo ipsilateral e trapézio contralateral: *fraqueza do neurônio motor superior no lado ipsilateral*
- Elevação do ombro unilateral alentecida: sugere *lesão contralateral do neurônio motor superior*
- Atrofia bilateral e fraqueza do esternocleidomastóideo indicam *miopatia* (como distrofia miotônica, distrofia fascioescapuloumeral ou polimiosite) ou *doença do neurônio motor* (procure por anormalidades bulbares associadas)
- Anormalidades esternocleidomastóideas unilaterais: indicam *traumatismo unilateral, fraqueza unilateral do nervo XI ou fraqueza do neurônio motor superior* (verifique o trapézio oposto)
- Posição anormal da cabeça e hipertrofia dos músculos do pescoço ocorrem em *distonia cervical* (ver Capítulo 24).

15

SISTEMA MOTOR: INTRODUÇÃO

PONTOS-CHAVE DE ANATOMIA

Os tratos corticospinais são constituídos pelas fibras motoras (também chamadas tratos piramidais) e estas cruzam nas pirâmides – são as pirâmides localizadas no bulbo, e não as encontradas no Egito.

GERAL

Existem cinco padrões de fraqueza muscular:

1. **Neurônio motor superior (NMS)**: tônus e reflexos aumentados, padrão de fraqueza piramidal (fraqueza de extensores no braço e nos flexores da perna).
2. **Neurônio motor inferior (NMI)**: fraqueza, fasciculações, tônus reduzido e reflexos reduzidos ou abolidos.
3. **Doença muscular**: fraqueza, tônus reduzido, reflexos reduzidos ou abolidos.
4. **Junção neuromuscular**: fraqueza com fadigabilidade, tônus normal ou reduzido, reflexos normais.
5. **Fraqueza funcional**: tônus preservado, reflexos normais, força errática.

O nível de acometimento do sistema nervoso pode ser determinado pela distribuição e pelo padrão de fraqueza e achados associados (Tabela 15.1).

Exemplos de sinais de tronco encefálico (todos contralaterais à fraqueza causada pelo neurônio motor superior): paralisias do terceiro, do quarto e do sexto e sétimo neurônios, nistagmo e disartria.

Sinais do hemisfério cerebral: afasia, defeitos de campo visual, desatenção ou negligência, déficits em funções corticais superiores.

Lesão mista de NMS e NMI: doença no neurônio motor (com sensibilidade preservada) ou mielopatia e radiculopatia cervicais e radiculopatia lombar combinadas (com alteração da sensibilidade).

Tabela 15.1 Abordagem à fraqueza.*

Fraqueza generalizada (membros e nervos cranianos)	
Doença difusa de: Raiz nervosa Junção neuromuscular Músculo	Polirradiculopatia Miastenia *gravis* Miopatia
Fraqueza dos quatro membros	
Neurônio motor superior Neurônio motor inferior Neurônio motor superior e inferior mistos Músculo	Lesão de medula cervical Lesão de tronco encefálico Lesão cerebral bilateral Polirradiculopatia Neuropatia periférica Doença do neurônio motor Miopatia
Fraqueza unilateral na perna	
Neurônio motor superior	Hemissecção da medula cervical, lesão no tronco encefálico ou lesão cerebral
Fraqueza em ambas as pernas	
Neurônio motor superior Neurônio motor inferior	Lesão da medula espinal Lesão da cauda equina Envolvimento esfincteriano em ambas
Membro único	
Neurônio motor superior Neurônio motor inferior	Lesão acima do nível mais alto envolvido Outros sinais podem ajudar a localizar Nervo único: mononeuropatia Raiz única: radiculopatia
Fraqueza desigual/irregular	
Neurônio motor superior Neurônio motor inferior	Múltiplas lesões de SNC Polirradiculopatia Múltiplos nervos isolados = mononeurite multiplex
Fraqueza variável	
Distribuição não anatômica	Considere fraqueza funcional ou miastenia *gravis*

*Considere **distribuição** e se **neurônio motor superior** ou **inferior**, ou **muscular**.

Fraqueza funcional deve ser considerada quando:

- A fraqueza não tem distribuição que possa ser explicada anatomicamente
- Os movimentos são variáveis e a força é errática
- Existe uma diferença entre a força aparente e a força voluntária de movimentação de um membro quando testado
- Quando não há alterações no tônus ou nos reflexos.

Testes adicionais como o teste de Hoover (ver Capítulo 25) podem ser úteis.

O QUE FAZER

Observe a posição do paciente, em geral.

GRADUAÇÃO DA FORÇA

Força, quando testada, é graduada convencionalmente usando a escala do Medical Research Council (MRC). É em geral mais acurado dividir o grau 4 em 4+, 4 e 4–.

5 = força normal
4+ = movimento submáximo contra resistência
4 = movimento moderado contra resistência
4– = pequeno movimento contra a resistência
3 = move-se contra a gravidade, mas não vence a resistência
2 = move-se quando a gravidade é eliminada
1 = contração pequena
0 = sem movimento

Força deve ser graduada de acordo com a força máxima obtida, não importando o tempo pelo qual foi sustentada.

- Procure, em especial, por uma postura hemiplégica, flexão do cotovelo e punho com extensão do joelho e tornozelo.

Procure por fraqueza.

- Compare o lado direito com o lado esquerdo

Procure por fasciculação.

- Fasciculações são movimentos subcutâneos discretos que representam contrações de uma unidade motora

Teste o tônus.
Teste a força em grupos musculares de maneira sistematizada.
Teste os reflexos.

ERROS COMUNS

- Fibrilações são descargas espontâneas de uma única fibra muscular e são encontradas na eletromiografia (EMG). Elas não podem ser vistas a olho nu. Equivocadamente, fasciculações na língua são chamadas fibrilações.

Testar os músculos respiratórios e do tronco pode ser muito importante em situações específicas. Estas estão descritas no Capítulo 25.

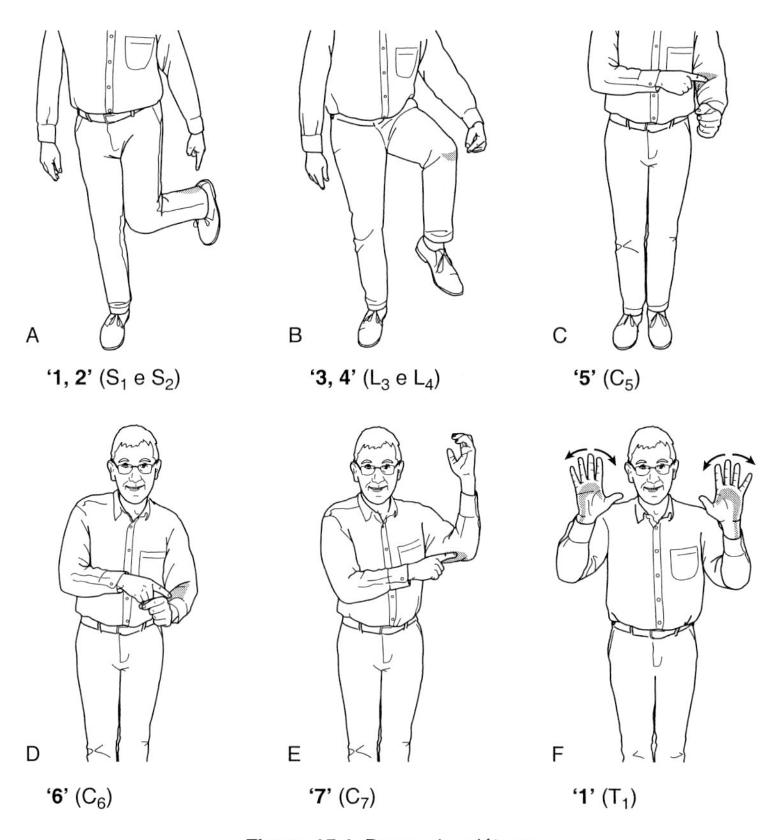

Figura 15.1 Dança do miótomo.

Uma maneira útil para lembrar os miótomos (aproximadamente).
Uma vez aprendida a dança (não é complicada), você pode trabalhar com os miótomos.
(A) '1, 2' – S_1 E S_2 inervam toda a região posterior das pernas – extensão do quadril; flexão do joelho e flexão plantar (e o reflexo plantar).
(B) '3, 4' – L_3 e L_4 inervam o quadríceps e o reflexo patelar.
{Dorsiflexão do pé é abaixo de L_3 e L_4 e acima de S_1 e S_2, portanto, é suprido por L_5}
{Flexão do quadril – acima de L_3 e L_4 –, portanto, L_1 e L_2}
(C) '5' – Bíceps é inervado principalmente por C5 (e o reflexo bicipital).
(D) '6' – Braquiorradial é principalmente C6 (e o reflexo do supinador).
(E) '7' – C_7 inerva extensores do cotovelo – e extensores do punho e dedos (e o reflexo tricipital).
(F) '1' – Pequenos músculos da mão são inervados por T_1.
{Flexão do dedo é abaixo de C_7 e acima de T2, portanto, é C_8}
{Abdução do ombro é acima de C_5, então é C_4}

Comentários gerais

Sempre:

- Descreva o que fazer em termos simples
- Demonstre os movimentos solicitados
- Teste movimentos simples em articulações isoladas
- Fixe ou segure a articulação para isolar o movimento que você deseja testar
- Permita que o paciente mova a articulação ao seu máximo alcance antes de testar a força. Quando for testar a força, observe e sinta a contração muscular
- Compare a força do lado direito com a do lado esquerdo
- Não hesite em repetir os testes até ter certeza dos achados
- Pense sobre o que está encontrando enquanto realiza o exame. Isso pode ser útil para resumir os achados em seu raciocínio ao longo do procedimento. Além disso, facilita as anotações dos achados (ou o relato ao examinador).

16

SISTEMA MOTOR: TÔNUS

INTRODUÇÃO

A avaliação do tônus muscular é muito importante para indicar a presença e o local de patologia. Ela pode ser incrivelmente difícil de avaliar.

O QUE FAZER

Assegure-se que o paciente esteja relaxado, ou, pelo menos, distraído com algum diálogo. Repita cada movimento em velocidades diferentes.

Braços

Pegue a mão como se fosse cumprimentar o paciente e segure o antebraço. Primeiro, prone e supine o antebraço. Em seguida, gire a mão em torno do punho (Figura 16.1).

Segure o antebraço e o cotovelo do paciente e realize movimentos de flexão e extensão (toda a amplitude).

Pernas

Tônus no quadril

O paciente deverá deitar-se com as pernas retas. Gire o joelho de um lado para o outro (Figura 16.2).

Tônus no joelho

Coloque sua mão atrás do joelho e levante-o rapidamente. Observe o calcanhar. Segure o joelho e o tornozelo. Flexione e estenda o joelho.

Tônus no tornozelo

Segure o tornozelo e realize flexão e dorsiflexão do pé.

ERROS COMUNS

Paciente não consegue relaxar. Isso geralmente é piorado por comandos para relaxar e melhorado com conversas irrelevantes ou com contagem de 100 a 0 pelo paciente.

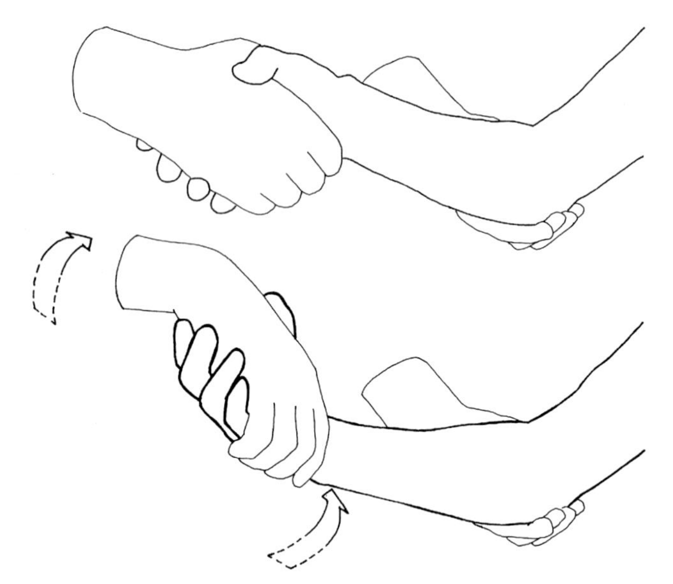

Figura 16.1 Giro do punho.

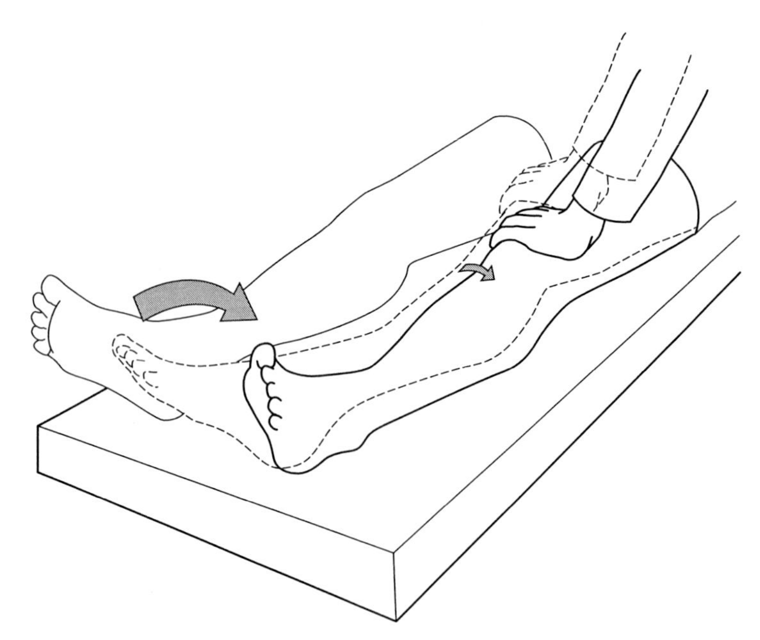

Figura 16.2 Giro do joelho.

O QUE VOCÊ ENCONTRA

- *Normal*: resistência discreta através de toda a amplitude dos movimentos. Calcanhar irá elevar-se minimamente da cama
- *Tônus diminuído*: perda de resistência através dos movimentos. Calcanhar não se eleva da cama quando o joelho é elevado rapidamente. Perda acentuada do tônus: flácido
- *Tônus aumentado*:
  - Resistência aumenta repentinamente; o calcanhar sai facilmente da cama quando o joelho é elevado rapidamente: *espasticidade*
  - Aumentado durante toda a amplitude, como se estivesse dobrando um tubo de chumbo: *rigidez em tubo de chumbo*. Interrupção intermitente regular durante toda a amplitude do movimento: *rigidez em roda denteada*
  - Paciente aparentemente se opõe a sua tentativa de movimentar seu membro: *Gegenhalten* ou paratonia.

Situações especiais

- **Miotonia**: relaxamento lento após ação. Demonstrado após solicitação ao paciente que feche a mão e então subitamente a relaxe. Na miotonia, a mão irá abrir lentamente
- **Distonia**: paciente mantém postura ao extremo do movimento com contração do agonista e antagonista (ver Capítulo 24)
- **Miotonia à percussão**: pode ser demonstrada quando um músculo faz um movimento oscilante após percussão com martelo de reflexo patelar. Pesquisada mais comumente no músculo abdutor curto do polegar e na língua.

O QUE ISSO SIGNIFICA

- **Flacidez** ou tônus reduzido. *Causas comuns*: lesão do neurônio motor inferior ou lesão cerebelar. *Causas raras*: miopatias, "choque medular" (p. ex., precocemente após um acidente vascular encefálico), coreia
- **Espasticidade**: lesão de neurônio motor superior. Geralmente leva um tempo para desenvolver-se
- **Rigidez e rigidez em roda denteada**: síndrome extrapiramidal. *Causas comuns*: doença de Parkinson, fenotiazinas
- ***Gegenhalten*** ou **paratonia**: dano bilateral do lobo frontal. *Causas comuns*: doença cerebrovascular, demência
- **Miotonia** (raro). *Causas*: distrofia miotônica (associada com calvície frontal, ptose, catarata e defeitos cardíacos de condução) e miotonia congênita. Miotonia por percussão pode ser encontrada em ambas as condições.

17

SISTEMA MOTOR: MEMBROS SUPERIORES

INTRODUÇÃO

Neurônio motor superior ou fraqueza piramidal afeta, predominantemente, a extensão dos dedos e cotovelos e a abdução dos ombros. Observação. A flexão dos cotovelos e a dos punhos são relativamente preservadas.

Músculos são, em geral, inervados por mais de uma raiz nervosa. A distribuição exata varia entre indivíduos. As inervações das principais raízes e reflexos são mostradas de maneiras simples na Tabela 17.1. A dança dos miótomos é um auxílio para o aprendizado. Maior detalhamento da distribuição das raízes é evidenciado a seguir.

Tabela 17.1 Raízes nervosas: inervações simplificadas e reflexos principais.

Raiz	Movimentos	Reflexo
C5	Abdução do ombro, flexão do cotovelo	Bíceps
C6	Flexão do cotovelo (semipronado)	Supinador
C7	Extensão dos dedos, extensão do cotovelo	Tríceps
C8	Flexores dos dedos	Dedos
T1	Pequenos músculos das mãos	Não há reflexos

Os três nervos de maior importância clínica no membro superior são o radial, o ulnar e o mediano.

- O **nervo radial** e seus ramos inervam todos os extensores no braço
- O **nervo ulnar** inerva todos nervos intrínsecos da mão, exceto os descritos a seguir ("LOAF")
- O **nervo mediano** inerva:
  - L – segundo lumbrical das mãos
  - O – oponente do polegar
  - A – abdutor curto do polegar
  - F – flexor curto do polegar.

Observação. Todos os músculos intrínsecos da mão são inervados por T1.

O QUE FAZER

Observe os membros superiores

Observe atrofia e fasciculações, especialmente, na cintura escapular, no deltoide e nos pequenos músculos das mãos (o primeiro interósseo dorsal e o abdutor curto do polegar).

Teste o tônus (ver Capítulo 16).

> **TESTE DO PRONADOR**
>
> Peça ao paciente para segurar os braços à frente com as palmas das mãos viradas para cima e em seguida fechar os olhos firmemente (*demonstre*).
>
> Observe a posição dos braços.
>
> *O que você encontrou e o que isso significa*
> - Um braço prona e cai: indica *fraqueza naquele lado*
> - Ambos os braços caem: *indica fraqueza bilateral*
> - Braço eleva-se sugere *doença cerebelar*
> - Dedos movem-se continuamente para cima e para baixo – pseudoatetose: indica *déficit de propriocepção.*

Exame de triagem básico

Um procedimento simples de triagem encontra-se descrito a seguir. Mais testes de força são descritos adiante. Realize cada teste em um lado e depois compare com o outro lado.

Abdução do ombro

Peça ao paciente para elevar ambos os cotovelos para os lados (*demonstre*). Peça a ele para empurrar para cima (Figura 17.1).

- *Músculo:* deltoide
- *Nervo:* nervo axilar
- Raiz: C5.

Flexão do cotovelo

Segure o cotovelo e o punho do paciente. Peça a ele para puxar o braço em direção ao seu rosto. Observação: assegure-se de que o braço esteja supinado (Figura 17.2).

- *Músculo:* bíceps braquial
- *Nervo:* nervo musculocutâneo
- *Raiz:* C5, C6.

(Um movimento revelador envolve a pronação do braço para usar o músculo braquiorradial – ver adiante.)

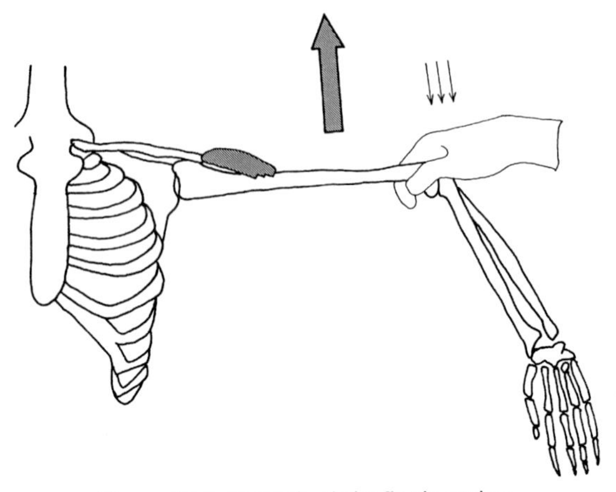

Figura 17.1 Teste de abdução do ombro.

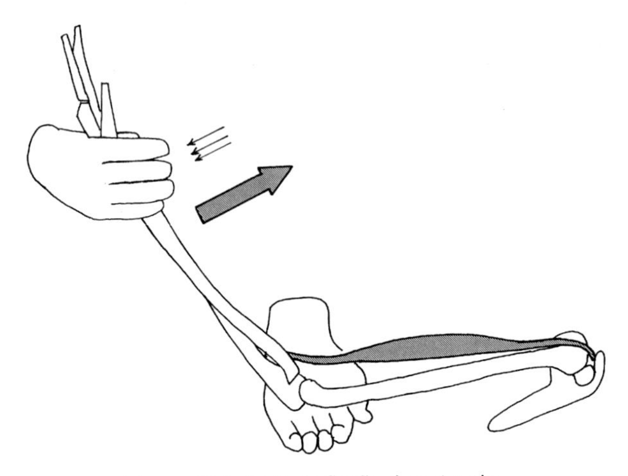

Figura 17.2 Teste de flexão do cotovelo.

Extensão do cotovelo

Segure o cotovelo e o punho do paciente. Peça a ele para estender o cotovelo (Figura 17.3).

- *Músculo:* tríceps
- *Nervo:* radial
- *Raiz:* (C6), C7, (C8).

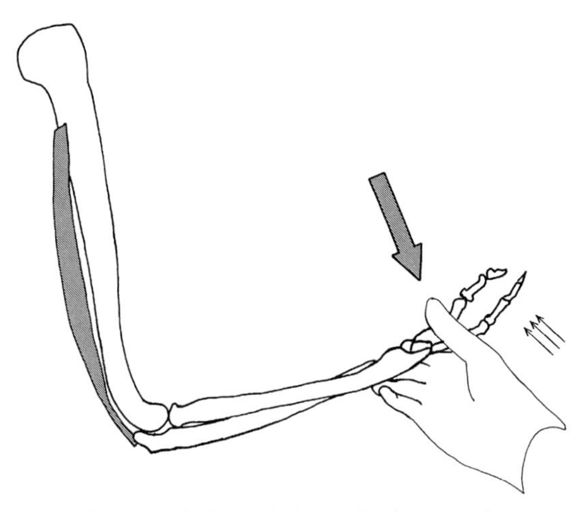

Figura 17.3 Teste de extensão do cotovelo.

Extensão do punho

Segure o antebraço do paciente. Peça para ele fechar a mão e dobrá-la para cima (Figura 17.4).

- *Músculo:* flexor ulnar do carpo e flexor radial do carpo
- *Nervo:* radial
- *Raiz:* (C6), C7, (C8).

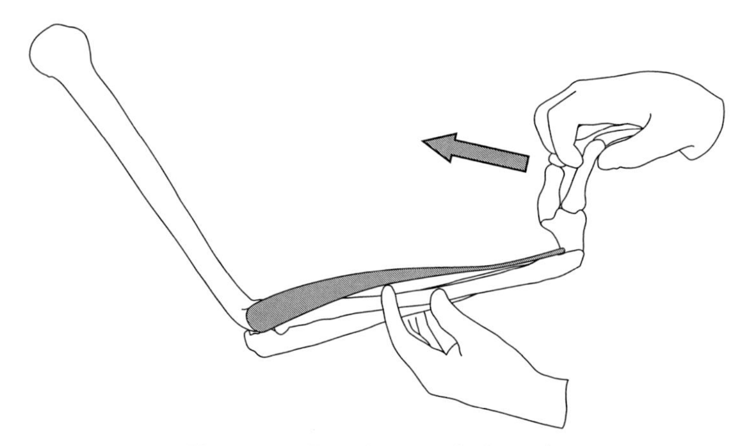

Figura 17.4 Teste de extensão do punho.

Extensão dos dedos

Ajeite a mão do paciente. Peça para ele manter os dedos retos. Pressione contra os dedos estendidos (Figura 17.5).

- *Músculo:* extensor dos dedos
- *Nervo:* interósseo posterior (um ramo do nervo radial)
- *Raiz:* C7, (C8).

Flexão dos dedos

Feche os seus dedos nos dedos do paciente, palma contra palma, de modo que ambos os conjuntos de pontas dos dedos estejam nas articulações metacarpofalangianas do outro. Peça ao paciente para fechar a mão e depois tente abri-la (Figura 17.6).

- *Músculo:* flexor profundo e superficial dos dedos
- *Nervo:* mediano e ulnar
- *Raiz:* C8.

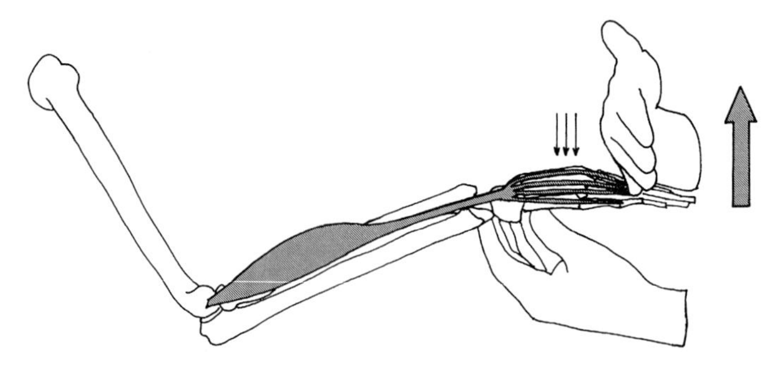

Figura 17.5 Teste de extensão dos dedos.

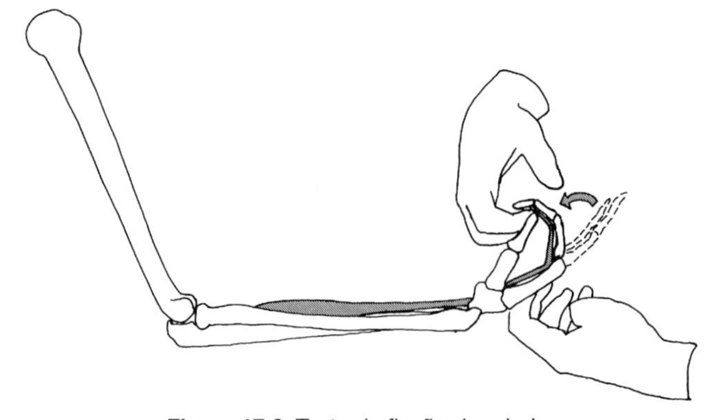

Figura 17.6 Teste de flexão dos dedos.

Abdução dos dedos

Peça ao paciente para abrir os dedos (*demonstre*). Assegure-se de que a palma da mão esteja alinhada com os dedos. Segure o meio dos dedos menores e tente vencer o 2º quirodáctilo (Figura 17.7).

- *Músculo:* primeiro interósseo dorsal
- *Nervo:* ulnar
- *Raiz*: T1.

Adução dos dedos

Peça ao paciente para juntar os dedos. Assegure-se de que os dedos estejam retos. Ajeite os 3º, 4º e 5º dedos. Tente abduzir o 2º quirodáctilo (Figura 17.8).

- *Músculo:* segundo interósseo palmar
- *Nervo:* ulnar
- *Raiz*: T1.

Abdução do polegar

Peça ao paciente para abrir a palma da mão com o braço supinado. Peça a ele para levar o polegar em direção ao nariz. Segure a mão e, pressionando ao fim da articulação falangiana proximal, tente vencer a resistência (Figura 17.9).

- *Músculo:* abdutor curto do polegar
- *Nervo:* mediano
- *Raiz*: T1.

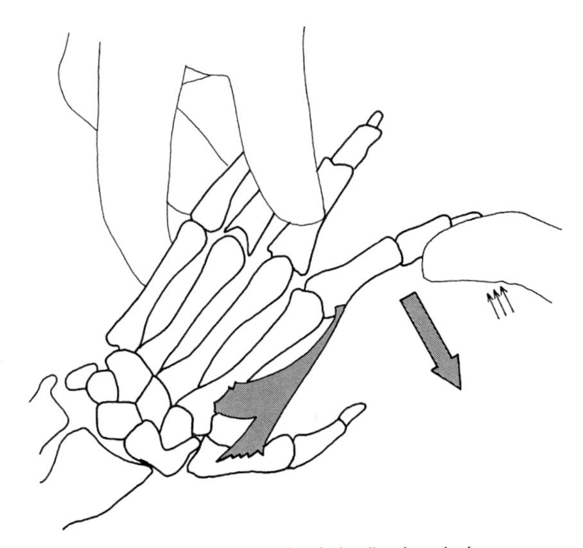

Figura 17.7 Teste de abdução dos dedos.

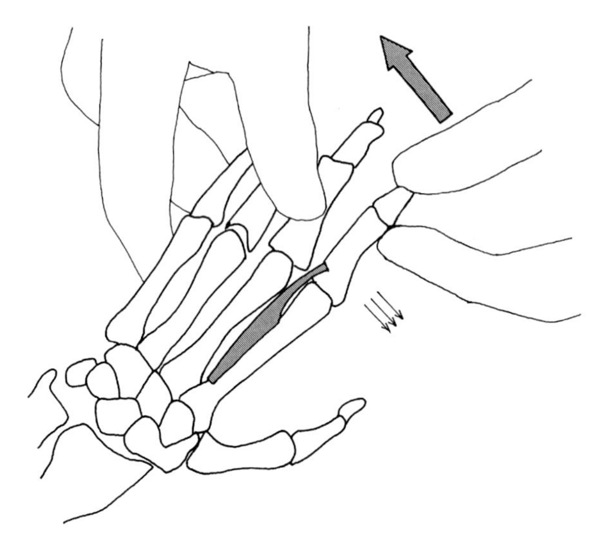

Figura 17.8 Teste de adução dos dedos.

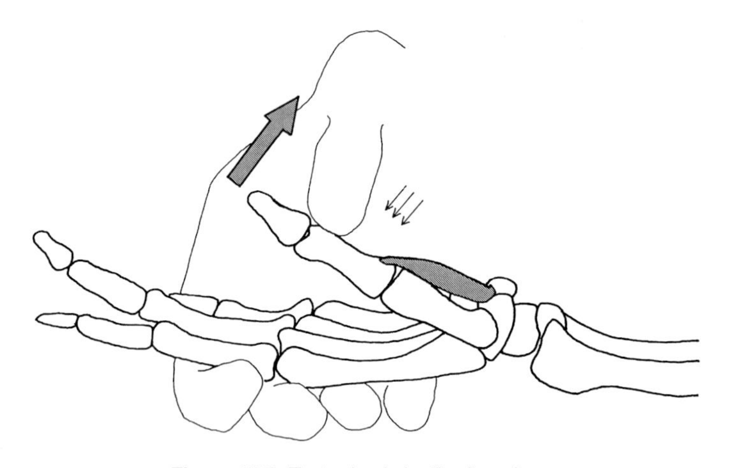

Figura 17.9 Teste de abdução do polegar.

TESTES ADICIONAIS DE FORÇA DO MEMBRO SUPERIOR

Tais testes são realizados no caso de existir alguma anormalidade clínica.

Serrátil anterior

Coloque-se atrás do paciente, em frente a uma parede. Peça a ele para empurrar contra a parede com os braços retos e mãos na altura dos ombros. Observe a posição da escápula. Se o músculo estiver fraco, a escápula eleva-se da parede do tórax: "alada" (Figura 17.10).

- *Nervo:* nervo torácico longo
- *Raiz:* C5, C6, C7.

Romboide

Peça ao paciente para colocar as mãos no quadril. Segure os cotovelos do paciente e peça para empurrá-los para trás (Figura 17.11).

- *Músculo:* romboide
- *Nervo:* nervo para o romboide
- *Raiz:* C4, C5.

Supraespinal

Coloque-se atrás do paciente. Peça para ele elevar o braço contra a resistência (Figura 17.12).

- *Nervo:* supraescapular
- *Raiz*: C5.

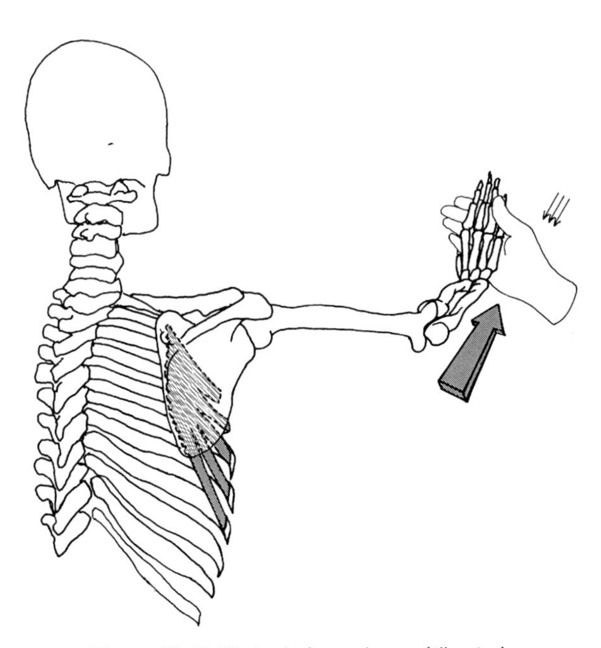

Figura 17.10 Teste de força do serrátil anterior.

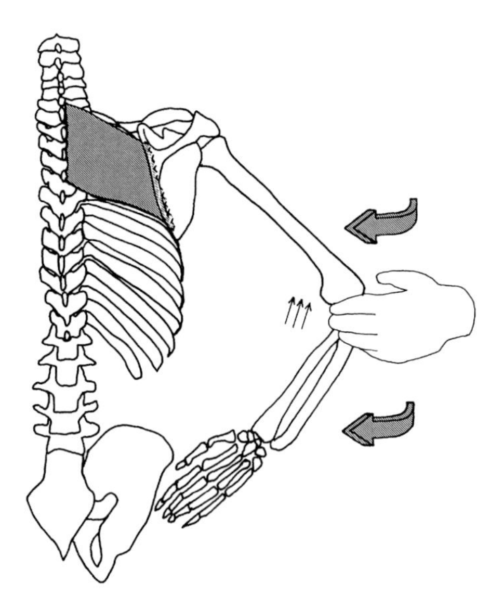

Figura 17.11 Teste de força do romboide.

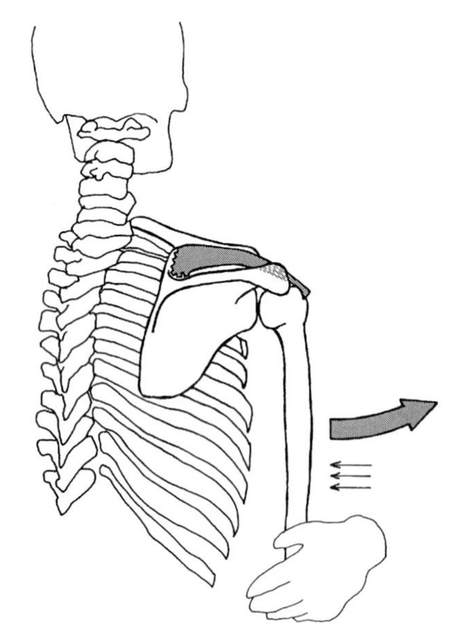

Figura 17.12 Teste de força do supraespinal.

Infraespinal

Coloque-se atrás do paciente, empurre o cotovelo fletido contra o corpo na lateral, solicitando a ele que mantenha o cotovelo parado e mova a mão para o lado. Faça resistência com sua mão no punho do paciente (Figura 17.13).

- *Nervo:* supraescapular
- *Raiz:* C5, C6.

Braquiorradial

Segure o antebraço e o punho do paciente, com o antebraço semipronado (como se estivesse cumprimentando). Peça ao paciente para puxar a mão em direção ao rosto (Figura 17.14).

- *Músculo:* braquiorradial
- *Nervo:* radial
- *Raiz:* C6.

Flexores longos dos 4º e 5º quirodáctilos

Peça ao paciente para segurar seus dedos. Tente estender a articulação interfalangiana dos 4º e 5º quirodáctilos.

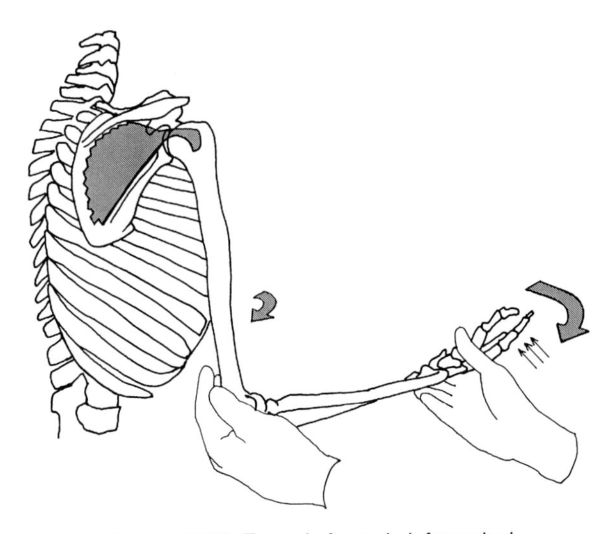

Figura 17.13 Teste de força do infraespinal.

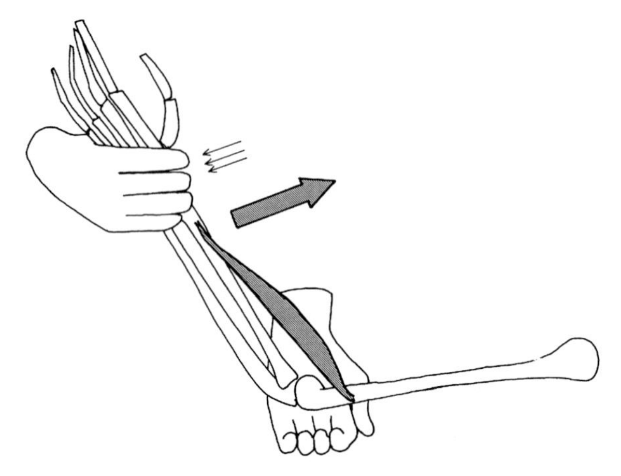

Figura 17.14 Teste de força do braquirradial.

- *Músculo:* flexor profundo dos dedos 3 e 4
- *Nervo:* ulnar
- *Raiz*: C8.

O QUE VOCÊ ENCONTRA

Este tópico será discutido no Capítulo 20.

18

SISTEMA MOTOR: MEMBROS INFERIORES

INTRODUÇÃO

Fraqueza piramidal ou do neurônio motor superior afeta, predominantemente, a flexão do quadril, a flexão do joelho e a dorsiflexão do pé.

A dança do miótomo (ver, no Capítulo 15, a Figura 15.1) proporciona ajuda à memorização, e uma distribuição simplificada das raízes nas pernas é mostrada na Tabela 18.1.

Tabela 18.1 Distribuição simplificada das raízes nas pernas.

Raízes nervosas	Movimento	Reflexo
L1, L2	Flexão do quadril	Sem reflexos
L3, L4	Extensão do joelho	Patelar
L5	Dorsiflexão do pé, inversão e eversão do tornozelo, extensão do hálux	Sem reflexos
S1	Extensão do quadril, flexão do joelho, flexão plantar	Aquileu

Nervo femoral é responsável pela inervação da extensão do joelho.

Nervo ciático é responsável pela inervação da flexão do joelho. Seus ramos são:

- Ramo tibial posterior – inerva a flexão plantar, a inversão do pé e os músculos pequenos do pé
- Ramo peroneal comum – inerva a dorsiflexão e a eversão do tornozelo.

O QUE FAZER

Procure, nos membros inferiores, atrofias e fasciculações.

Observe, em especial, os quadríceps, o compartimento anterior da perna, os extensores dos dedos e o extensor curto dos dedos e o músculo peroneal.

Observe a posição e procure por contraturas, especialmente no tornozelo; observe formato do pé, arco alto ou pés cavos.

Pés cavos são evidenciados colocando-se uma superfície dura contra a planta do pé; um espaço pode ser observado entre o pé e a superfície.

Triagem para teste de força

Compare o lado direito com o esquerdo.

Flexão do quadril

Peça ao paciente para elevar o joelho em direção ao peito. Quando o joelho estiver a 90º, peça para puxar para cima o máximo que conseguir; coloque sua mão contra o joelho do paciente e tente vencer essa força (Figura 18.1).

- *Músculo*: iliopsoas
- *Nervo*: plexo lombossacral
- *Raiz*: L1, L2.

Extensão do quadril

Com o paciente deitado e as pernas retas, posicione a mão embaixo do calcanhar do paciente e peça a ele para empurrar sua mão para baixo (Figura 18.2).

- *Músculo*: glúteo máximo
- *Nervo*: glúteo inferior
- *Raiz*: (L5), S1.

Extensão do joelho

Peça ao paciente para dobrar o joelho. Quando o joelho estiver fletido em 90º, suporte o joelho com uma das mãos, coloque a outra

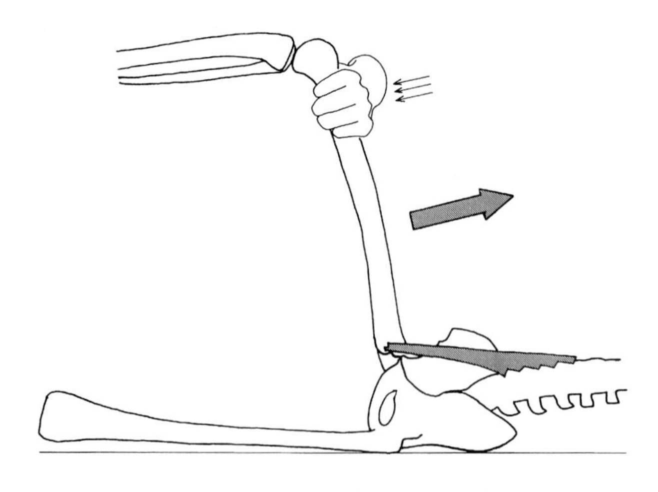

Figura 18.1 Teste de flexão do quadril.

mão no tornozelo do paciente e solicite a ele que estique a perna (Figura 18.3).

- *Músculo*: quadríceps femoral
- *Nervo*: femoral
- *Raiz*: L3, L4.

Flexão do joelho

Peça ao paciente para dobrar o joelho e trazer seu calcanhar em direção às nádegas. Quando o joelho estiver fletido em 90°, tente esticar a

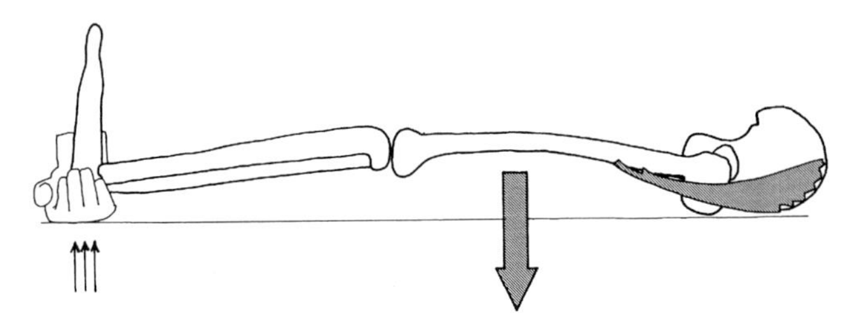

Figura 18.2 Teste de extensão do quadril.

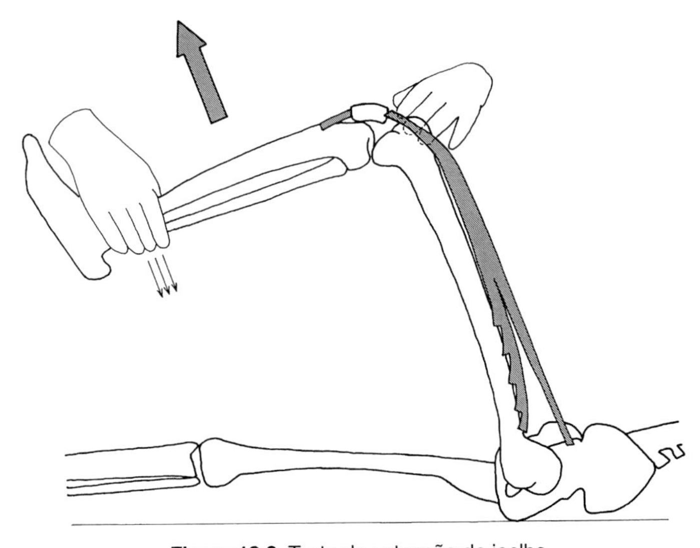

Figura 18.3 Teste de extensão do joelho.

perna, enquanto segura o seu joelho. Observe os músculos do *jarrete* (Figura 18.4).

- *Músculos*: *jarrete* (semitendíneo, semimembranáceo e cabeça longa do bíceps femoral)
- *Nervo*: ciático
- Raiz: (L5), S1.

Dorsiflexão do pé

Peça ao paciente para trazer o tornozelo para trás e levar os dedos em direção à cabeça. Quando o tornozelo estiver dobrado mais de 90º, tente vencer esse movimento. Observe o compartimento anterior da perna (Figura 18.5).

- *Músculo*: tibial anterior
- *Nervo*: peroneal profundo
- *Raiz*: L4, L5.

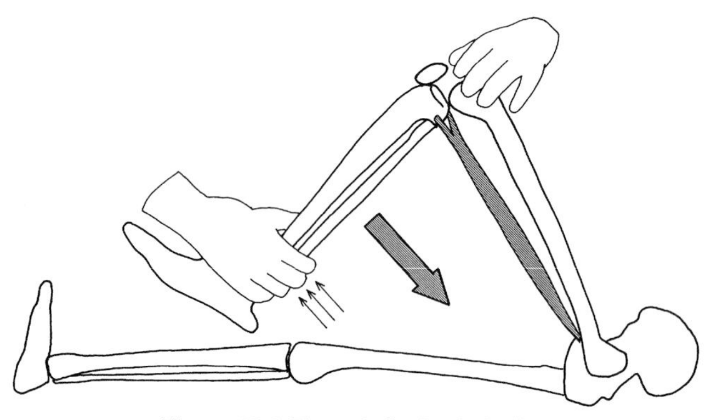

Figura 18.4 Teste de flexão do joelho.

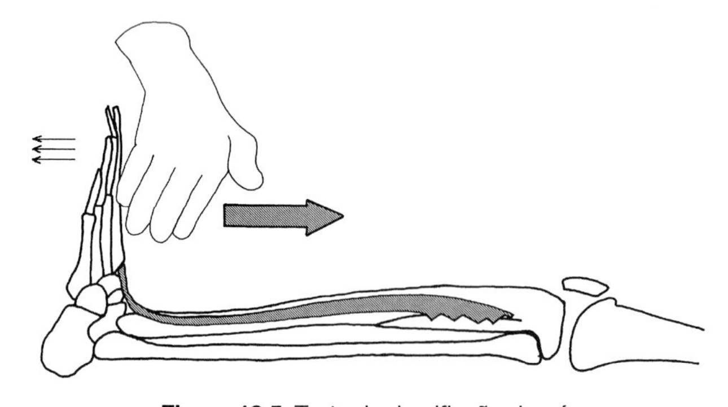

Figura 18.5 Teste de dorsiflexão do pé.

Flexão plantar do pé

Peça ao paciente para fazer força na ponta dos pés com as pernas retas. Tente vencer esse movimento (Figura 18.6).

- *Músculo*: gastrocnêmio
- *Nervo*: tibial posterior
- *Raiz*: S1.

Extensão do hálux

Peça ao paciente para puxar o hálux em direção a sua face. Tente empurrar a falange distal do hálux para baixo (Figura 18.7).

- *Músculo*: extensor longo do hálux
- *Nervo*: peroneal profundo
- *Raiz*: L5.

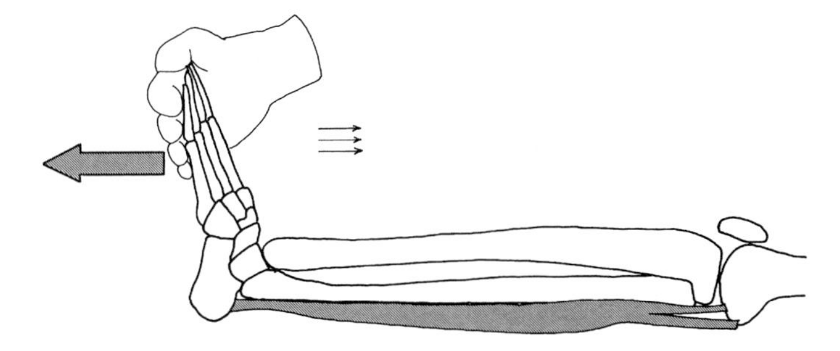

Figura 18.6 Teste de flexão plantar do pé.

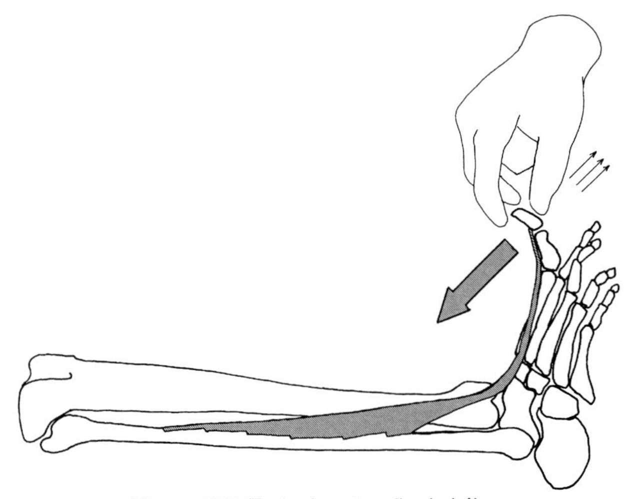

Figura 18.7 Teste de extensão do hálux.

Extensão dos dedos

Peça ao paciente para elevar todos os dedos em direção à cabeça. Pressione contra a região proximal dos dedos; observe o músculo (Figura 18.8).

- *Músculo*: extensor curto dos dedos
- *Nervo*: peroneal profundo
- *Raiz*: L5, S1.

Testes adicionais

Abdutores do quadril

Imobilize o tornozelo; peça ao paciente para empurrar a outra perna para o lado e faça resistência empurrando o tornozelo (Figura 18.9).

- *Músculo*: glúteos médio e mínimo
- *Nervo*: glúteo superior
- *Raiz*: L4, L5.

Adutores do quadril

Peça ao paciente para manter os tornozelos juntos. Segure um tornozelo e tente puxar o outro para fora (Figura 18.10).

- *Músculo*: adutores
- *Nervo:* obturador
- *Raiz*: L2, L3.

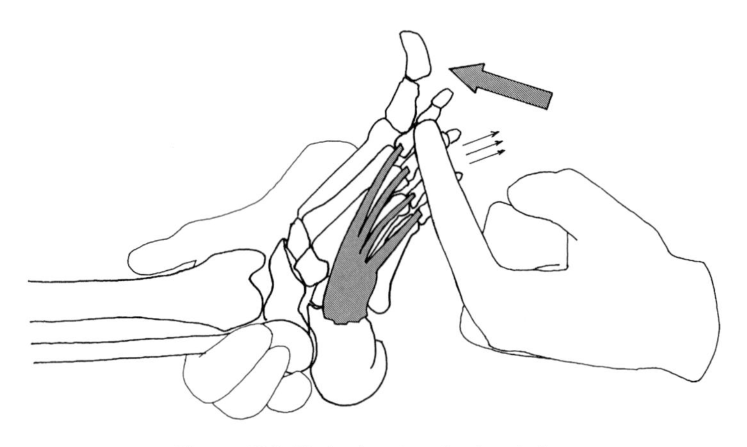

Figura 18.8 Teste de extensão dos dedos.

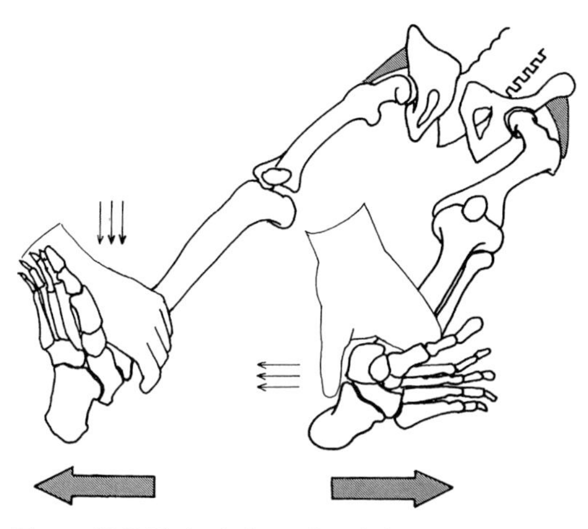

Figura 18.9 Teste de força dos abdutores do quadril.

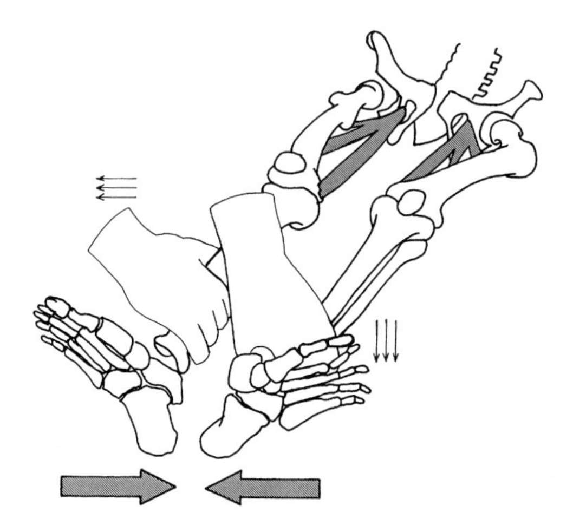

Figura 18.10 Teste de força dos adutores do quadril direito.

Inversão do pé

Com o tornozelo a 90º, peça ao paciente para girar o pé para dentro. Em geral, necessita de demonstração (Figura 18.11).

- *Músculo*: tibial posterior
- *Nervo*: tibial
- *Raiz*: L4, L5

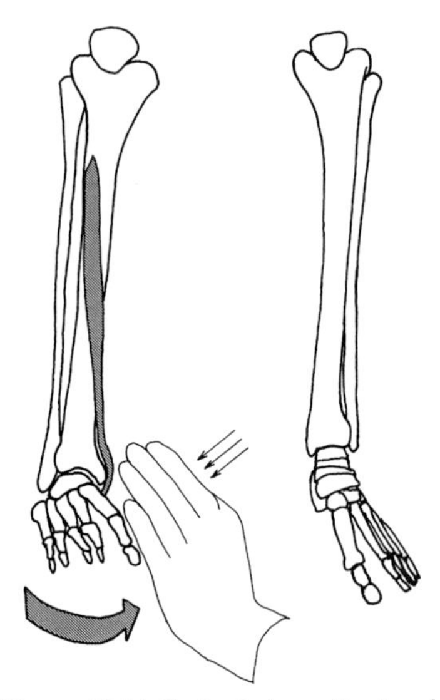

Figura 18.11 Teste de inversão do pé.

Eversão do pé

Peça ao paciente para girar o pé para o lado de fora. Então, tente trazer o pé para a linha média novamente (Figura 18.12).

- *Músculo*: fibular longo e curto
- *Nervo*: fibular superficial
- *Raiz*: L5, S1.

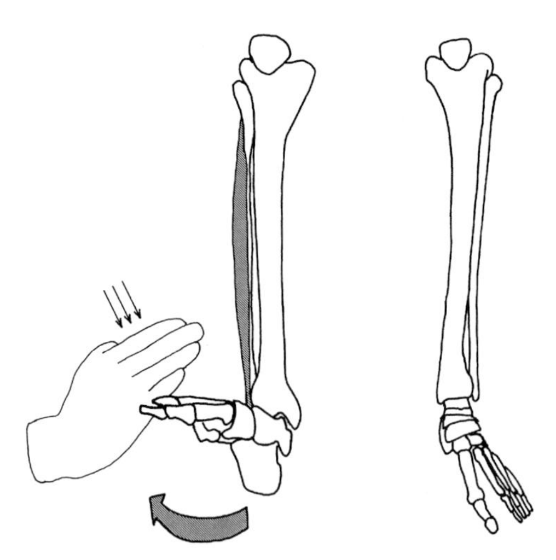

Figura 18.12 Teste de eversão do pé.

19

SISTEMA MOTOR: REFLEXOS

INTRODUÇÃO

Um reflexo osteotendíneo resulta de estimulação sensitiva aferente de um estiramento em um fuso neuromuscular que, via sinapse única, estimula o nervo motor, levando o músculo a contrair-se. Reflexos tendinosos estão aumentados em lesões do neurônio motor superior e diminuídos em lesões do neurônio motor inferior e anormalidades do músculo.

A raiz responsável por cada reflexo pode ser relembrada a partir da dança dos miótomos (ver, no Capítulo 15, Figura 15.1).

Os reflexos podem ser graduados em:
0 = ausente
± = presente apenas quando reforçado
1+ = presente, porém diminuído
2+ = normal
3+ = aumentado
4+ = clônus

O QUE FAZER

Use toda a extensão do martelo de Babinski; deixe o martelo pender. Assegure-se de que o paciente esteja relaxado. Tente evitar dizer ao paciente para relaxar, visto que isso tende a fazer com que ele fique tenso.

Com todos os reflexos, mire atingir o tendão a 90° para que o músculo estire (lembre-se que eles são reflexos de estiramento – a alça aferente dos fusos musculares que percebem a mudança na amplitude do músculo).

Bíceps

Coloque as mãos do paciente apoiadas no próprio abdome para que os cotovelos fiquem a 90°. Coloque o seu dedo indicador no tendão bicipital, percuta com o martelo o seu dedo, enquanto observa o bíceps (Figura 19.1).

- *Nervo:* musculocutâneo
- *Raiz:* C5, (C6).

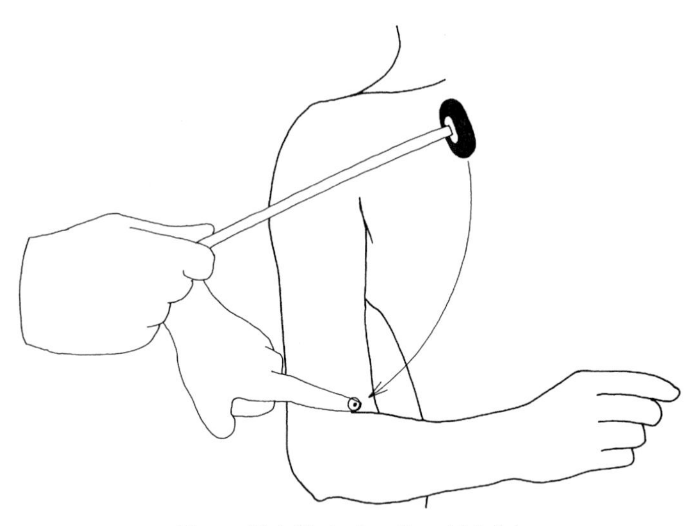

Figura 19.1 Teste do reflexo bicipital.

Supinador

(Observação: este é um nome ruim para este reflexo, pois o músculo envolvido é o braquiorradial.)

Coloque o braço fletido do paciente no próprio abdome e então coloque seu dedo na tuberosidade radial. Percuta o dedo com o martelo e observe o músculo braquiorradial (Figura 19.2).

- *Nervo:* radial
- *Raiz:* C6, (C5).

Tríceps

Coloque o braço do paciente em torno do tronco segurando o punho com o cotovelo a 90°. Acerte o tendão do tríceps diretamente com o martelo de Babinski e observe o músculo (Figura 19.3).

- *Nervo:* radial
- *Raiz:* C7.

Reflexo dos quirodáctilos

Segure a mão em posição neutra, coloque sua mão em oposição aos dedos e percuta a parte de trás dos dedos.

- *Músculo:* flexor superficial e profundo dos dedos
- *Nervo:* mediano e ulnar
- *Raiz:* C8.

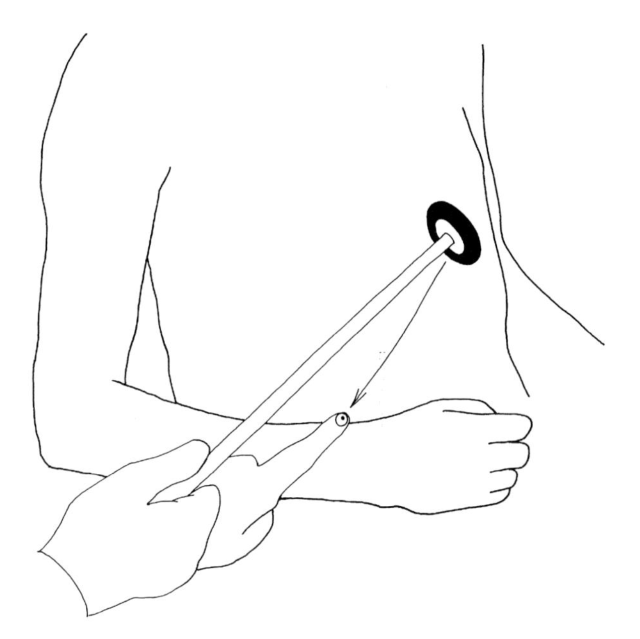

Figura 19.2 Teste do reflexo supinador.

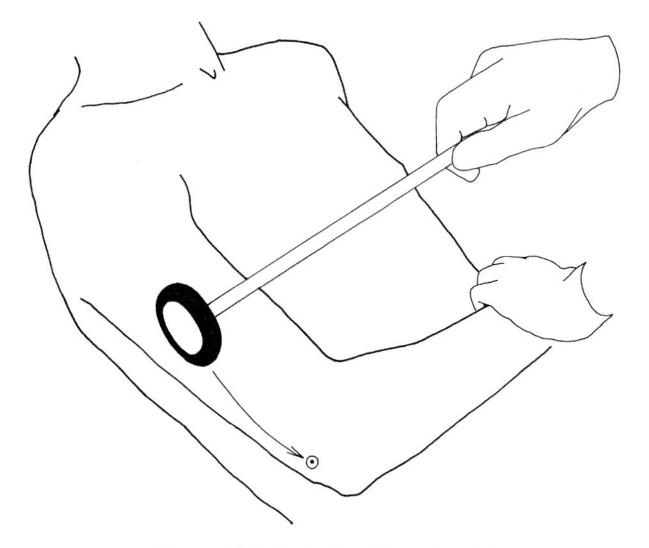

Figura 19.3 Teste do reflexo tricipital.

Reflexo patelar

Coloque seu braço embaixo do joelho para que o mesmo fique em posição de 90°. Percuta o joelho abaixo da patela; observe o quadríceps (Figura 19.4).

- *Nervo:* femoral
- *Raiz*: L3-L4.

Reflexo aquileu

Segure o pé do paciente a 90° com o maléolo medial virado em direção ao teto. O joelho deve estar fletido e repousado para o lado. Percuta o tendão de Aquiles diretamente. Observe os músculos da panturrilha (Figura 19.5A).

- *Nervo:* tibial
- *Raiz*: S1-S2.

Reflexos alternativos do tornozelo

1. Com as pernas do paciente retas, coloque sua mão na região dos metatarsos do pé do paciente com os tornozelos a 90°. Percuta sua mão e observe os músculos da panturrilha (ver Figura 19.5B). Esta é a maneira mais fácil de realizar o reflexo – se presente e normal, não há necessidade de outras técnicas – se ausente, teste como mencionado anteriormente, com distração.

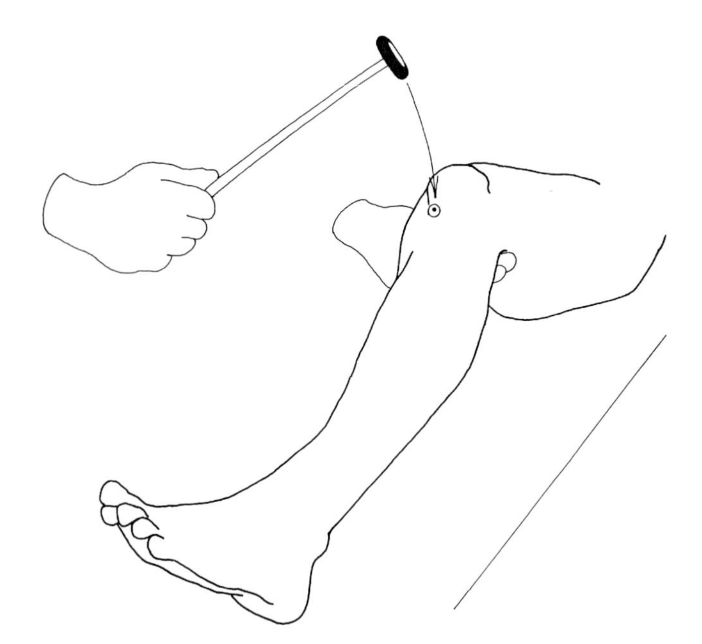

Figura 19.4 Teste do reflexo patelar.

2. Peça ao paciente para ajoelhar em uma cadeira para que seus tornozelos fiquem pendentes para fora da cadeira. Percuta o tendão de Aquiles diretamente (ver Figura 19.5C).

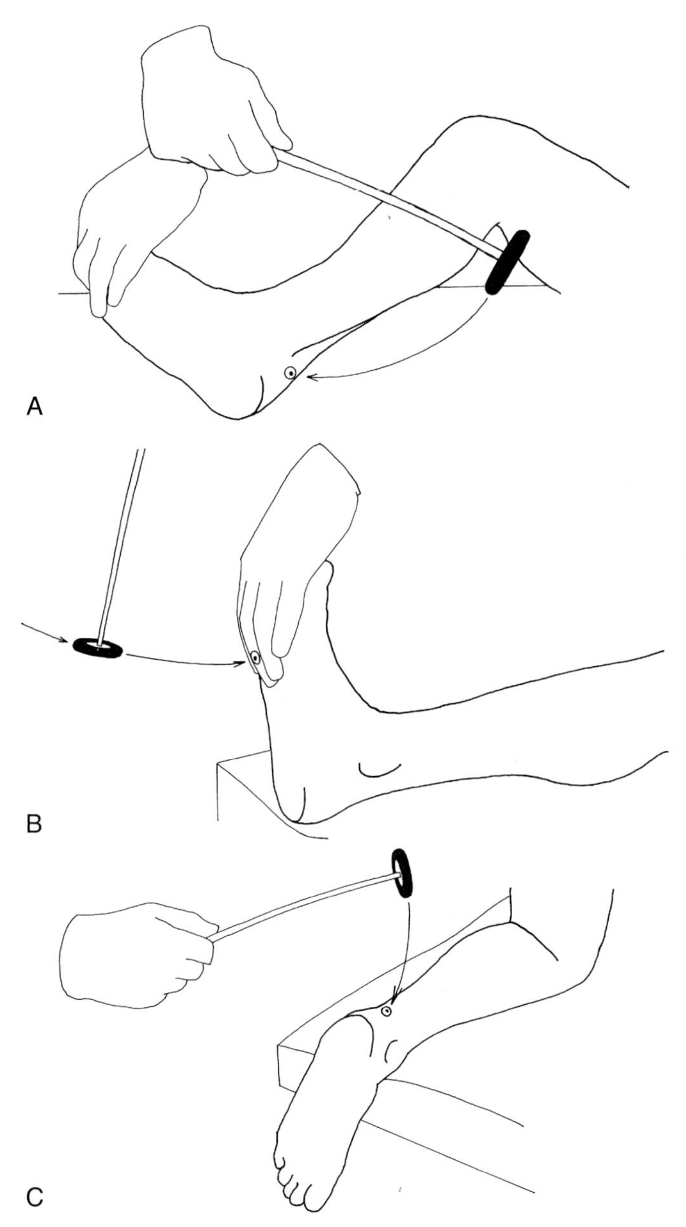

Figura 19.5 Reflexo aquileu – três maneiras de conseguir realizá-lo.

Distração

Se algum reflexo não for obtido diretamente, peça ao paciente para realizar manobra de distração. Para os braços, peça ao paciente para apertar os dentes enquanto você percute o tendão. Para as pernas, peça ao paciente para fechar o punho com força ou para entrelaçar os dedos à frente de seu tronco e puxar uma contra a outra enquanto você percute o tendão (Figura 19.6).

ERROS COMUNS

- Paciente não consegue relaxar. Faça diversas perguntas: de onde ele vem, há quanto tempo ele mora ali etc.
- Martelo de Babinsky não manejado de maneira correta, ou seja, sem o balanço: segure o martelo de maneira correta
- Percussão do tendão não realizada a 90°; portanto, o músculo não é estirado.

DICA A ausência de reflexo tem um som característico – vale a pena escutar enquanto aplica-se o martelo de reflexo.

Outras manobras

Demonstração de clônus

- **No pé:** realize uma dorsiflexão brusca na altura do tornozelo; mantenha o pé nesta posição e uma contração rítmica pode ser encontrada. Mais de três contrações é considerado anormal
- **No joelho:** com a perna reta, segure a patela e puxe para baixo bruscamente; uma contração rítmica pode ser observada. Sempre anormal.

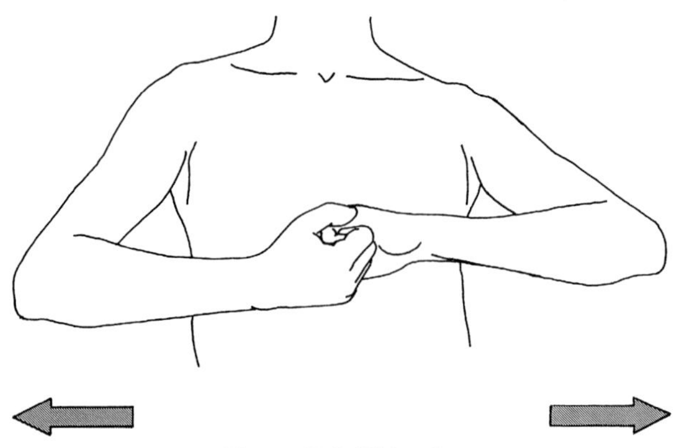

Figura 19.6 Distração.

O QUE VOCÊ ENCONTRA E O QUE ISSO SIGNIFICA

- **Hiper-reflexia ou clônus**: indica lesão do neurônio motor superior na raiz acima daquele nível
- Ausência de reflexos:
  - *Generalizada*: indica neuropatia periférica
  - *Isolada*: indica lesão de nervo periférico ou, ainda, de raiz nervosa
  - *Reflexos aquileus ausentes bilateralmente*: mais comumente indica uma neuropatia periférica; também ocorre com lesão das raízes S1 bilateralmente, ou, muito raramente, lesão de nervo ciático bilateral
- **Hiporreflexia** (mais difícil definir): ocorre em neuropatias periféricas, doença muscular e síndrome cerebelar. Observação. Reflexos podem estar ausentes nas fases precoces de uma lesão de neurônio motor superior: "choque medular"
- **Reflexo espraiado**: o reflexo testado está presente, porém a resposta vai além do músculo que normalmente contrairia; os dedos fletem quando o reflexo do supinador é realizado ou os adutores do quadril contraem quando o reflexo patelar é testado. Espraiamento do reflexo indica lesão do neurônio motor superior acima do nível de inervação do músculo para o qual o reflexo se espraiou
- **Reflexo invertido**: uma combinação de ausência do reflexo testado com espraiamento para um músculo em um nível abaixo. O nível do reflexo ausente indica o nível da lesão. Por exemplo, o reflexo bicipital está ausente, porém produz uma resposta do tríceps. Isso indica uma lesão do neurônio motor inferior no nível do reflexo ausente (neste caso, C5) com uma lesão do neurônio motor superior abaixo indicando envolvimento medular no nível do reflexo ausente
- **Reflexo pendular**: este é melhor visualizado no reflexo patelar, quando a perna continua a balançar por inúmeras vezes. Está associado com doença cerebelar
- **Reflexo de relaxamento lento**: é especialmente visto no reflexo aquileu e pode ser difícil de ser visualizado. Está associado com hipotireoidismo.

REFLEXO CUTÂNEO ABDOMINAL

O que fazer

Utilizando um bastão, estimule levemente a parede abdominal como indicado na Figura 19.7. Observe a parede abdominal; ela deve contrair-se para o mesmo lado.

- *Aferência*: nervos sensitivos segmentares
- *Eferência*: nervos motores segmentares
- *Raízes*: acima da cicatriz umbilical, T8-T9; abaixo da cicatriz umbilical: T10-T11.

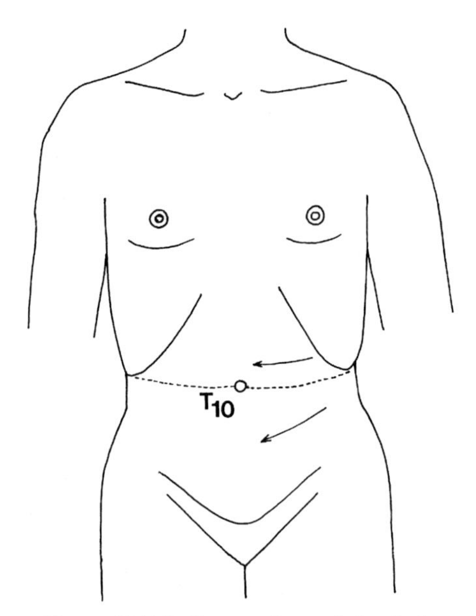

Figura 19.7 Reflexos cutaneoabdominais.

O que você encontra e o que isso significa

- **Reflexo abdominal ausente**: obesidade, cirurgias abdominais prévias ou várias gestações, idade, envolvimento de algum trato piramidal acima do nível ou anormalidade de nervo periférico.

REFLEXO CUTÂNEO PLANTAR

O que fazer

Explique para o paciente que você irá tocar a planta do pé dele. Gentilmente, com um bastão, estimule a lateral da planta do pé – do calcanhar até a região dos metatarsos. Observe o hálux e o restante do pé (Figura 19.8).

O que você encontra

- Os dedos todos fletem – resposta do flexor plantar: *sinal de Babinski negativo – normal*
- Extensão do hálux (eleva-se), os demais dedos fletem ou se abrem: resposta do extensor plantar ou *sinal de Babinski positivo*
- Extensão do hálux (eleva-se), os demais dedos se estendem e o tornozelo dorsiflete: *resposta em retirada.* Repita mais levemente ou tente estímulos alternativos (ver adiante)
- Ausência de movimento do hálux (mesmo com flexão dos outros dedos): *indica ausência de resposta*
- Um teste positivo deve ser reprodutível.

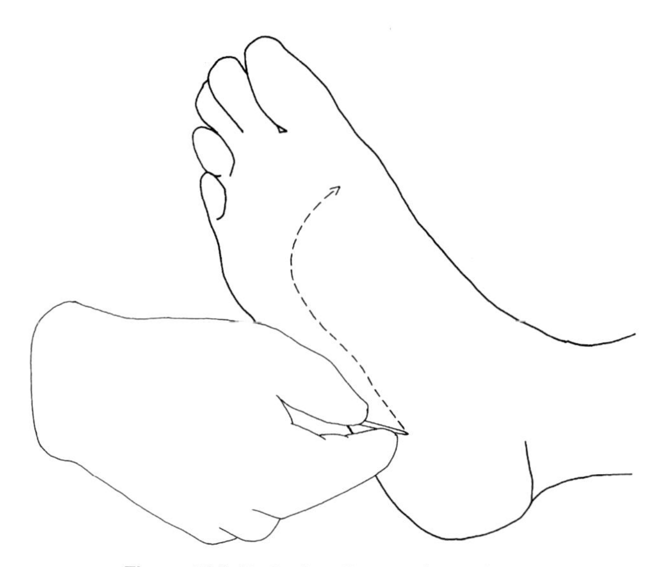

Figura 19.8 Teste do reflexo cutâneo plantar.

O que isso significa

- **Resposta do extensor plantar:** indica lesão do neurônio motor superior
- **Resposta do flexor plantar**: normal
- **Ausência de resposta:** pode ocorrer em casos de fraqueza intensa por lesão do neurônio motor superior (hálux impossibilitado de estender-se); pode ocorrer se existir uma anormalidade sensitiva interferindo na porção aferente do reflexo.

ERROS COMUNS

Não coloque muita força no reflexo cutâneo plantar. Uma resposta do flexor plantar pode ser encontrada em lesões do neurônio motor superior. Uma resposta do extensor plantar não esperada (uma que não se encaixe com o restante dos achados clínicos) deve ser interpretada com cuidado – pode ser uma resposta em retirada?

Estímulos alternativos (todos irão elicitar a mesma resposta)

- Estímulo na lateral do pé: *reflexo de Chaddock*
- Indicador e 1º quirodáctilo deslizam pela região medial da tíbia: *reflexo de Oppenheim*.

Estes estímulos alternativos são úteis apenas *se presentes*, não se ausentes.

20

SISTEMA MOTOR: O QUE VOCÊ ENCONTRA E O QUE ISSO SIGNIFICA

O QUE VOCÊ ENCONTRA

Lembre-se

- **Padrão de neurônio motor superior:** aumento do tônus, hiperreflexia, padrão piramidal de fraqueza, reflexo cutâneo plantar em extensão
- **Padrão de neurônio motor inferior:** hipotrofia ou atrofia muscular, diminuição do tônus, hiporreflexia ou arreflexia, reflexo cutâneo plantar em flexão
- **Doença muscular (miopatia):** hipotrofia ou atrofia muscular (geralmente proximal), diminuição do tônus, hiporreflexia ou arreflexia, reflexo cutâneo plantar em flexão
- **Doença da junção neuromuscular:** fraqueza com fadigabilidade, tônus normal ou diminuído, normorreflexia, reflexo cutâneo plantar em flexão
- **Fraqueza funcional:** eutrofia, tônus sem alteração, normorreflexia, reflexo cutâneo plantar em flexão, força errática.

Ver Figura 20.1.

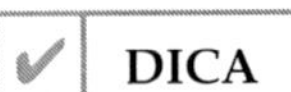

DICA A avaliação completa dos sinais motores também irá depender de sinais sensitivos, entre outros.

Fraqueza nos quatro membros

Com hiper-reflexia e reflexo cutâneo plantar em extensão

- Localização anatômica: lesão medular cervical ou lesão piramidal bilateral.

DICA Exame sensitivo e sinais de nervos cranianos podem ser de auxílio para melhor localização da lesão.

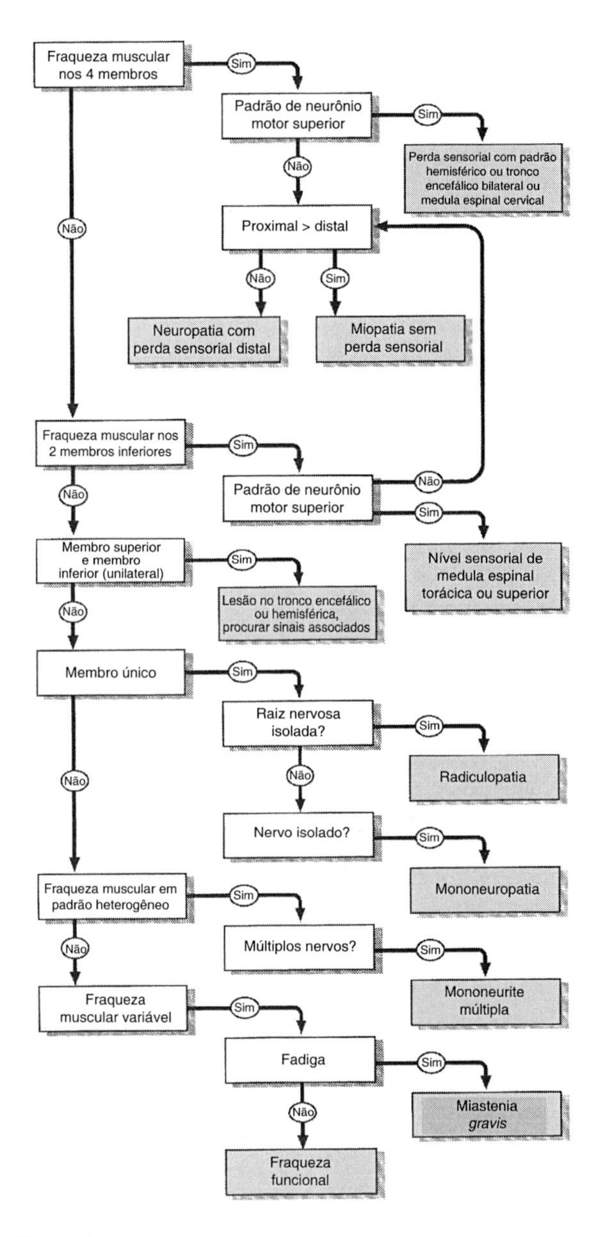

Figura 20.1 Fluxograma: abordagem simplificada à fraqueza.

Com reflexos ausentes (arreflexia)

- Polirradiculopatia, neuropatia periférica e miopatia. Avaliação sensitiva deve estar normal em uma miopatia.

DICA Em choque medular, que ocorre após uma lesão aguda e grave do neurônio motor superior recente, o tônus estará reduzido e os reflexos podem estar ausentes – apesar de ser uma lesão do neurônio motor superior.

Lesão mista de neurônio motor superior (nas pernas) e de neurônio motor inferior (nos braços)

- Sugere doença do neurônio motor (a qual não tem perda sensitiva) ou mielopatia cervical e radiculopatia mista (com perda sensitiva).

Reflexos normais (normorreflexia)

- Fraqueza com fadigabilidade, particularmente, associada com anormalidades de nervos cranianos (movimento ocular, ptose, músculos faciais): *miastenia gravis*
- Fraqueza variável, com tônus normal: considerar *fraqueza funcional não orgânica*.

Fraqueza em ambas as pernas

Com hiper-reflexia e reflexo cutâneo plantar em extensão

- Sugere uma lesão na medula. A lesão deve ser acima do nível de maior anormalidade motora. Um nível pode ser melhor definido com sinais sensitivos.

Com arreflexia nas pernas

- Polirradiculopatia, lesão na cauda equina ou neuropatia periférica.

Fraqueza de braço e perna unilateral

Lesão de neurônio motor superior na medula cervical alta, tronco encefálico ou acima

Observação. Lembre-se de que os tratos corticospinais (os tratos piramidais) cruzam nas pirâmides no bulbo. Dessa forma, lesões no cérebro ou tronco encefálico acima do bulbo causam fraqueza contralateral e lesões hemimedulares causam fraqueza no mesmo lado do corpo.

- Achados sensitivos contralaterais (perda de sensibilidade para dor e temperatura) indicam lesão hemimedular ipsilateral (Brown-Séquard) (ver Capítulo 22)
- Lesões de nervo craniano ou de tronco encefálico contralaterais indicam nível de tronco encefálico afetado

- Fraqueza de face ou de língua ipsilateral indica lesão acima do tronco encefálico
- Alteração de sensibilidade de todas as modalidades ipsilateral indica lesão acima do bulbo
- Déficits de campo visual ou de funções corticais superiores indicam lesões hemisféricas.

DICA Déficits de campo visual, de funções corticais superiores ou de doença do neurônio motor superior associadas podem facilitar a localização da lesão.

Síndromes limitadas a um único membro

Sinais de neurônio motor limitados a um único membro podem ter como causa lesão na medula espinal, tronco encefálico ou hemisférios cerebrais. Sinais motores isolados não são suficientes para distinção entre essas possibilidades. Essa diferenciação deve ser feita com base em outros sinais – por exemplo, anormalidade de nervo craniano ou de sensibilidade – ou o diagnóstico não poderá ser realizado sem outras investigações.

Na presença de sinais de neurônio motor inferior, algumas síndromes são comuns.

Membro superior

Mão

Nervo mediano: fraqueza e atrofia/hipotrofia do abdutor curto do polegar na eminência tenar. Perda sensitiva – polegar, indicador e 3º quirodáctilo (ver Capítulo 21).

Nervo ulnar: fraqueza com ou sem atrofia/hipotrofia de todos os músculos, exceto LOAF. Perda sensitiva: 5º quirodáctilo e metade do 4º quirodáctilo (ver Capítulo 21).

Raiz de T1: hipotrofia/atrofia de todos os pequenos músculos da mão. Observação. Alterações sensitivas estão confinadas ao antebraço medial.

Nervo radial: fraqueza da extensão dos dedos, do punho e provavelmente do tríceps e do braquiorradial. *Alterações sensitivas mínimas* na região de tabaqueira anatômica. *Alteração de reflexo*: supinador; tríceps pode estar alterado também se a lesão for acima do sulco espiral.

Hipotrofia/atrofia bilateral dos músculos pequenos:

- *Com perda de sensibilidade distal*: neuropatia periférica
- *Sem perda de sensibilidade*: doença do neurônio motor.

Braço

Raiz de C5: fraqueza da abdução dos ombros, da rotação externa e da flexão do cotovelo; alteração do reflexo biccipital. *Perda sensitiva*: região externa superior do braço (ver Capítulo 21).

Raiz de C6: fraqueza da flexão do cotovelo; alteração do reflexo supinador. *Perda sensitiva*: região lateral do antebraço e polegar (ver Capítulo 21).
Raiz de C7: fraqueza da extensão do cotovelo e punho; alteração do reflexo tricipital. *Perda sensitiva*: 3º quirodáctilo (ver Capítulo 21). Observação: ver nervo radial.
Raiz de C8: fraqueza de flexão dos dedos; alteração do reflexo dos dedos. *Perda sensitiva*: região medial do antebraço (ver Capítulo 21).
Nervo axilar: fraqueza da abdução do ombro (deltoide). *Perda sensitiva*: pequena porção na região lateral do ombro (ver Capítulo 21).

Membro inferior

Paralisia do nervo peroneal comum: fraqueza de dorsiflexão e eversão do pé com inversão preservada. *Perda sensitiva*: região lateral da perna e dorso do pé (ver Capítulo 21). Observação: ver raiz de L5.
Raiz de L4: fraqueza da extensão do joelho e dorsiflexão do pé. Alteração do reflexo patelar. *Perda sensitiva*: região medial da perna (ver Capítulo 21).
Raiz de L5: fraqueza de dorsiflexão, inversão e eversão do pé, extensão do hálux e abdução do quadril. *Perda sensitiva*: região lateral da perna e dorso do pé (ver Capítulo 21).
Raiz de S1: fraqueza de flexão plantar e eversão do pé. Alteração do reflexo aquileu. *Perda sensitiva*: região lateral e sola do pé (ver Capítulo 21).

Fraqueza variável

Fraqueza parece piorar com esforço e depois há recuperação da força: considerar miastenia *gravis*.
Flutua, ora colapsando com esforço, ora fazendo força máxima: considerar fraqueza funcional.

Fraqueza que não está realmente ali

Pacientes podem parecer fracos, quando não estão, se:

- Acham difícil compreender o que você quer que eles realizem (alteração de função cortical superior)
- Demoram para iniciar o movimento (bradicinesia – como encontrada na doença de Parkinson)
- Sentem dor à movimentação
- Não sabem onde está seu membro devido à perda de propriocepção.

Se houver dúvida, reexamine o paciente com esses fatores em mente.

O QUE ISSO SIGNIFICA

Miopatia (rara)

Causas

- **Hereditárias**: distrofias musculares (Duchenne, Becker, fascioescapuloumeral, distrofia miotônica)
- **Inflamatórias**: polimiosite, dermatomiosite, polimialgia reumática
- **Endocrinológicas**: induzidas por corticosteroide, hipertireoidismo, hipotireoidismo
- **Metabólicas**: (muito rara) doença de depósito de glicogênio (p. ex., doença de Pompe), doença de McArdle
- **Tóxicas**: álcool, estatinas, cloroquina, clofibratos.

Síndromes miastênicas (raras)

Causas

- **Miastenia *gravis***: em geral idiopática; ocasionalmente induzida por fármacos (penicilamina, hidralazina)
- **Síndrome de Lambert-Eaton**: (muito rara) autoimune, geralmente síndrome paraneoplásica (em geral, câncer de pequenas células pulmonares.)

Mononeuropatias (muito comuns)

Causas comuns

- **Compressão** (paralisa de sábado à noite: compressão do nervo radial do sulco espiral após apoiar-se no braço da cadeira – também descrito acometimento do nervo ciático em pacientes que adormecem sentados no vaso sanitário!)
- **Aprisionamento**, por exemplo, nervo mediano no túnel do carpo, nervo peroneal comum atrás da cabeça da fíbula; mais comum em diabetes melito, artrite reumatoide, hipotireoidismo e acromegalia
- Pode ser apresentação de uma neuropatia mais difusa.

Radiculopatias (comuns)

Causas comuns

- Protrusão discal cervical ou lombar. Observação. A raiz comprimida é do nível mais inferior; por exemplo: um disco entre L5/S1 comprime a raiz de S1. Observação. Uma radiculopatia pode ocorrer no nível de uma lesão medular compressiva.

Causas raras

- Secundária a tumores, neurofibromas.

Neuropatias periféricas (comuns)

- **Neuropatias predominantemente motoras agudas**: síndrome de Guillain-Barré. *Muito raramente*: difteria, porfiria
- **Neuropatias sensorimotoras subagudas**: deficiência de vitamina (B_1, B_{12}); toxicidade por metais pesados (arsênico, tálio, chumbo); fármacos (vincristina, isoniazida); uremia
- Neuropatias sensorimotoras crônicas:
  - *Adquiridas*: diabetes melito; hipotireoidismo; paraproteinemias; amiloidose
  - *Hereditária*: doença de Charcot-Marie-Tooth.

Mononeurite múltipla (rara)

- *Inflamatória*: poliarterite nodosa, artrite reumatoide, lúpus eritematoso sistêmico, sarcoidose. Observação: pode ser a apresentação de um processo mais difuso.

Polirradiculopatia (rara)

Indica lesão em várias raízes. É distinta de outras neuropatias periféricas pois causa uma fraqueza mais proximal. O termo é comumente aplicado à síndrome de Guillain-Barré.

Síndromes de medula espinal (comuns)

Achados sensitivos são necessários para interpretação de alteração motora indicando uma síndrome medular (ver Capítulo 21).

Lesões de tronco encefálico (comuns)

- **Pacientes jovens**. *Causa comum*: esclerose múltipla
- **Pacientes mais velhos**. *Causas comuns*: infarto de tronco encefálico após tromboembolismo; hemorragia. *Causas raras*: tumores, traumatismos.

Lesões hemisféricas (comuns)

- **Pacientes mais velhos**. *Causas comuns*: infarto após tromboembolismo; hemorragia. *Causas raras*: tumores, traumatismo, esclerose múltipla.

Fraqueza funcional

Difícil de avaliar. Pode ser parte de uma fraqueza orgânica subjacente. Em geral, a fraqueza colapsa – inicia forte e de repente cede. Para fraqueza de perna unilateral, o sinal de Hoover (Capítulo 25) pode fornecer uma demonstração clara da fraqueza funcional. Pode indicar disfunção conversiva ou outro distúrbio somatoforme. Ver perda sensitiva funcional.

21

SENSIBILIDADE: GERAL

INTRODUÇÃO

Existem cinco tipos básicos de modalidades de sensibilidade (Tabela 21.1).

Tabela 21.1 Modalidades de sensibilidade.

Modalidade	Trato	Tamanho da fibra
Sensibilidade vibratória Sensibilidade proprioceptiva	Coluna posterior	Fibra grande
Toque leve Teste do alfinete Térmica	Trato espinotalâmico	Fibra pequena

Existem dois tratos sensitivos importantes na medula espinal:

- A coluna posterior mantém-se ipsilateral até o bulbo, onde ela cruza
- O trato espinotalâmico em sua quase totalidade cruza dentro de um a dois segmentos de entrada da medula (Figura 21.1).

Sensibilidades vibratória, proprioceptiva e térmica são, em geral, afetadas sem sintomas sensitivos descritos. Por exemplo, a alteração da propriocepção pode ser descrita como fraqueza ou incoordenação ou como uma sensação de que o membro está preso em uma bandagem apertada.

Alteração de toque leve e no teste do alfinete é geralmente sintomática e normalmente descrita como dormência.

Exame sensitivo deve ser usado:

- Como um teste de *rastreamento*
- Para avaliar o paciente sintomático
- Para testar a hipótese gerada pelo exame motor (p. ex., para distinguir entre lesão combinada dos nervos ulnar e mediano e uma lesão da raiz de T1).

O exame sensitivo requer concentração considerável tanto do paciente quanto do examinador. Sensibilidades vibratória e proprioceptiva são testes rápidos e fáceis e requerem pouca concentração; então, realize essas avaliações primeiro. Isso também auxiliará quanto à confiabilidade do paciente em relação ao exame.

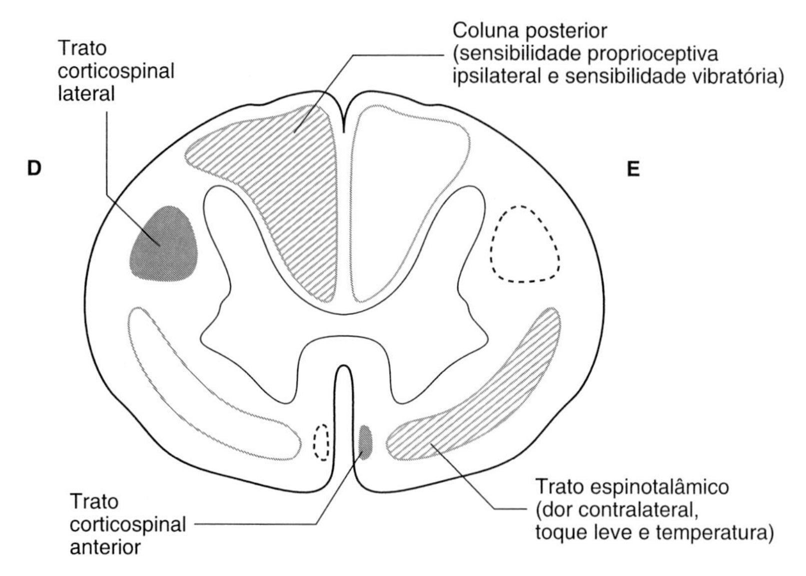

Figura 21.1 Corte da medula espinal mostrando a entrada sensitiva (*hachurado*) e a saída motora (*cinza escuro*) para o lado direito (D).

Em todas as partes do exame sensitivo, é essencial, primeiramente, **explicar** ao paciente o teste. Depois, realize o **teste**. Na maioria dos pacientes, você terá confiança de que eles compreenderam o exame e de que sua resposta é confiável. Algumas vezes você precisará **verificar** se o paciente está compreendendo o teste para que seja dado prosseguimento ao mesmo. Em todos os testes, mova-se e avalie áreas com perda sensitiva e áreas com sensibilidade normal.

Lembre-se de que os sinais sensitivos são mais leves que alterações motoras ou de reflexos; portanto, menor peso é geralmente dado a esses achados quando associados a tais alterações.

Braços

Existem quatro nervos mais comumente afetados no braço. A perda sensitiva relevante está ilustrada nos dedos para os nervos mediano, ulnar, radial e axilar (Figura 21.2A a C). Pode haver perda sensitiva além das margens de distribuição ilustrada.

A representação dos dermátomos nos braços pode ser memorizada facilmente se você lembrar que o 3º quirodáctilo é inervado por C7. Isso está ilustrado na Figura 21.3.

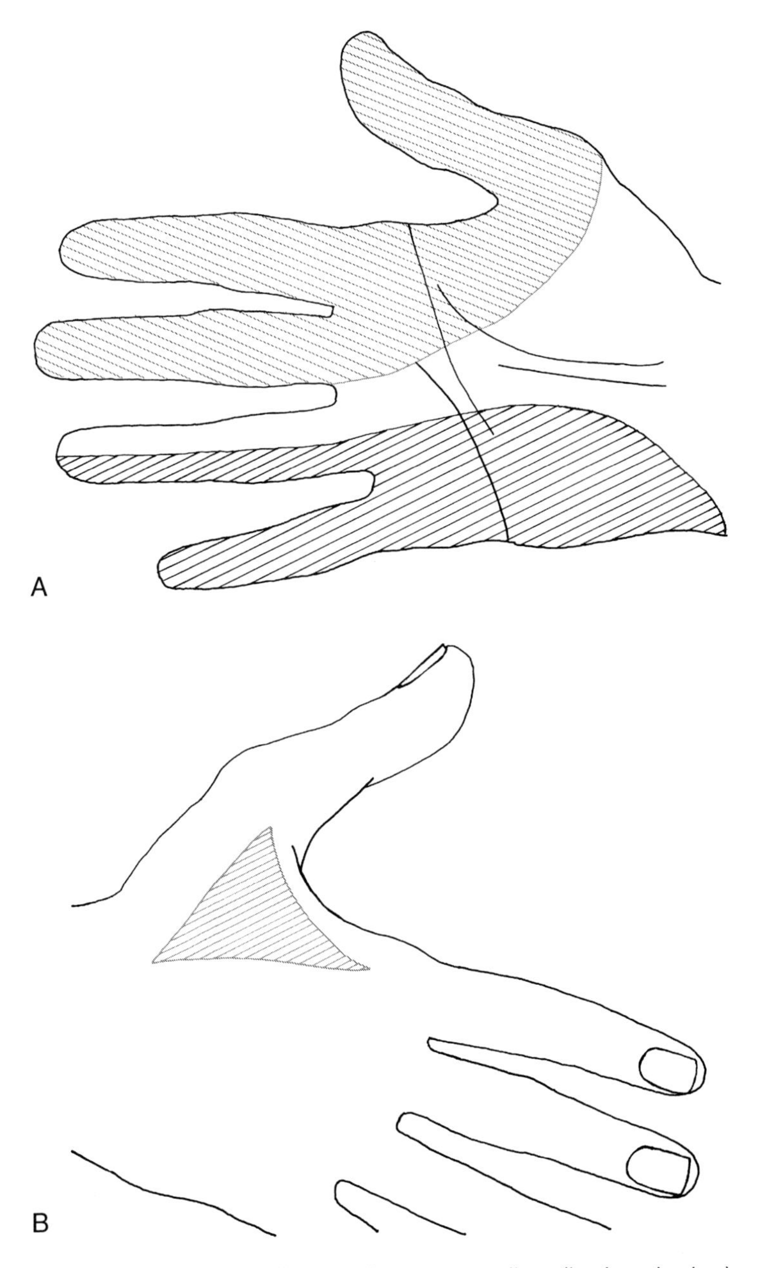

Figura 21.2 A. Perda sensitiva na mão: nervos mediano (*hachurado claro*) e ulnar (*hachurado escuro*). **B.** Perda sensitiva na mão: nervo radial. **C.** Perda sensitiva no braço: nervo axilar.

(*continua*)

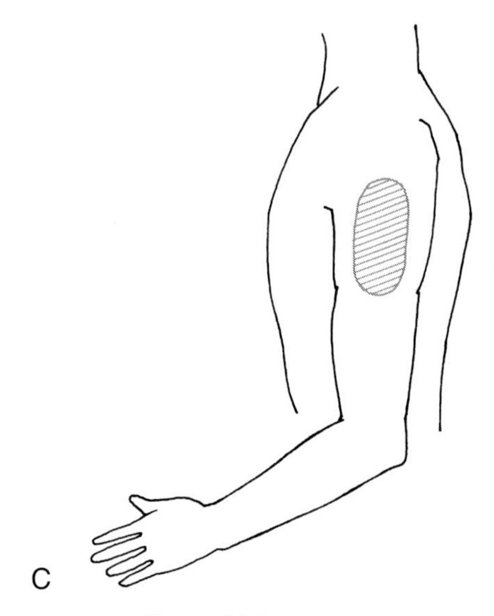

Figura 21.2 ***continuação***

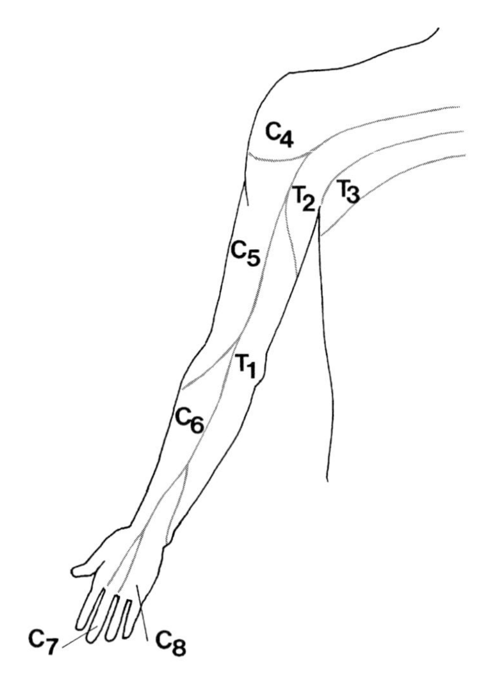

Figura 21.3 Dermátomos no braço.

Pernas

Déficit sensitivo individual é mais comumente visualizado nos seguintes nervos:

- Nervo cutâneo lateral da coxa (Figura 21.4A)
- Nervo peroneal comum (também chamado de nervo poplíteo lateral) (Figura 21.4B)

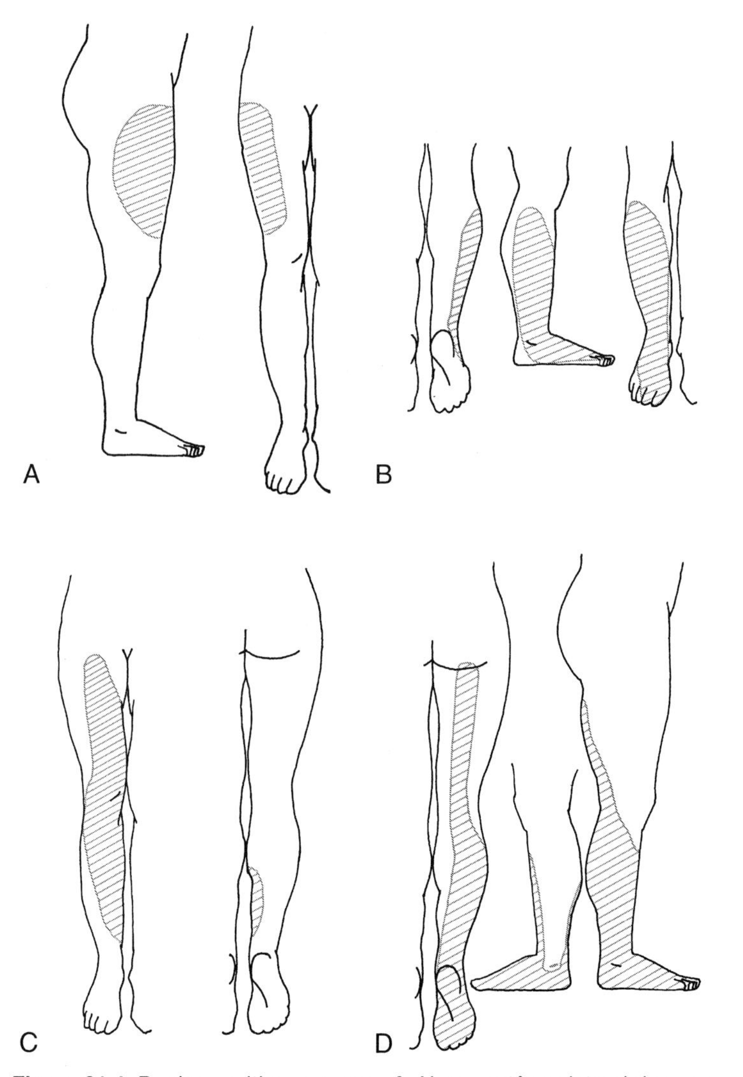

Figura 21.4 Perda sensitiva na perna. **A.** Nervo cutâneo lateral da coxa. **B.** nervo peroneal comum. **C.** Nervo femoral. **D.** Nervo ciático.

- Nervo femoral (Figura 21.4C)
- Nervo ciático (Figura 21.4D).

Os dermátomos mais frequentemente afetados são L4, L5 e S1.

A "dança" para auxiliar na lembrar dos dermátomos da perna está ilustrada na Figura 21.5.

Dermátomos

Uma visão geral está explicitada na Figura 21.6. Os dermátomos que devem ser memorizados estão evidenciados em cinza.

O QUE FAZER

Sensibilidade vibratória

Use um diapasão de 128 Hz. Os de frequência mais alta (256 ou 512 Hz) não são adequados.

Demonstre: assegure-se de que o paciente compreenda que ele sentirá uma vibração após realizar uma demonstração em seu esterno ou queixo.

Teste: peça ao paciente para fechar os olhos. Coloque o diapasão na proeminência óssea e pergunte se ele percebe a vibração. Coloque, inicialmente, na ponta dos dedos e depois, se isso não for percebido, na articulação metatarsal da falange, no maléolo medial, na tuberosidade tibial, na espinha ilíaca superoanterior, nos braços, nas pontas dos dedos, em cada articulação interfalangiana, na articulação metacarpofalangiana, no punho, no cotovelo e no ombro (Figura 21.7). Se a sensibilidade vibratória estiver normal distalmente, não há motivo para prosseguir na avaliação proximal.

Verifique: cheque se o paciente refere sentir a vibração ou apenas sente o contato do diapasão. Bata o diapasão e pare a vibração imediatamente e repita o teste. Se o paciente continuar referindo que ele percebe a vibração, demostre o teste novamente.

Observação. Inicie distalmente e compare o lado direito com o esquerdo.

Sensibilidade proprioceptiva

Demonstre: com o paciente de olhos abertos, mostre a ele o que você irá fazer. Segure a falange distal entre seus dois dedos (Figura 21.8). Assegurando-se de que os seus dedos estejam a 90° em relação ao movimento que será realizado, mova o dedo do paciente, indicando o que é para cima e o que é para baixo.

Teste e verifique: peça ao paciente para fechar os olhos; mova o hálux para cima e para baixo. Inicie com movimentos mais amplos em ambas as direções; gradualmente, reduza o ângulo do movimento até erros serem cometidos. Teste as articulações distais primeiro. Teste

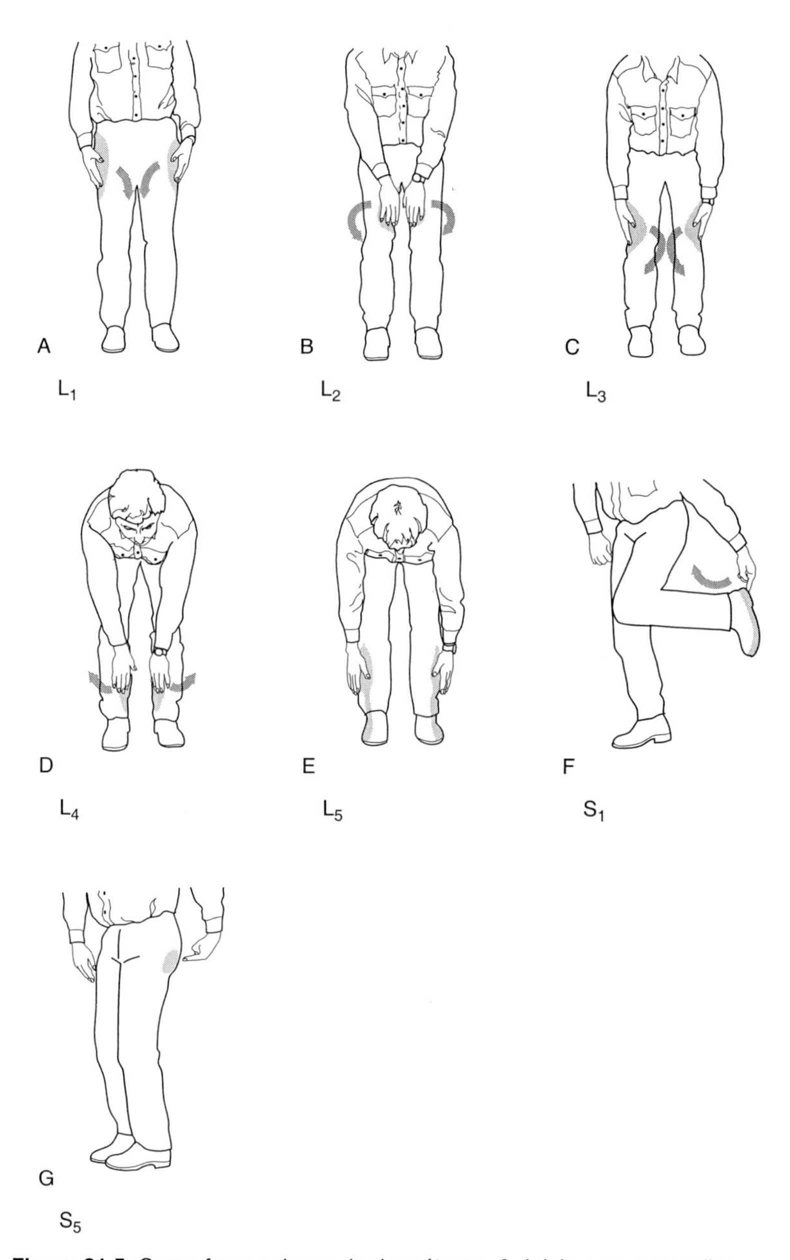

Figura 21.5 Como fazer a dança do dermátomo. **A.** Inicie com suas mãos sobre os bolsos (L_1). **B.** Traga as mãos para dentro da parte interna da coxa (L_2). **C.** Em seguida, para fora e ao lado do joelho (L_3). **D.** Depois, para dentro, na região interna da panturrilha (L_4). **E.** Então, para fora, na região externa da panturrilha (L_5). **F.** Por fim, aponte para a sola dos seus pés (S_1). **G.** Aponte para suas nádegas (S_5).

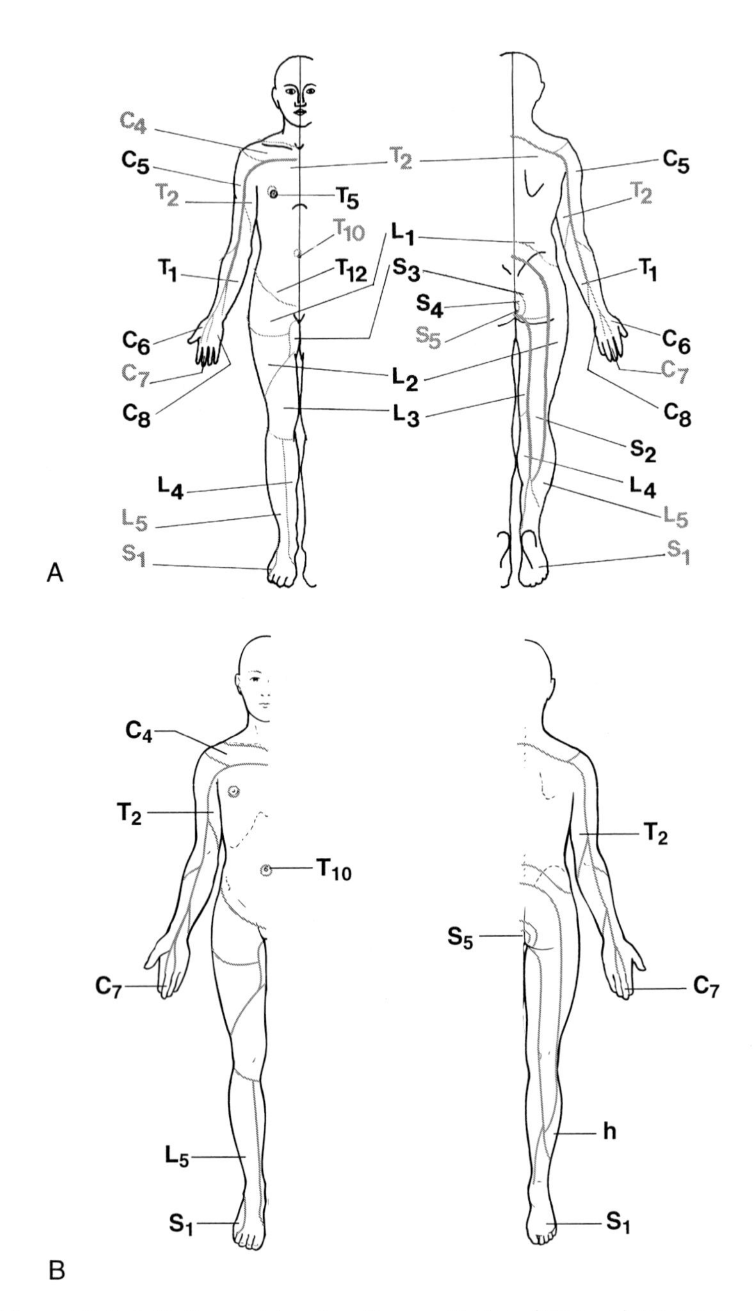

Figura 21.6 **A.** Visão geral dos dermátomos. **B.** Dermátomos-chave a serem lembrados.

articulações mais proximais se a propriocepção estiver alterada distalmente, realizando o teste em articulações mais proximais até a propriocepção ser estimada.

- *No braço*: articulação interfalangiana proximal distal, articulação interfalangiana proximal média, articulação metacarpofalangiana, punho, cotovelo, ombros.

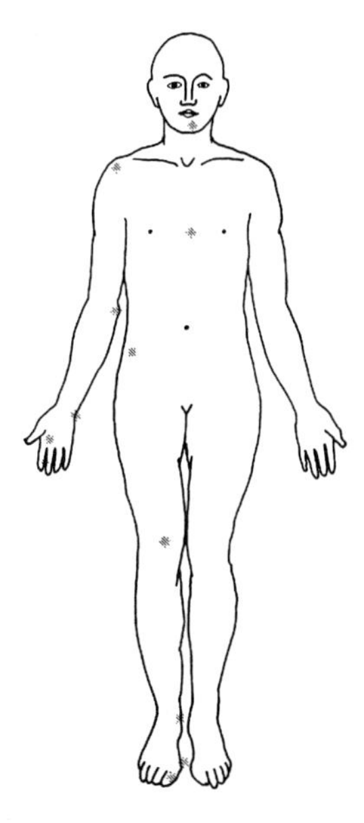

Figura 21.7 Regiões potenciais para avaliação da sensibilidade vibratória.

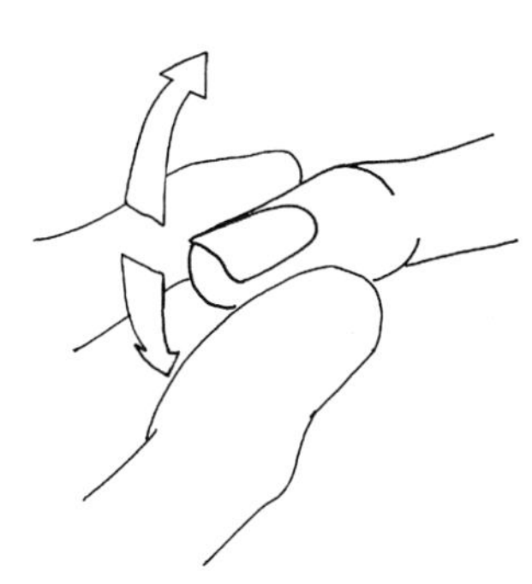

Figura 21.8 Como testar a propriocepção.

DICA A amplitude do movimento normalmente detectada é pouco visível. Pode ser de auxílio descobrir qual o menor movimento detectável testando amigos

- *Na perna*: articulação interfalangiana distal, articulação metatarsofalangiana, tornozelo, joelho e quadril.

DICA O teste de Romberg auxilia na avaliação de propriocepção (ver Capítulo 4).

ERROS COMUNS

Assegure-se de que você esteja segurando os dedos ou hálux pelas laterais (como na Figura 21.8) e **não** pelas unhas e polpas digitais; senão você estará testando pressão além de propriocepção.

Alfinete

Use um alfinete (descartável neurológico ou de segurança ou de costureira), não uma agulha hipodérmica ou um bastão quebrado. Descarte o alfinete após o uso.

Tente realizar um estímulo de mesma intensidade todas as vezes.

Demonstre: mostre ao paciente o que você irá fazer. Explique que você quer que ele te avise se o alfinete é afiado ou rombo. Toque uma área normal com o alfinete e depois toque a mesma área com a região romba oposta do alfinete.

Teste: peça ao paciente para fechar seus olhos, depois aplique aleatoriamente estímulos com os lados afiado e rombo e observe a resposta do paciente.

Teste de rastreamento

- Inicie distalmente e vá movendo proximalmente. Tente acertar pontos dentro de cada dermátomo e que abranjam cada nervo principal, apesar de que teste, como triagem, não ser muito eficiente.

Avaliação da lesão

- Sempre inicie pela área afetada e mova em direção à área normal para encontrar as bordas. Peça ao paciente para mostrar a você a área de sensibilidade alterada.

Avaliação de uma hipótese

- Teste dentro das áreas de interesse com mais cuidado, particularmente observando a diferença entre os dois lados.

Verifique: o uso intermitente de um estímulo de superfície romba que precisa ser reconhecido corretamente pelo paciente permite verificar se o paciente está compreendendo o teste.

DICA Enquanto você estiver realizando o teste do alfinete, imagine como você desenharia uma imagem do que está encontrando das percepções do paciente (como na Figura 22.2).

Toque leve

Este é o menos útil e o que consome mais tempo. Use um pedaço de algodão. Algumas pessoas preferem utilizar a ponta dos dedos. Toque a pele. Tente assegurar um estímulo reprodutível. Evite tanto arrastar o algodão ao longo da pele quanto fazer cócegas no paciente.

Demonstre: com os olhos do paciente abertos, mostre a ele que você vai tocar em uma área de sua pele. Peça a ele para responder "sim" todas as vezes que ele sentir o toque.

Teste: peça ao paciente para fechar os seus olhos; teste as áreas como no teste do alfinete. Aplique o estímulo em intervalos aleatórios.

Verifique: observe o tempo de resposta ao estímulo irregular. Normalmente, uma pausa de 10 a 20 s pode ser útil.

Situações especiais

Sensibilidade sacral: este teste geralmente não é realizado. Entretanto, é essencial testar a sensibilidade sacral em qualquer paciente com:

- Sintomas urinários ou intestinais
- Fraqueza em ambas as pernas
- Perda de sensibilidade em ambas as pernas
- Uma possível lesão de cone medular ou cauda equina.

Sensibilidade térmica

Rastreamento

Costuma-se perguntar ao paciente se o diapasão lhe parecia frio quando aplicado em seu pé e sua mão. Se o frio não foi percebido, mova o diapasão proximalmente até que o paciente perceba o frio.

Teste formal

Encha dois tubos com água quente e fria. Idealmente, deveriam ser temperaturas controladas, porém a água fria e quente da torneira é adequada. Seque ambos os tubos.

Demonstre: "eu quero que você me diga se eu toco você com o tubo quente" (toque a área não afetada com o tubo quente) "ou com o tubo frio" (toque a área não afetada com o tubo frio).

Teste: aplique frio e quente aleatoriamente nas mãos, nos pés ou nas áreas afetadas de interesse.

Verifique: a ordem aleatória possibilita a avaliação da concentração.

ERROS COMUNS

- **Geral**: iniciar o teste proximal em vez de distal
- **Sensibilidade vibratória e proprioceptiva**: explicação inadequada, teste rápido sem checagem
- **Alfinete**: sangramento por uso de agulha afiada, variação na pressão, presença de calos na pele
- **Toque leve**: presença de calos na pele, variação na pressão
- **Alfinete e algodão**: variações normais no limiar sensitivo podem ser interpretadas como anormalidades.

DICA Tornozelo, joelho, região inguinal e axila são todas áreas com sensibilidade aumentada.

Outras modalidades

Discriminação entre dois pontos

Este teste requer um objeto com duas pontas: um equipamento como um compasso com as pontas rombas.

Demonstre: "eu irei tocá-lo ora com as duas pontas de uma vez" (toque uma área não afetada com as pontas separadas enquanto o paciente observa), "ora com uma ponta" (toque o paciente com uma ponta). "Agora feche os olhos".

Teste: gradualmente, reduza a distância entre as duas pontas, tocando ora com uma, ora com as duas pontas. Observe em qual distância o paciente erra em distinguir um toque de duas pontas.

Verifique: uma sequência aleatória de uma e duas pontas permite verificar o teste.

- *Normal*: no indicador < 5 mm; no 5º quirodáctilo < 7 mm; no hálux < 10 mm.

  Observação. Varia consideravelmente de acordo com a espessura da pele.

  Compare o lado direito com o esquerdo.

DICA É bem comum ficar empacado na avaliação sensitiva.
Aqui vão algumas dicas para acelerar essa avaliação:

- Teste a sensibilidade vibratória primeiro; depois teste a temperatura (usando o frio do diapasão que você está segurando); a seguir, propriocepção; então, o teste do alfinete. Teste por último o toque leve – mais demorado e de menor auxílio
- Inicie distalmente e siga em direção proximal
- Mapeie qualquer área de perda sensitiva, iniciando na área de sensibilidade anormal e depois mova em direção à área normal
- Mantenha um desenho mental do que você está constatando.

TESTES ADICIONAIS

Inatenção sensitiva

Peça ao paciente para te dizer em que lado você está tocando (com o algodão ou alfinete). Toque o paciente à direita e depois à esquerda. Se ele for capaz de reconhecer cada lado independentemente, então toque-o em ambos os lados ao mesmo tempo.

O que você encontra

- Reconhece direita, esquerda e ambos normais: *normal*
- Reconhece direta e esquerda corretamente, porém quando tocado simultaneamente apenas percebe o toque de um lado, normalmente o direto: *inatenção sensitiva.*

O que isso significa

- Inatenção sensitiva geralmente indica uma lesão no lobo parietal, mais comumente vista em lesões do hemisfério não dominante.

22

SENSIBILIDADE: O QUE VOCÊ ENCONTRA E O QUE ISSO SIGNIFICA

O QUE VOCÊ ENCONTRA

Padrões de perda de sensibilidade

Déficits sensitivos (Figura 22.1) podem ser classificados em oito níveis do sistema nervoso:

1. **Único nervo**: perda sensitiva na distribuição de um único nervo, mais comumente mediano, ulnar, peroneal, cutâneo lateral da coxa. Distribuições estão ilustradas no Capítulo 21.
2. **Raiz ou raízes**: déficit sensitivo confinado a uma única raiz ou a um número de raízes na proximidade – raízes comuns no braço: C5, C6 e C7; e na perna: L4, L5 e S1. Distribuição está ilustrada no Capítulo 21. Quando múltiplas raízes nervosas estão envolvidas na medula lombossacra (em geral, S1-S5 bilateralmente), isso resulta em uma síndrome da cauda equina com perda sensitiva na região perianal e nádegas (anestesia em sela) e na parte posterior de ambas as coxas.
3. **Nervo periférico**: déficit sensitivo em meias e luvas (Figura 22.2)
4. **Medula espinal**: cinco padrões de perda podem ser reconhecidos (Figura 22.3):
   - *Lesão transversa completa*: hiperestesia (aumento da sensação de toque e dor) nos segmentos acima, com perda de todas as modalidades de sensibilidade alguns segmentos abaixo da lesão (ver Figura 22.3A)
   - *Hemissecção da medula* (síndrome de Brown-Séquard): perda da propriocepção e da sensibilidade vibratória no mesmo lado da lesão e da dor e da temperatura no lado oposto alguns níveis abaixo da lesão (ver Figura 22.3B)
   - *Lesão medular central*: perda da sensibilidade dolorosa e de discriminação de temperatura no nível da lesão, em que as fibras espinotalâmicas cruzam na medula, com as outras modalidades preservadas (perda sensitiva dissociada) – vista nas siringomielias (ver Figura 22.3C)
   - *Lesão da coluna posterior*: perda da propriocepção e da sensibilidade vibratória com sensibilidade à dor e à temperatura preservadas (ver Figura 22.3D)

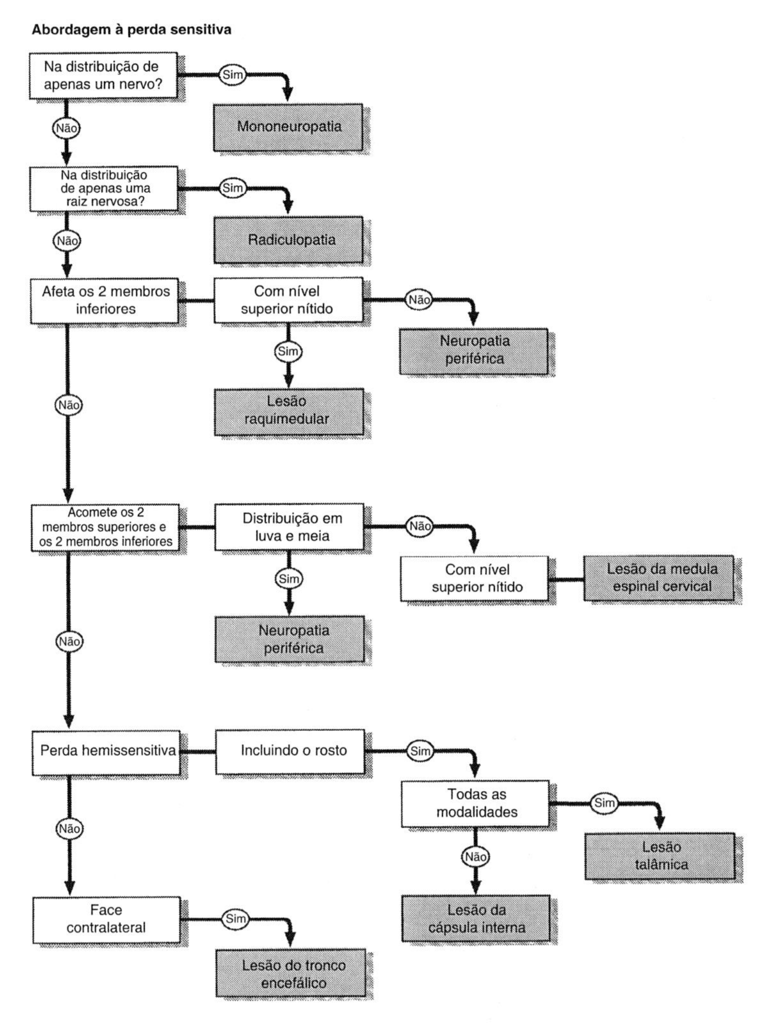

Figura 22.1 Abordagem simplificada para avaliação da perda sensitiva.

- *Síndrome medular anterior*: perda de dor e temperatura abaixo do nível da lesão, com preservação da propriocepção e sensibilidade vibratória (ver Figura 22.3E).

5. **Tronco encefálico**: perda de sensibilidade dolorosa e térmica na face e contralateral no corpo. *Causa comum*: síndrome medular lateral (ver Figura 22.3F).
6. **Perda sensitiva talâmica**: hemiperda sensitiva de todas as modalidades (ver Figura 22.3G).

7. **Perda cortical**: lobo parietal – o paciente é capaz de reconhecer todas as sensibilidades, mas localiza de maneira precária – perda de discriminação de dois pontos, astereognosia, desatenção sensitiva.
8. **Perda sensitiva funcional**: este diagnóstico é sugerido quando não há uma distribuição anatômica da perda sensitiva, frequentemente com achados inconstantes.

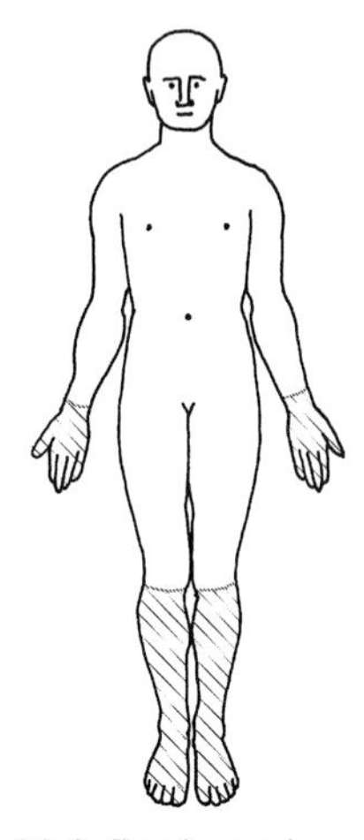

Figura 22.2 Perda em luva e meia.

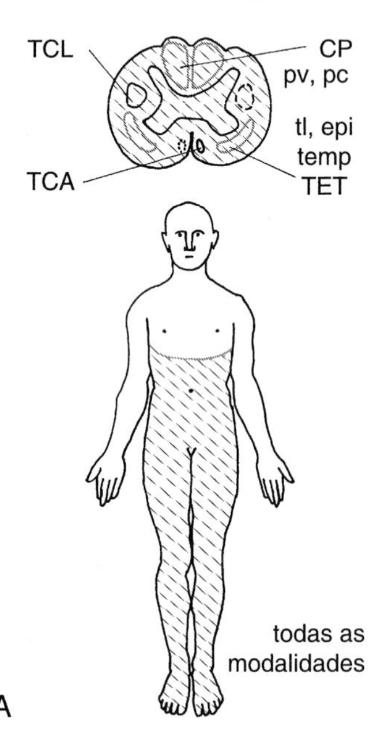

Figura 22.3 A a G. Corte transversal da medula espinal: estes são os mesmos da Figura 21.1, com as lesões *hachuradas*. TCA: trato corticospinal anterior; TCL: trato corticospinal lateral; CP: coluna posterior; TET: trato espinotalâmico.

Modalidades sensitivas: áreas de perda sensitiva estão *hachuradas*. Modalidades estão marcadas. pc: propriocepção; tl: toque leve; epi: sensibilidade dolorosa (teste do alfinete); temp: temperatura; marca de visto: presente; pv: sensibilidade vibratória; x: ausente.

Figura 22.3 Perda sensitiva associada com lesão medular. **A.** Lesão transversal completa.

(*continua*)

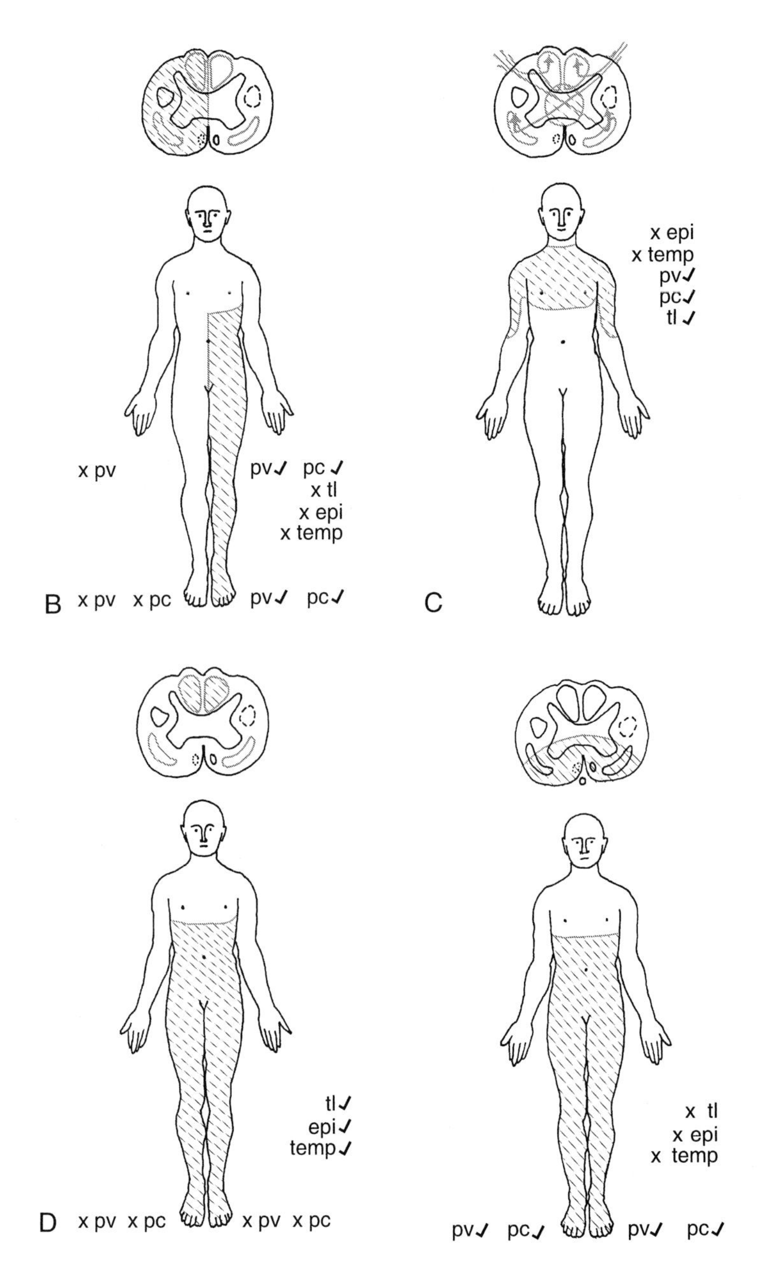

Figura 22.3 Continuação B. Hemissecção da medula. **C.** Lesão da parte central da medula espinal. **D.** Lesão da parte posterior da medula espinal. **E.** Lesão da parte anterior da medula espinal.

(continua)

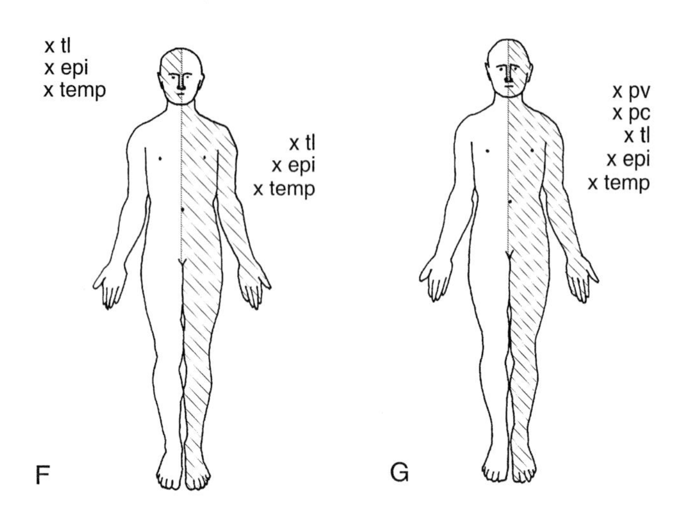

Figura 22.3 Continuação F. Lesão de tronco encefálico. **G.** Perda sensitiva talâmica.

O QUE ISSO SIGNIFICA

A interpretação de achados sensitivos depende da integração desses achados com outras partes do exame neurológico, especialmente o exame motor.

- **Lesão de único nervo**. *Causa comum*: neuropatia compressiva (por pinçamento). Mais comum em diabetes melito, artrite reumatoide, hipotireoidismo. Pode ser apresentação de uma neuropatia mais difusa (ver Capítulo 20)
- **Lesão de múltiplos nervos**: mononeurite múltipla. *Causas comuns*: vasculites ou apresentação de uma neuropatia mais difusa
- **Lesão de raiz única**. *Causa comum*: compressão por prolapso de disco intervertebral. *Causas raras*: tumores (p. ex., neurofibromas)
- **Síndrome da cauda equina** (ver Capítulo 26). *Causa comum*: compressão da causa equina por prolapso de disco intervertebral. *Causas raras*: tumores ou polirradiculite por herpes simples
- **Nervo periférico** (ver Capítulo 20). *Causas comuns*: diabetes melito, deficiência de B_1 relacionada com álcool, fármacos (p. ex., vincristina); frequentemente nenhuma causa é encontrada. *Causas mais raras*: síndrome de Guillain-Barré, neuropatias hereditárias (p. ex., doença de Charcot-Marie-Tooth), vasculites, outras deficiências de vitamina, incluindo B_{12}

- **Medula espinal**
  - **Transecção completa**. *Causas comuns*: traumatismo, compressão medular por tumor (em geral ósseos na vértebra), espondilite cervical, mielite transversa, esclerose múltipla. *Causas raras*: tumores intramedulares (p. ex., meningiomas), abscesso medular, pós-infeccioso (em geral viral)
  - **Hemissecção**. *Causas comuns*: as mesmas descritas para transecção
  - **Síndrome medular central** (rara). *Causas comuns*: siringomielia, traumatismo gerando hematomielia
  - **Lesão da coluna posterior**: qualquer causa de transecção completa, mas também de rara degeneração subaguda da medula (deficiência de B_{12}), uso abusivo de óxido nitroso, deficiência de cobre e *tabes dorsalis*
  - **Síndrome medular anterior**: embolia de artéria medular anterior ou trombose
- **Padrão de tronco encefálico** (raro). *Causas comuns*: em pacientes jovens – desmielinização; em pacientes mais velhos – infarto de tronco encefálico. *Causas raras*: tumores de tronco encefálico
- **Lesão talâmica e cortical**. *Causas comuns*: acidente vascular encefálico (AVE) (trombose, embolia ou hemorragia), tumor cerebral, esclerose múltipla, traumatismo
- **Funcional**: pode indicar disfunção conversiva. Observação: este é um diagnóstico difícil de ser realizado.

DICA A diversidade de etiologias descritas para cada padrão de perda sensitiva reforça a importância da história para que os achados clínicos tenham lógica.

23

COORDENAÇÃO

INTRODUÇÃO

Uma combinação de uma série de ações motoras é necessária para produzir um movimento acurado e suave. Isso requer integração do *feedback* sensitivo com a eferência motora. Esta integração ocorre principalmente no cerebelo.

Em caso de fraqueza, os testes para coordenação devem ser interpretados com cautela e são pouco prováveis de serem informativos se a fraqueza for significativa.

Perda da propriocepção pode produzir alguma incoordenação (ataxia sensitiva). A avaliação pode piorar substancialmente quando o paciente fecha os olhos. A avaliação da propriocepção deve ser realizada antes da coordenação.

O QUE FAZER

Teste a marcha (ver Capítulo 4).

Em todos os testes, compare direita com esquerda. Atente que a mão direita será discretamente melhor que a esquerda (em uma pessoa destra).

Braços

Peça ao paciente para segurar os braços estendidos e peça para fechar os olhos. Peça que ele permaneça com os braços nessa posição. Depois empurre os braços para cima ou para baixo subitamente.

Teste índex-nariz

Coloque seu dedo a aproximadamente um braço de distância na frente do paciente. Peça a ele para tocar seu dedo com o índex e, em seguida, tocar seu próprio nariz (Figura 23.1). Se ele realizar essa tarefa corretamente, peça para repetir o movimento mais rapidamente. Observe a acurácia e a suavidade do movimento.

DICA Se um paciente aparentar ter incoordenação grave, você pode solicitar que ele toque a orelha em vez de tocar o nariz, a fim de evitar qualquer lesão ocular.

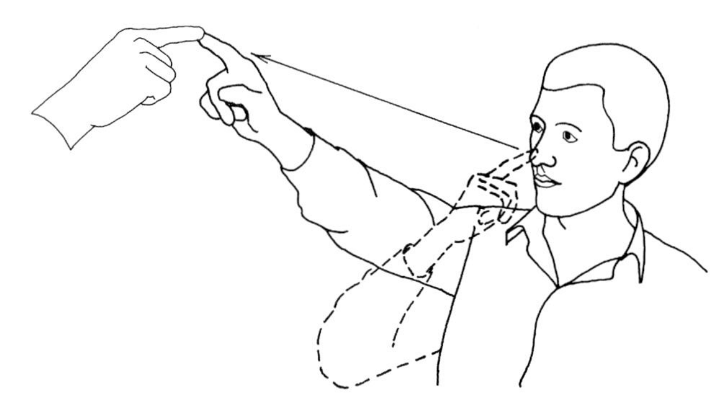

Figura 23.1 Teste índex-nariz.

Movimentos repetidos

Peça ao paciente para bater uma das mãos no dorso da outra, rápida e regularmente (*demonstre*).

Peça ao paciente para girar a mão como se estivesse abrindo uma porta ou trocando uma lâmpada (*demonstre*).

Peça ao paciente para bater no dorso da mão direita alternativamente com a palma e depois com o dorso da mão esquerda. Repita com a mão direita (*demonstre*).

Pernas

Prova calcanhar-joelho

O paciente deve estar deitado. Peça a ele para elevar a perna e colocar a ponta do calcanhar sobre o joelho e então deslizá-la sobre a canela (Figura 23.2) (*demonstre*). Observe a acurácia e a suavidade do movimento.

ERROS COMUNS

- Não permita que o paciente deslize o peito do pé ao longo da perna, pois isso funciona como um guia e pode mascarar a incoordenação.

Peça ao paciente para bater os pés como se estivesse ouvindo música agitada.

Tronco

Peça ao paciente para sentar enquanto em decúbito dorsal sem usar as mãos. Ele cai para um lado?

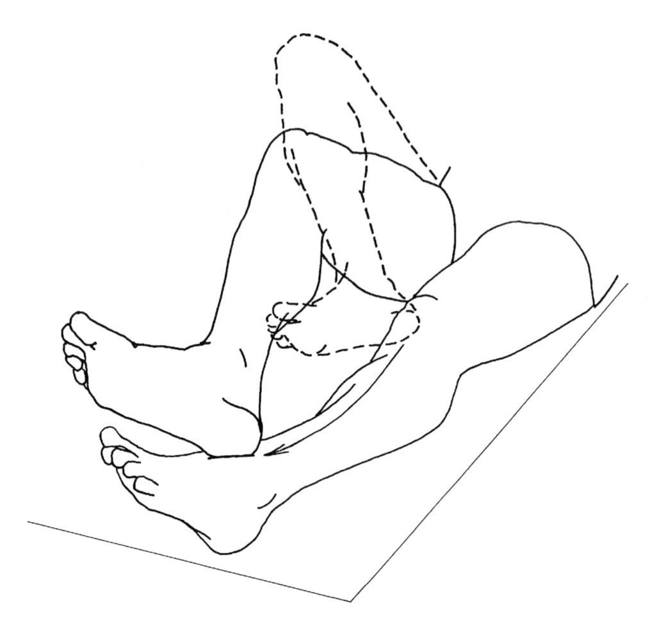

Figura 23.2 Prova calcanhar-joelho.

Outros testes cerebelares

- Fala (ver Capítulo 2)
- Nistagmo (ver Capítulo 10)
- Hipotonia (ver Capítulo 16)
- Reflexos pendulares (ver Capítulo 19)
- Tremor (ver Capítulo 24).

O QUE VOCÊ ENCONTRA

Com braços estendidos

- O braço oscila inúmeras vezes antes de encontrar estado de repouso: isso indica *doença cerebelar*
- Os braços retornam rapidamente para a posição: *normal*.

Teste indicador-nariz

- O paciente consegue encostar a ponta do dedo da mão da ponta do nariz (rápida e acuradamente): *normal*
- O paciente apresenta tremor quando o dedo da mão se aproxima do nariz: *tremor intencional;* se o dedo ultrapassar a ponta do nariz: *dismetria*.

Movimentos repetidos

- Desorganização dos movimentos das mãos e cotovelos que realizam excursões mais amplas que o esperado; irregularidade dos movimentos que são realizados sem ritmo. Compare os dois lados; essas alterações indicam *incoordenação cerebelar*. Muitas vezes, a anormalidade é ouvida como um tapa mais alto, em vez do barulho habitual de uma batida.

DICA Fraqueza discreta de neurônio motor superior implica fluência de movimentos repetidos rápidos. Entretanto, os movimentos não terão uma amplitude maior que a esperada.

Quando há uma desorganização do movimento de batida no dorso e na palma da mão, isso é chamado de *disdiadococinesia*.

Prova calcanhar-joelho

- Desorganização do movimento com o calcanhar caindo pela parte anterior da perna e o joelho caindo de um lado para o outro.

DICA Os testes de índex nariz e calcanhar-joelho podem ser usados para testar a propriocepção. Se os movimentos forem acurados com os olhos abertos, porém piorarem substancialmente quando repetidos com os olhos fechados, isso indica acometimento da propriocepção.

Tronco

- O paciente é incapaz de sentar diante da posição de decúbito prévia sem cair para um dos lados: *ataxia de tronco*. Associa-se com ataxia de marcha (ver Capítulo 4).

O QUE ISSO SIGNIFICA

- **Incoordenação unilateral**: síndrome cerebelar ipsilateral
- **Incoordenação bilateral**: síndrome cerebelar bilateral
- **Ataxia de tronco, ataxia de marcha, sem incoordenação dos membros**: síndrome cerebelar medial
- **Síndrome cerebelar unilateral**. *Causas comuns*: desmielinização, doença vascular. *Causas raras*: traumatismos, tumores ou abscessos
- **Síndrome cerebelar bilateral**. *Causas comuns*: fármacos (anticonvulsivantes), álcool, desmielinização, doença vascular. *Causas raras*: degeneração cerebelar hereditária, disfunções paraneoplásicas, hipotireoidismo
- **Síndrome cerebelar medial**: lesão do verme cerebelar. As causas são as mesmas que as encontradas nas síndromes cerebelares bilaterais.

24

MOVIMENTOS ANORMAIS

INTRODUÇÃO

Movimentos anormais são mais bem compreendidos ao se observarem os pacientes afetados. Se você dispõe de vocabulário correto, os movimentos anormais mais comuns podem ser descritos. Entretanto, muito *experts* vão descrever o mesmo movimento de diferentes maneiras – assim, artigos de disfunções do movimento vêm com vídeos ilustrando os movimentos!

Na maioria dos pacientes com uma disfunção do movimento, o diagnóstico depende da descrição acurada do fenômeno clínico.

Frequentemente, há uma sobreposição considerável entre as síndromes, e vários tipos de movimentos anormais são vistos no mesmo paciente; por exemplo, tremor e distonia em um paciente parkinsoniano em tratamento.

A anatomia dos núcleos da base é complicada e diagramas que ilustram as conexões entre as várias estruturas se tornam mais complicados à medida que mais pesquisas são realizadas. Correlações neuroanatômicas têm valor clínico limitado, visto que as disfunções do movimento são classificadas como síndromes em vez de classificação anatômica. Correlações de significado incluem parkinsonismo unilateral causado por lesão na substância nigra contralateral e hemibalismo unilateral causado por lesão no núcleo subtalâmico contralateral ou suas conexões.

Na avaliação das disfunções do movimento, existem três aspectos no exame:

1. **Fenômeno positivo**
   - A posição anormal mantida
   - Os movimentos adicionais vistos.
2. **Fenômeno latente**
   - O fenômeno anormal que pode ser revelado usando várias manobras (p. ex., rigidez na avaliação do tônus e as posturas anormais geradas pela escrita na cãibra do escrivão).
3. **Fenômeno negativo**
   - A inabilidade de realizar alguma coisa: por exemplo, lentidão em iniciar movimentos (bradicinesia).

Termos usados em distúrbios do movimento (Figura 24.1)

Acatisia: inquietação motora em que o paciente constantemente se move, cruzando e descruzando as pernas e andando no mesmo lugar.
Atetose: movimentos lentos, irregulares, de contorção, predominantemente nas mãos e punhos (usado com menos frequência atualmente).
Coreia: movimentos não rítmicos de natureza rápida e súbita que, frequentemente, aparentam ser de propósito. Eles podem ser controlados voluntariamente por um curto período de tempo.
Discinesia: um termo usado para descrever movimentos associados a fármacos neurolépticos; particularmente usado para descrever movimentos de boca e face (discinesia orofacial).
Distonia: cocontração de músculos agonistas e antagonistas que pode gerar uma postura anormal intermitente ou persistente. A posição mantida é geralmente de flexão ou extensão extrema.
Hemibalismo: movimentos violentos e súbitos que são irregulares, afetando um lado. Não há distinção clara de coreia grave.
Mioclonia negativa: perda de tônus muscular breve e súbito quando um membro é mantido estendido. A forma mais comum é o *asterixe*.
Movimentos mioclônicos: uma contração extremamente breve de um grupo muscular levando a movimentos involuntários despropositados do membro afetado.
Tique: movimento rítmico alternante, normalmente uma ação deliberada e repetida com propósito.
Tremor: movimento alternado rítmico.

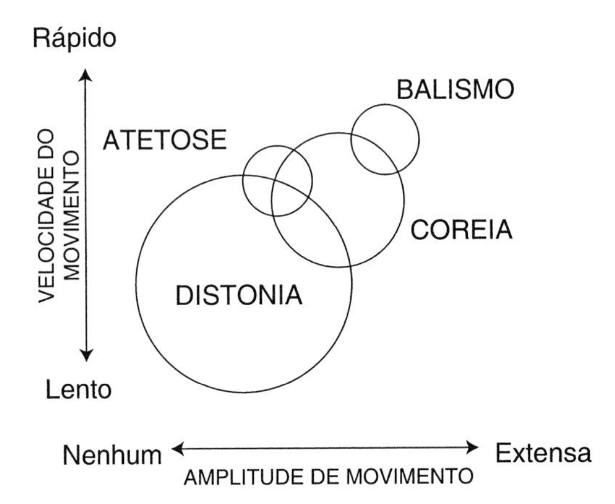

Figura 24.1 Há considerável superposição entre coreia e atetose; coreia e hemibalismo; coreia e distonia.

O QUE FAZER

Olhe no rosto do paciente.

- Existem movimentos adicionais?
- A face é inexpressiva?

Olhe a posição da cabeça do paciente.
Olhe os braços e as pernas.

- Observe a posição
- Existe algum movimento anormal?

Peça ao paciente para:

- Sorrir
- Fechar os olhos
- Segurar as mãos em frente a ele com os punhos inclinados para trás (Figura 24.2A)
- Segurar os cotovelos para os lados e apontar os indicadores um contra o outro na frente do nariz (Figura 24.2B)
- Realizar o teste índex-nariz (como descrito no Capítulo 23).

Se houver tremor, observe a frequência, o grau da amplitude (discreto, moderado, amplo) e as partes do corpo afetadas. Procure por tremor na língua (ver Capítulo 13).
Teste os movimentos oculares (Capítulo 9).
Teste o tônus (Capítulo 16).

- Quando realizar a avaliação do tônus em um braço, por vezes é útil pedir ao paciente que eleve e abaixe o outro braço.

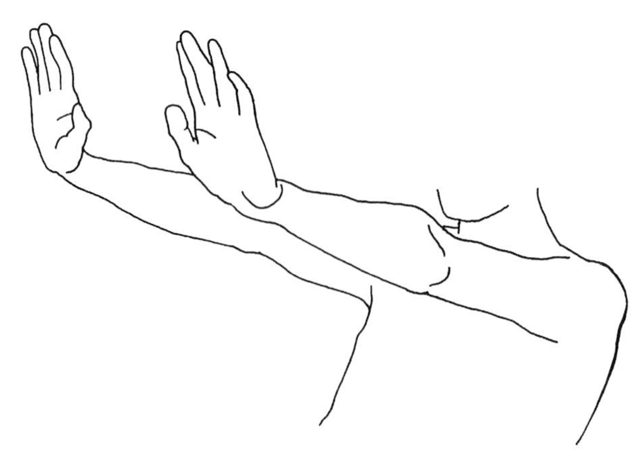

Figura 24.2 A Testes para tremor.

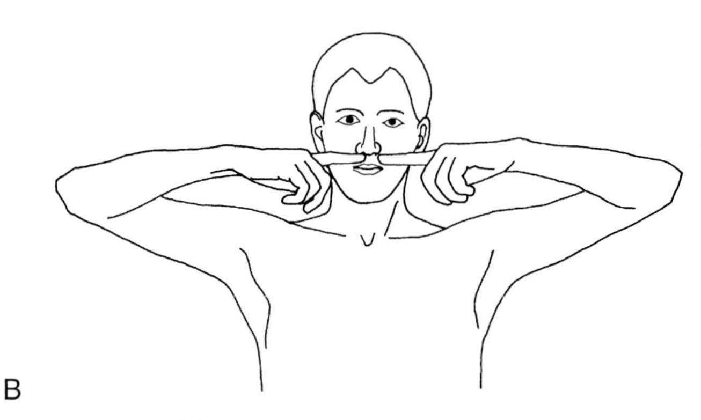

Figura 24.2 B Testes para tremor.

Teste movimentos rápidos repetitivos.
Peça ao paciente para:

- Bater o indicador contra o polegar rapidamente (*demonstre*)
- Tocar cada dedo da mão com o polegar rapidamente (*demonstre*)
- Mexer o hálux como se estivesse ouvindo a música agitada.

Observe a velocidade do movimento e se eles são fragmentados; compare o lado direito com o esquerdo.
Teste a marcha (Capítulo 4)
Teste a escrita.
Peça ao paciente para:

- Escrever seu nome e endereço
- Desenhar a espiral de Arquimedes (Figura 24.3).

Peça ao paciente para realizar qualquer manobra que ele diga que desencadeia o movimento anormal.

O QUE VOCÊ ENCONTRA

Face

Fenômeno positivo
Comumente:

- Estalar os lábios e torcer a boca: *discinesia orofacial*
- Oscilação dos músculos, particularmente ao redor dos olhos: *mioquimia facial.*

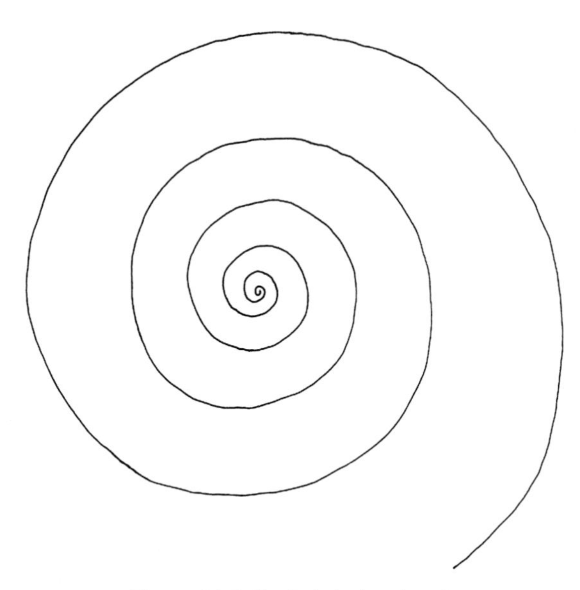

Figura 24.3 Espiral de Arquimedes.

Raramente:

- Espasmo intermitente dos músculos ao redor dos olhos: *blefaro-espasmo*
- Espasmo intermitente dos músculos em um lado da face: *espasmo hemifacial*.

Fenômeno negativo

- Imobilidade facial.

Cabeça

Fenômeno positivo

Posição

- Cabeça torcida para um lado: *torcicolo*
- Cabeça inclinada para um lado: *laterocolo*
- Cabeça dobrada para a frente: *anterocolo*
- Cabeça dobrada para trás: *retrocolo*.

Movimento

- Movimento rítmico da cabeça: *titubeação* – descrito como sim-sim (movimento anteroposterior) ou não-não (movimento de um lado a outro).

Braços e pernas

Fenômeno positivo

Tremor

- Presente quando o membro (particularmente a mão) está em repouso: *tremor de repouso*
- Presente quando o membro é mantido em uma posição (especialmente como visto na Figura 24.2): *tremor postural*
- Presente durante uma ação (p. ex., teste índex-nariz): *tremor de ação*
- Presente e aumenta quando o dedo se aproxima do alvo: *tremor de intenção*.

DICA Comumente mais de um tipo de tremor coexiste.

Asterixe

- Movimentos súbitos irregulares das mãos, vistos especialmente na posição ilustrada na Figura 24.2. Trata-se, na verdade, de uma perda de tônus súbita – *mioclonia negativa*.

Posição

- Membro mantido, em geral transitório, em uma posição anormal com contração de ambos os músculos agonista e antagonista: *postura distônica*. Comumente o braço está abduzido na altura dos ombros, estendido nos cotovelos e pronado em uma posição extrema com os dedos estendidos. A perna está geralmente estendida no quadril e no joelho e invertida no tornozelo com os dedos fletidos.

DICA Tente se colocar nessas posições para compreender como elas são (e por que os pacientes se queixam de desconforto).

Movimentos adicionais (como descrito anteriormente). Descreva qual parte dos movimentos parece estar afetada por:

- Mioclonia
- Coreia
- Hemibalismo
- Tique
- Atetose.

Fenômeno latente

Ao caminhar, o seguinte pode ocorrer ou ser exacerbado.

- Tremor de repouso
- Postura distônica
- Coreia.

Teste índex-nariz pode revelar:

- Tremor de ação
- Tremor de intenção (visto anteriormente)
- Mioclonia: *mioclonia de ação.*

E exacerbar:

- Movimentos coreicos.

Movimentos repetitivos rápidos

- Alentecidos ou fragmentam-se facilmente: *bradicinesia.*

Tônus

- Rigidez de roda denteada pode ser encontrada somente quando o outro braço é movido para baixo e para cima (ativado).

Escrita

- A escrita torna-se progressivamente mais lenta, a mão pode evoluir com um espasmo e o paciente segura a caneta de uma maneira pouco usual: cãibra do escrivão.

Espiral de Arquimedes

- Espiral muito justa terminando como um círculo: sugere parkinsonismo
- Espiral muito larga com tremor: sugere síndrome cerebelar ou tremor essencial.

Fenômeno negativo

- Rigidez em cano de chumbo ou roda denteada
- Bradicinesia: lentidão ao iniciar movimentos
- Redução do balanço do braço ao caminhar (ver Capítulo 4).

O QUE ISSO SIGNIFICA

Síndromes de rigidez acinética (parkinsonismo, comumente)

- *Pontos-chave*: rigidez, bradicinesia e tremor. Características incluem expressão facial reduzida (tipo máscara), tremor de repouso, postura encurvada com diminuição do balanço do braço e aumento no tremor ao caminhar. Marcha pode ter festinação (ver Capítulo 4). Bradicinesia nos movimentos repetitivos rápidos e na marcha. Disartria extrapiramidal (ver Capítulo 2). Pode haver limitação da convergência

- Causas comuns: doença de Parkinson, fármacos antipsicóticos, particularmente os agentes mais antigos (p. ex., clorpromazina e haloperidol)
- *Causas raras*: paralisia supranuclear progressiva (PSP ou síndrome de Steele-Richardson – uma síndrome de rigidez acinética com paralisia do olhar progressiva supranuclear (ver p. 86), atrofias de múltiplos sistemas (síndrome de rigidez acinética associada com falha autonômica, sinais piramidais e síndrome cerebelar) e, *muito raramente*, doença de Wilson.

Tremores (comuns)

- **Tremor de repouso**: característica da síndrome de rigidez acinética (ver anteriormente)
- **Tremor postural e de ação**. *Causas comuns*: tremor essencial (também chamado tremor familiar se existir história familiar), tremor fisiológico exagerado (pode ser causado por hipertireoidismo, beta-agonista). *Causas raras*: insuficiência hepática ou renal, abstinência alcoólica
- **Tremor de intenção**: indica doença cerebelar (ver Capítulo 23).

Coreia (pouco comum)

Causa comum:

- Terapia medicamentosa de doença de Parkinson (tratamento excessivo).

Causas raras:

- Doença de Wilson (procure doença hepática associada e anéis de Keyser-Fleischer na córnea)
- Doença de Huntington (pesquise por história familiar)
- Coreia pós-anticoncepcional ou gestação
- Coreia de Sydenham
- Acidente vascular encefálico (AVE)
- Encefalite límbica autoimune.

Hemibalismo (raro)

- Lesões do núcleo subtalâmico contralateral ou suas conexões. *Causa comum*: AVE.

Distonia (pouco comum)

Afeta apenas uma parte do corpo durante uma ação em particular: **distonia tarefa-específica**.

- Cãibra do escrivão isolada.

Afeta apenas uma parte do corpo: **distonia focal**.

- Torcicolo isolado.

Afeta duas ou mais partes adjacentes do corpo: **distonia segmentar**.
Por exemplo:

- Torcicolo e postura distônica no mesmo braço.

Afeta partes do corpo que não são adjacentes:

- **Distonia generalizada**: frequentemente associada à coreia, vista anteriormente.

Causas comuns:

- **Distonia focal e segmentar**: idiopática, fármacos antipsicóticos, doença de Parkinson tratada com terapia excessiva
- **Distonia generalizada**: como para coreia, ver anteriormente.

Causa rara: distonia muscular deformante.

Tique (pouco comum)

Em geral um achado isolado que pode vir associado com coprolalia (expressar obscenidades); antigamente referido como síndrome de Gilles de la Tourette.

Movimentos mioclônicos (raros)

Podem ser vistos como parte de outra disfunção do movimento em que a coreia e a distonia predominam. Associados a um número de encefalopatias metabólicas, epilepsias mioclônicas – vistas raramente em doenças neurológicas como doença de Creutzfeldt-Jakob e encefalopatia pós-anóxica.

Outros

- **Discinesia orofacial**: em geral uma reação tardia ao uso de tranquilizantes. Pode ocorrer também como parte de uma síndrome listada como coreia
- **Acatisia**: reação tardia a fenotiazinas e medicações relacionadas
- **Blefarospasmo**: idiopático
- **Espasmo hemifacial**: compressão do nervo facial por vasos ectópicos
- **Mioquimia facial**: em geral benigna; possivelmente exacerbada por cansaço, cafeína. *Raramente*: indicativa de lesão no tronco encefálico
- *Asterixe*: ocorre em encefalopatias metabólicas, particularmente em insuficiência hepática.

25

SINAIS ESPECIAIS E OUTROS TESTES

Neste capítulo, alguns sinais descritos são utilizados em ocasiões particulares:
1. Reflexos primitivos.
2. Reflexos superficiais.
3. Testes para irritação meníngea.
4. Teste dos músculos respiratórios e do tronco.
5. Miscelânea de testes.

1. REFLEXOS PRIMITIVOS

Reflexo nasolabial

O que fazer

Peça ao paciente para fechar os olhos. Percuta sua boca gentilmente com um martelo de Babinski.

O que você encontra

- Nenhuma reação: *normal*
- Contração dos lábios: *reflexo positivo.*

Reflexo palmomentoniano

O que fazer

Raspe a palma da mão do paciente rapidamente no centro e observe o mento.

O que você encontra

- Sem reação: *normal*
- Contração muscular no mesmo lado do mento: *reflexo positivo.*

Reflexo de preensão

O que fazer

Coloque seus dedos na palma da mão do paciente e puxe sua mão, solicitando que o paciente largue sua mão enquanto faz isso.

O que você encontra

- O paciente consegue largar a mão: *normal*
- O paciente segura a mão do examinador involuntariamente: *reflexo positivo.*

O que significam

Todos esses reflexos primitivos podem ser encontrados em pessoas normais. Eles ocorrem mais frequentemente em pacientes com patologia do lobo frontal ou encefalopatia difusa. Se unilaterais, sugerem fortemente patologia do lobo frontal contralateral.

2. REFLEXOS SUPERFICIAIS

Reflexo cremastérico

Este reflexo pode ser realizado em homens. A porção interna superior da coxa é estimulada para baixo. O movimento do testículo no escroto deve ser observado. A contração cremastérica eleva o testículo naquele lado.

- *Aferente*: nervo femoral L1, L2
- *Eferente*: L1, L2.

O que você encontra

- Presente: *normal*
- Pode ocorrer com outra patologia local não neurológica ou cirurgia prévia local
- Lesão no arco reflexo
- Lesão piramidal acima de L1.

Reflexo anal

O que fazer

Deite o paciente em decúbito lateral com os joelhos fletidos. Estimule levemente a margem anal com um bastão.

O que você encontra

- Contração visível do esfíncter anal externo.

O que isso significa

Este teste avalia a integridade do arco reflexo com inervação segmentar de S4 e S5 para os componentes motores e sensitivos. Se nenhuma contração for visualizada, isso indica uma lesão deste arco reflexo. Mais comumente, lesão da cauda equina.

3. TESTES PARA IRRITAÇÃO MENÍNGEA

Rigidez da nuca

O que fazer

Observação. Não deve ser realizado caso haja qualquer instabilidade cervical – por exemplo, após traumatismo ou em pacientes com artrite reumatoide.

O paciente deve estar deitado em decúbito dorsal.

Coloque suas mãos atrás da cabeça do paciente.

- Gentilmente gire a cabeça, movendo-a como se o paciente estivesse indicando "não". Sinta a rigidez
- Gentilmente eleve a cabeça da cama. Sinta o tônus no pescoço
- Observe se há flexão do quadril ou do joelho.

O que você encontra e o que isso significa

- Pescoço move-se facilmente em ambos os planos, com o mento atingindo facilmente o peito na flexão cervical: *normal*
- Pescoço rígido ao movimento: *rigidez de nuca*
  - Indica irritação meníngea. *Causas comuns*: meningites bacterianas e virais, hemorragia subaracnoide. *Causas mais raras*: carcinotamose, granulomatose, meningite fúngica
  - Pode ocorrer também em espondilose cervical, parkinsonismo, herniação tonsilar.

Observação. Continue o exame com a avaliação para o sinal de Kernig.

- Flexão de quadril e joelho em resposta à flexão do pescoço: sinal de Brudzinski (Figura 25.1). Isso indica irritação meníngea.

DICA Linfadenopatia cervical e faringite grave podem simular rigidez da nuca, mas a rigidez ocorre somente na flexão e os sinais clínicos dessas patologias são facilmente reconhecíveis.

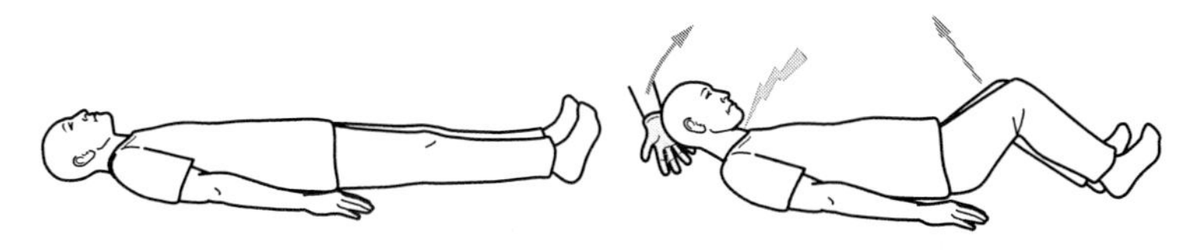

Figura 25.1 Sinal de Brudzinski.

Teste do sinal de Kernig

O que fazer

O paciente deve estar deitado em decúbito dorsal na maca.

- Dobre a perna na altura do quadril com o joelho também flexionado
- Então tente estender o joelho
- Repita no outro lado (Figura 25.2).

O que você encontra e o que isso significa

- Joelho retifica sem dificuldade: *normal*
- Resistência à extensão do joelho: sinal de Kernig – bilateral indica irritação meníngea; se unilateral, pode ocorrer com radiculopatia (elevação da perna esticada).

Observação. O sinal de Kernig está ausente com as outras causas de rigidez da nuca.

Teste de movimento da cabeça

Um novo teste sensível (mas não muito específico) para irritação meníngea.

O que fazer

Peça ao paciente para girar a cabeça horizontalmente em uma frequência de duas ou três vezes por segundo.

O que você encontra

- Nenhum efeito: *normal*
- Piora da cefaleia de base: *teste positivo.*

O que isso significa

- Teste positivo sugere que a irritação meníngea é possível
- Teste negativo sugere que a irritação meníngea é improvável.

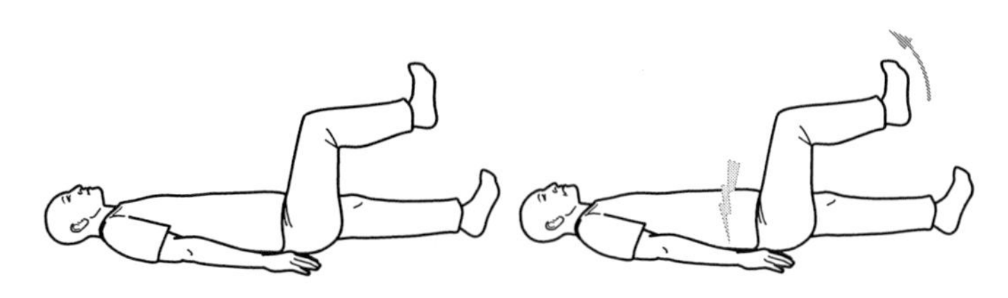

Figura 25.2 Sinal de Kernig.

4. TESTES DOS MÚSCULOS RESPIRATÓRIOS E DO TRONCO

Músculos respiratórios

Os músculos intercostais e o diafragma podem estar envolvidos, especialmente em disfunções neuromusculares. O exame clínico pode ser útil na avaliação da fraqueza dos músculos respiratórios, mas tem seu valor limitado. Se a fraqueza muscular estiver presente ou for fortemente considerada, então medidas fisiológicas, particularmente a capacidade vital (a qual pode ser necessário avaliar em pé e deitado) e pressões bucais inspiratórias, são importantes e o monitoramento regular pode ser necessário.
Testes deverão ser realizados, em geral, se:

- O paciente tem, ou imagina-se que tenha, uma disfunção neuromuscular que, sabidamente, envolva músculos respiratórios – exemplos incluem síndrome de Guillain-Barré, miastenia *gravis*, doença do neurônio motor, distrofia muscular
- O paciente apresenta dispneia ou insuficiência respiratória, potencialmente devido à fraqueza muscular.

Teste à beira do leito

O paciente fica dispneico ao sentar-se? Ou apenas quando deitado em decúbito dorsal – quando o diafragma está limitado pela pressão do conteúdo abdominal?
Ele pode falar normalmente ou tem uma limitação a frases curtas ou a poucas palavras?
Peça ao paciente para contar – até que ponto ele pode contar com uma única respiração?
Qual a frequência respiratória?
Ele está utilizando musculatura respiratória acessória?
A expansão torácica é normal?
Observe o abdome – normalmente a contração diafragmática na inspiração força o abdome a expandir. Se o diafragma estiver fraco, esse padrão reverte e o abdome afunda na inspiração – respiração paradoxal. Essa alteração pode ser unilateral na paralisia de nervo frênico.

Músculos axiais e do tronco

Serão testados raramente de maneira formal, porém são testados indiretamente durante outros elementos do exame físico – por exemplo, quando o paciente se senta sem suporte ou caminha.

Raramente, pacientes podem apresentar fraqueza dos músculos axiais, por exemplo, *cabeça caída*, que é quando a cabeça pende para a frente devido à fraqueza do músculo eretor da coluna cervical, ou *camptocormia*, que é quando o paciente flete na altura da cintura devido à fraqueza do músculo eretor da coluna toracolombar.

Os músculos eretores da espinha podem ser testados: peça ao paciente para se posicionar em decúbito ventral e levantar a cabeça (músculos eretores da coluna cervical) e, depois, levantar os ombros (músculos eretores da coluna torácica). A seguir, solicite que o paciente retorne ao decúbito ventral e levante os pés (músculos eretores da coluna lombar).

5. MISCELÂNEA DE TESTES E SINAIS

Teste de Tinel

Percussão de um nervo em um local pontual de compressão (geralmente utilizando um martelo). Ele é positivo quando é produzida parestesia na distribuição do nervo em questão. Comumente realizado para testar compressão do nervo mediano no punho.

Fenômeno de Lhermitte

Flexão do pescoço para a frente produz uma sensação de choque elétrico, em geral descendo pelas costas. O paciente pode se queixar disso espontaneamente ou você pode testar para encontrar este achado ao fletir seu pescoço. Ocasionalmente, os pacientes têm a mesma sensação na extensão (reverso de Lhermitte).

Isso indica *patologia cervical* – em geral desmielinização. Geralmente ocorre na mielopatia espondilítica cervical ou, raramente, na deficiência de B_{12} ou em tumores cervicais.

Elevação da perna estendida (Figura 25.3)

Teste para pinçamento radicular lombossacral.

Com o paciente deitado em decúbito dorsal na cama, eleve a perna pelo calcanhar. Note o ângulo atingido e qualquer diferença entre os dois lados.

- *Normal*: > 90°; menor em pacientes mais velhos
- Limitação com dor nas costas sugere *pinçamento de raiz nervosa*.

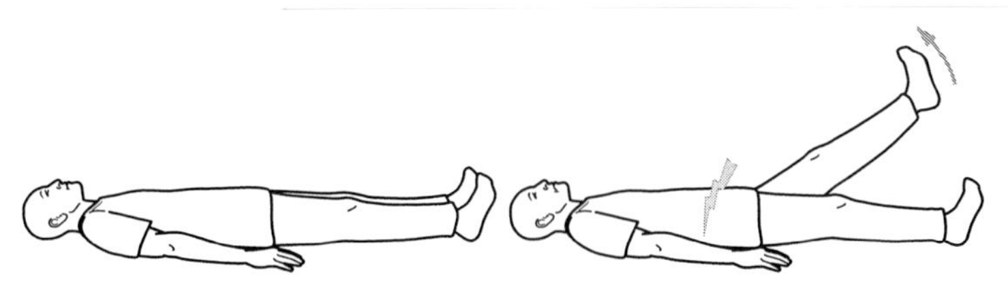

Figura 25.3 Elevação da perna estendida.

Sinal de Hoover

O sinal de Hoover demonstra fraqueza funcional ao evidenciar discrepância entre extensão do quadril voluntária e automática. Um paciente deitado na cama flexionando seu quadril para levantar a perna esquerda, inevitavelmente, estenderá automaticamente o quadril direito.

O sinal de Hoover é avaliado em dois estágios: peça ao paciente para estender o quadril do lado fraco (ver Figura 18.2). Mantendo sua mão na mesma posição, peça ao paciente para elevar a perna oposta da maca. O sinal de Hoover é encontrado quando não há ou há pouca força da extensão do quadril quando o paciente tenta estender o quadril diretamente solicitado, porém tem uma boa força na extensão do quadril ao fletir o outro (Figura 25.4).

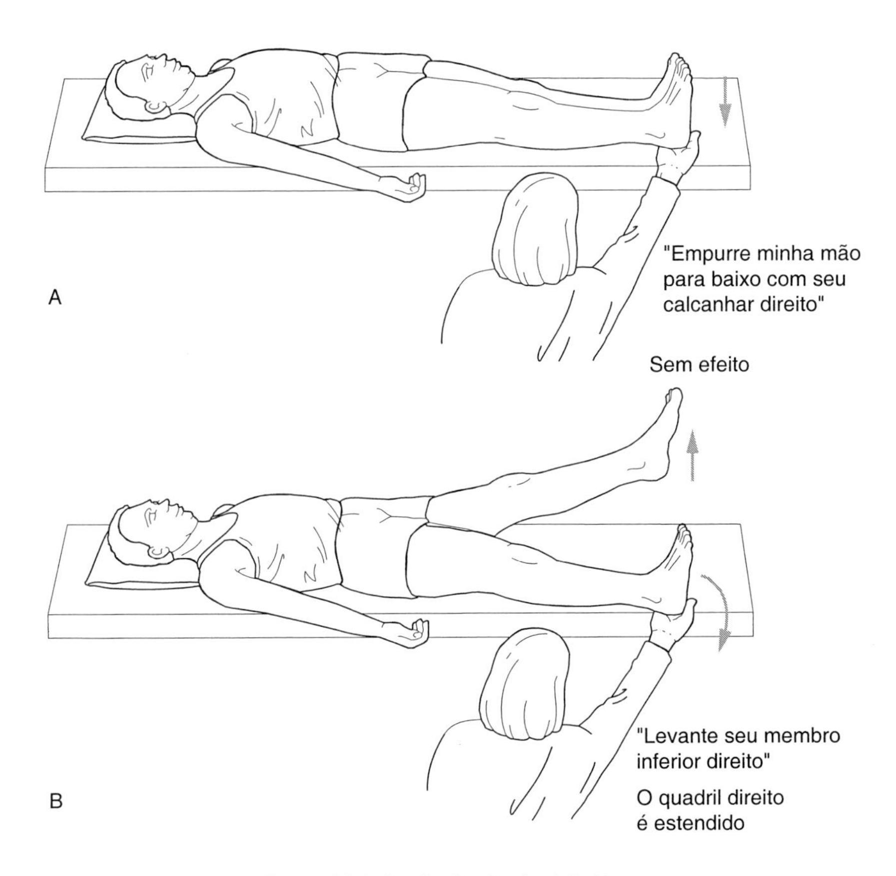

Figura 25.4 Avaliação do sinal de Hoover.

O sinal de Hoover é útil para avaliar fraqueza unilateral da perna, mas não a fraqueza bilateral. É preciso interpretar com cautela se houver dor significativa, visto que isso pode levar a uma interpretação positiva para fraqueza funcional. É útil, em geral, mostrar ao paciente este sinal para explicar como você determinou que sua fraqueza é funcional.

Teste do impulso da cabeça

O reflexo vestíbulo-ocular mantém os olhos estáveis quando nos movemos. Se ele estiver deficitário, nossa visão pula para cima e para baixo como em um vídeo caseiro (referido como *osciloscopia*). As principais eferências deste reflexo são do sistema vestibular na orelha interna e da propriocepção dos músculos do pescoço. A informação é integrada no tronco encefálico e leva a movimentos oculares para equilibrar o efeito de qualquer movimento.

O teste do impulso da cabeça é utilizado para examinar este reflexo rápido mediado pelo canal semicircular lateral e avalia a habilidade dos olhos de se manterem estáveis com movimentos rápidos. É útil em pacientes com vertigem.

O que fazer (Figura 25.5)

Sente-se diante do paciente.

Explique que você irá mover a cabeça do paciente para observar o sistema de equilíbrio, e é necessário que ele relaxe o pescoço e permita que você mova sua cabeça.

Ponha suas mãos em cada lado da cabeça do paciente.

Peça a ele que olhe para um objeto distante atrás do seu ombro e que mantenha-se olhando para este objeto.

Gentilmente, mova a cabeça do paciente 15° para a direita.

(Se o paciente resistir ou continuar com o pescoço rígido, gentilmente mova para o outro lado. Enfatize a necessidade de relaxar e repita.)

Depois mova a cabeça o mais rápido possível para a esquerda, terminando o movimento em 15° para a esquerda.

Observe os olhos cuidadosamente.

Repita, iniciando em 15° para a esquerda e mova a cabeça para direita.

O que você encontra e o que isso significa

- Os olhos se mantêm estáveis olhando para o objeto distante (ver Figura 25.5A): reflexo normal
- Os olhos viram com a cabeça e então têm de voltar para a posição correta para olhar a distância (movimento sacádico corretivo; ver Figura 25.5B): indica lesão vestibular periférica do lado para o qual a cabeça foi girada.

O teste é altamente específico para lesões vestibulares periféricas.

Causas comuns de lesão vestibular periférica unilateral: neurite vestibular.

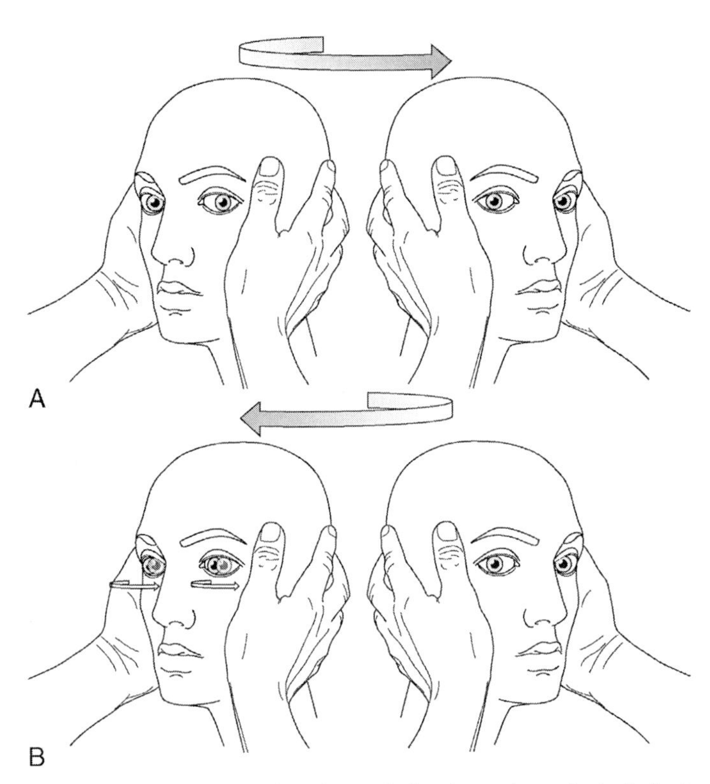

Figura 25.5 Teste do impulso da cabeça. **A.** A cabeça do paciente é girada rapidamente para a esquerda – observe os olhos mantendo a fixação = normal. **B.** A cabeça do paciente é girada rapidamente para a direita – observe os olhos realizando movimento sacádico para reaverem fixação = sistema vestibular periférico direito alterado.

26

SISTEMA NERVOSO AUTONÔMICO

INTRODUÇÃO

O sistema nervoso autonômico é formado pelos sistemas nervosos simpático e parassimpático.

Sistema simpático: sistema de ALARME

Estimulação produz: taquicardia, dilatação brônquica, liberação de epinefrina e norepinefrina (mantém pressão arterial), diminui a motilidade intestinal, inibe a micção (estimula o esfíncter uretral interno, relaxa o músculo detrusor), aumenta a sudorese e dilata as pupilas (lembre-se do que acontece quando você vai realizar provas).

Sistema parassimpático: sistema de FÉRIAS

Estimulação produz: bradicardia, constrição dos brônquios, aumento da salivação e da lacrimação, aumento na motilidade intestinal, ereção, iniciação da micção (relaxa o esfíncter uretral interno, contrai o músculo detrusor) e constrição das pupilas.

Efluxo

- Sistema simpático: T1-L2
- Sistema parassimpático: nervos cranianos III, VII, IX e X, e S2-4.

Testes à beira do leito para avaliar o sistema nervoso autonômico são limitados.

Padrões de distúrbios vesicais e intestinais são descritos separadamente (ver adiante).

O QUE FAZER

Examine as pupilas (ver Capítulo 7).
Cheque o pulso em repouso.

- Cheque o pulso ao pedir que o paciente realize 10 incursões respiratórias por minuto

- Estime a diferença entre as frequências máxima e mínima (idealmente utilizar eletrocardiograma para monitoramento).

Cheque a resposta do pulso ao levantar (por 15 batimentos) (Tabela 26.1).
Peça ao paciente para realizar uma inspiração profunda e expirar contra a glote fechada: manobra de Valsalva (você provavelmente terá que demonstrar para ele), e então peça a ele para respirar normalmente. Observe o efeito que a Valsava e a liberação têm no pulso.
Realize a aferição da pressão arterial em pé e deitado (Tabela 26.1).
Observe a cor da pele e a ocorrência de sudorese.
Sinta a temperatura da pele.

O QUE VOCÊ ENCONTRA

Pupilas

- Síndrome de Horner (ptose, miose, enoftalmia, anidrose): *defeito simpático*
- Reações lentas à luz e acomodação: *neuropatia autonômica.*

Pele

- Hiperemia e temperatura aumentada com diminuição da sudorese: *lesão simpática.*

O QUE ISSO SIGNIFICA

- Síndrome de Horner: ver Capítulo 7

Tabela 26.1 Testes do pulso e da pressão arterial.

Teste	Normal	Reflexo
Pulso em repouso	60 a 100	Taquicardia: parassimpático anormal
Resposta de FC à respiração (10/min)	Máximo-mínimo > 15/min	Perda de variação: anormalidade parassimpática
Resposta da FC ao levantar (primeiros 15 batimentos)	Aumento de > 11/min	Perda de resposta: anormalidade parassimpática
Resposta da PA ao levantar	Queda < 30/15	Aumento de queda: anormalidade simpática
Resposta da FC à manobra de Valsalva	FC aumenta durante FC diminui após	FC estável durante: anormalidade simpática FC estável após: anormalidade parassimpática

PA: pressão arterial; FC: frequência cardíaca.

- Neuropatia autonômica. *Causa comum*: diabetes melito. *Causas raras*: síndrome de Guillain-Barré, amiloidose, atrofia de múltiplos sistemas (ver Capítulo 24), hipotensão ortostática, insuficiência autonômica congênita (síndrome de Riley-Day)
- Lesões simpáticas localizadas: simpatectomia cirúrgica.

ERROS COMUNS

- Fármacos podem interferir nos testes da função autonômica: por exemplo, betabloqueadores e agentes com ação anticolinérgica bloqueiam parte do sistema nervoso autonômico
- Condições médicas gerais como pneumonias ou anemia irão afetar a resposta cardiovascular e interferir na avaliação autonômica.

FUNÇÕES VESICAL E INTESTINAL

Padrões de anormalidade

Bexiga frontal

- Urgência urinária, vazamento precipitado e descontrolado de grandes volumes sem urina residual. Períodos de controle urinário. Tônus anal normal. Sinais de liberação frontal (ver Capítulo 25)
- Ocorre em demências, hidrocefalia de pressão normal e tumores frontais.

Bexiga medular

- Inicialmente retenção urinária com ou sem incontinência com transbordamento. Mais tardiamente, a bexiga contrai e elimina pequenos volumes de urina automática e precipitadamente. Constipação intestinal. Tônus anal normal. Pode desenvolver ereções penianas reflexas, chamadas priapismo (em referência ao deus grego Priapo)
- Ocorre em lesões da medula espinal. *Causas comuns*: traumatismo, esclerose múltipla. *Causa rara*: tumor medular.

Bexiga neurogênica periférica

- Distensão não dolorosa vesical, flácida e com incontinência por transbordamento e volume residual grande. Incontinência fecal. Tônus anal diminuído. Pode haver anestesia em sela.

Impotência

- Ocorre nas lesões de cauda equina. *Causa comum*: protrusão central de disco lombar. *Causas mais raras*: espinha bífida, ependimomas, cordomas, metástases. Também ocorre em lesões de nervos periféricos. *Causa comum*: diabetes melito. *Causas mais raras*: cirurgia pélvica, malignidade tumoral.

27

PACIENTE INCONSCIENTE E CONFUSO

INTRODUÇÃO

Nível de consciência: avaliação do paciente inconsciente e confuso

Um modelo útil e simples de funcionamento da consciência está ilustrado na Figura 27.1. O sistema de ativação reticular no tronco encefálico é a "bateria" e cada hemisfério cerebral é a "lâmpada". A consciência é perdida se a bateria falhar ou se ambas as "lâmpadas" deixarem de funcionar. Isso pode ocorrer como resultado de (Figura 27.2):

- **Encefalopatia difusa**: ambas as "lâmpadas" deixam de funcionar e a "bateria" falha por um distúrbio generalizado, afetando todo o encéfalo
- **Lesão supratentorial**: pode ser causada por lesões bilaterais massivas (ambas as "lâmpadas" não funcionam) ou por distorção do tronco encefálico (em que a "bateria" falha) – "em formato de cone" (ver adiante)
- **Lesões infratentoriais**: produzindo dano direto ao tronco encefálico (a "bateria" falha).

A avaliação do paciente com consciência alterada será dividida em:

- Reanimação (incluindo algum exame físico para permitir que você saiba como realizar a reanimação)
- Exame físico.

O exame de pacientes inconscientes deve:

- Descrever de maneira repetida o nível de consciência, para que possa ser comparado com o resultado de outro observador
- Distinguir as três síndromes listadas anteriormente
- Atentar para definição de causas – frequentemente requer mais investigações.

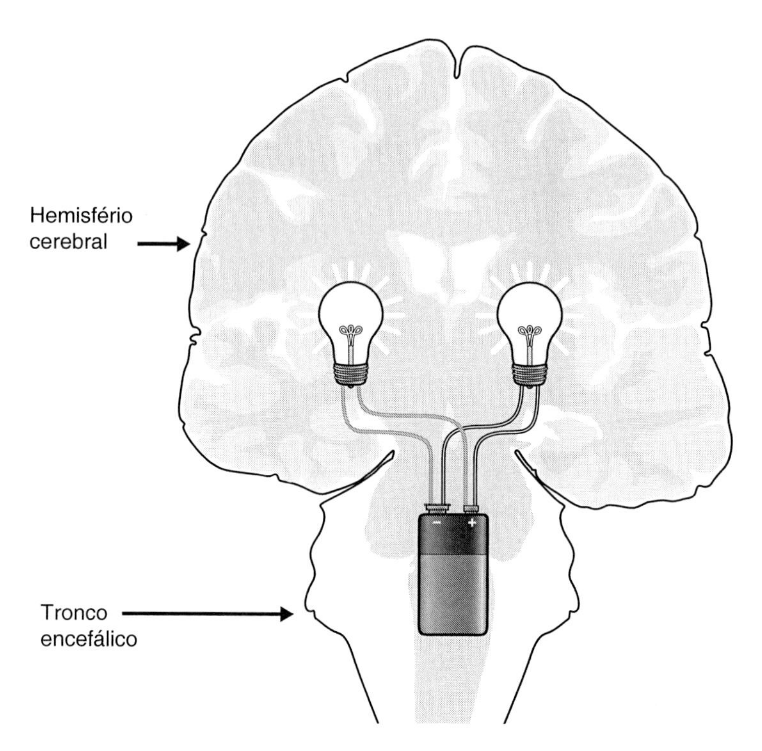

Figura 27.1 Modelo simples de perda da consciência. Perda da consciência é a falha da bateria ou de ambas as lâmpadas.

Os termos usados para descrever os níveis de inconsciência – sonolência, confusão, torpor, coma – fazem parte da linguagem do dia a dia e são usados em diferentes sentidos por diferentes observadores. Entretanto, é melhor utilizar para descrever os níveis de consciência individualmente os termos descritos a seguir. Algumas questões relacionadas com confusão e *delirium* são discutidas no fim do capítulo.

Alterações no nível de consciência e sinais clínicos associados são muito importantes e é necessário que sejam monitorados. Sempre registre os achados.

A escala de coma de Glasgow é um método rápido, simples e confiável para monitorar o nível de consciência. Inclui três medidas: abertura ocular, melhor resposta motora e melhor resposta verbal.

A história pode ser obtida em pacientes com alteração da consciência, de amigos, parentes, espectadores, equipe de enfermagem ou equipe de ambulância. Roupa (molhada por urina ou manchada por fezes?), joias (braceletes/colares de alerta), carteira e pertences são testemunhas silenciosas que podem auxiliar (Figura 27.3).

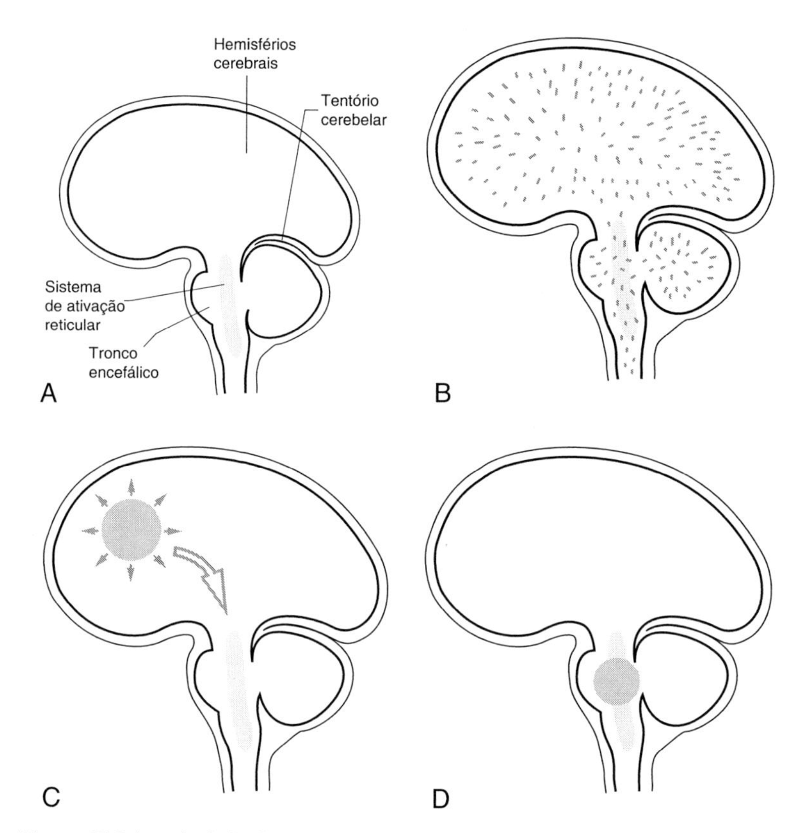

Figura 27.2 Locais de lesão que podem provocar perda da consciência. **A.** Legenda. **B.** Encefalopatia difusa. **C.** Lesão supratentorial. **D.** Lesão infratentorial.

Herniação ou "lesão em cone"

É o que ocorre quando parte do encéfalo é forçado através de um buraco rígido, que pode ser:

1. Do úncus e do lobo temporal através do tentório cerebelar (o qual separa o cérebro do cerebelo): *herniação uncal* ou
2. Do cérebro sendo empurrado em direção central através do tentório: *herniação central*.

Existe uma progressão característica de sinais em ambos os tipos de herniação.

 **DICA** Os sinais de herniação estão sobrepostos aos sinais causados pela própria massa supratentorial que causa a herniação e são progressivos.

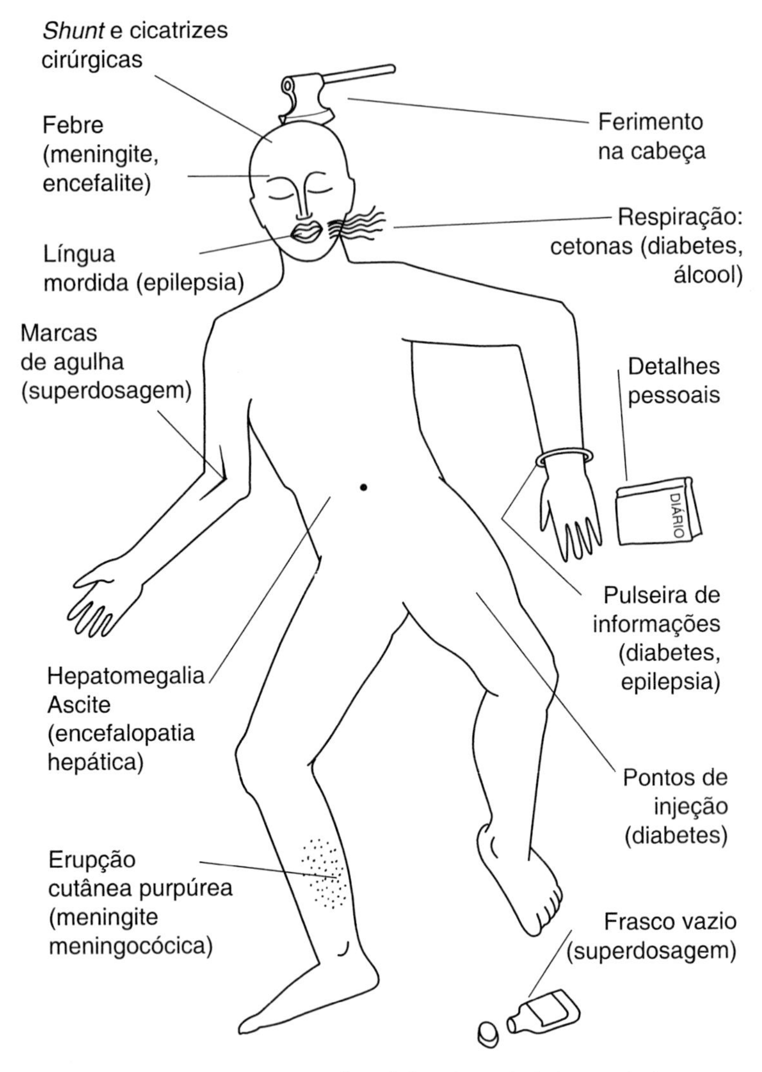

Figura 27.3 Dicas para o diagnóstico do paciente inconsciente.

1. Herniação uncal

O que acontece

Massa unilateral força o lobo temporal ipsilateral através do tentório, comprimindo o terceiro nervo craniano (NC III) ipsilateralmente e, posteriormente, o tronco encefálico superior contralateral e, eventualmente, todo o tronco encefálico. A partir do momento que o fluxo do líquido cefalorraquidiano (LCR) é interrompido, o processo é acelerado devido ao aumento da pressão intracraniana.

Sinais clínicos

Precoces:

- Dilatação pupilar ipsilateral e sinais de lesão de massa supratentorial.

Tardios:

- Hemiplegia ipsilateral
- Ptose progressiva e paralisia de NC III
- Respiração de Cheyne-Stokes.

Mais tardios ainda:

- Tetraparesia
- Dilatação pupilar bilateral fixa
- Respiração errática
- Óbito.

A progressão é geralmente rápida.

2. Herniação central

O que acontece

Uma lesão supratentorial força o diencéfalo (tálamo e estruturas relacionadas que estão entre o tronco encefálico superior e os hemisférios cerebrais) centralmente contra o tentório. Isso comprime, primeiramente, o mesencéfalo superior e, posteriormente, a ponte e o bulbo.

Sinais clínicos

Precoces:

- Respiração errática
- Pupilas mióticas reativas
- Hipertonia
- Babinski bilateral.

Tardios:

- Respiração de Cheyne-Stokes
- Rigidez em decorticação.

Mais tardios ainda:

- Pupilas em midríase fixa
- Postura em descerebração.

A progressão é geralmente mais lenta.

O QUE FAZER

Reanimação

Use o ABC neurológico:

N: *(neck) cervical*	Sempre se lembre de que pode haver lesão cervical. Se possível, não manipule o pescoço.
A: *vias respiratórias*	Assegure-se de que exista via respiratória pérvia, melhor protegida colocando o paciente em posição de recuperação.
B: *(breathing) respiração*	Assegure-se de que o paciente esteja respirando de maneira suficiente para prover oxigenação adequada (incluindo realização de uma gasometria, se necessário). Ofereça oxigênio e, se necessário, ventilação mecânica.
C: *circulação*	Cheque se a circulação está adequada; cheque pulso e pressão arterial.
D: *diabetes*	Cheque a glicemia – com tiras de teste de glicose; se não estiverem disponíveis, ofereça 50 mℓ de dextrose a 50% se a alteração do nível de consciência puder ter sido causada por hipoglicemia.
D: *drogas*	Considere superdosagem por opioide; ofereça naloxona, se indicado.
E: *epilepsia*	Observe crises epilépticas ou estigmas, lesão de mordidas na língua; controle as crises.
F: *febre*	Cheque febre, rigidez da nuca, *rash* purpúreo de meningite meningocócica.
G: *escala de coma*	Avalie a pontuação de 15 (ver Tabela 27.1). Descreva as pontuações de cada grupo (olhos/verbal/motor), bem como a pontuação total.
H: *herniação*	Existe evidência de herniação com efeito de cone? Ver anteriormente, rápida avaliação neurocirúrgica.
I: *investigação*	

Observação. Pulso, pressão arterial, frequência e padrão respiratórios, temperatura. Monitore escala de coma de Glasgow.

EXAME FÍSICO

Tem como objetivo:

- Determinar ou excluir ancrmalidades neurológicas focais
- Procurar evidência de meningismo
- Determinar o nível de consciência e a função neurológica.

Tabela 27.1 Escala de coma de Glasgow.

	Escore
Abertura ocular	
Espontânea	4
Ao estímulo verbal	3
À dor	2
Nunca	1
Melhor resposta verbal	
Orientado e conversando	5
Desorientado e conversando	4
Palavras inapropriadas	3
Palavras incompreensíveis	2
Sem resposta	1
Melhor resposta motora	
Obedece a comandos	6
Localiza a dor	5
Flexão – retirada com a dor	4
Flexão anormal (rigidez de decorticação) (ver Figura 27.4A)	3
Extensão anormal (rigidez de descerebração) (ver Figura 27.4B)	2
Sem resposta	1
Total	**15**

Dica: a menor pontuação que você pode obter é 3/15.

Posição e movimento

O que fazer

Observe o paciente: melhor realizar avaliação na porção final da maca.

- O paciente está parado ou se movendo?

Se estiver se movendo:

- Os quatro membros se movem igualmente?
- O paciente está deitado de forma simétrica?
- Existem movimentos anormais?

O que você encontra

- Braços fletidos nos cotovelos e punhos, e pernas estendidas no joelho e tornozelo: *postura de decorticação* (Figura 27.4A)
- Braços estendidos no cotovelo, pronados e fletidos no punho, e pernas estendidas no joelho e tornozelo: *postura de descerebração* (Figura 27.4B)
- Cabeça pende para um dos lados, com braço em flexão: indica *hemiparesia*
- Presença de espasmos breves, durando menos de 1 segundo, de pernas ou braços: *mioclonia*.

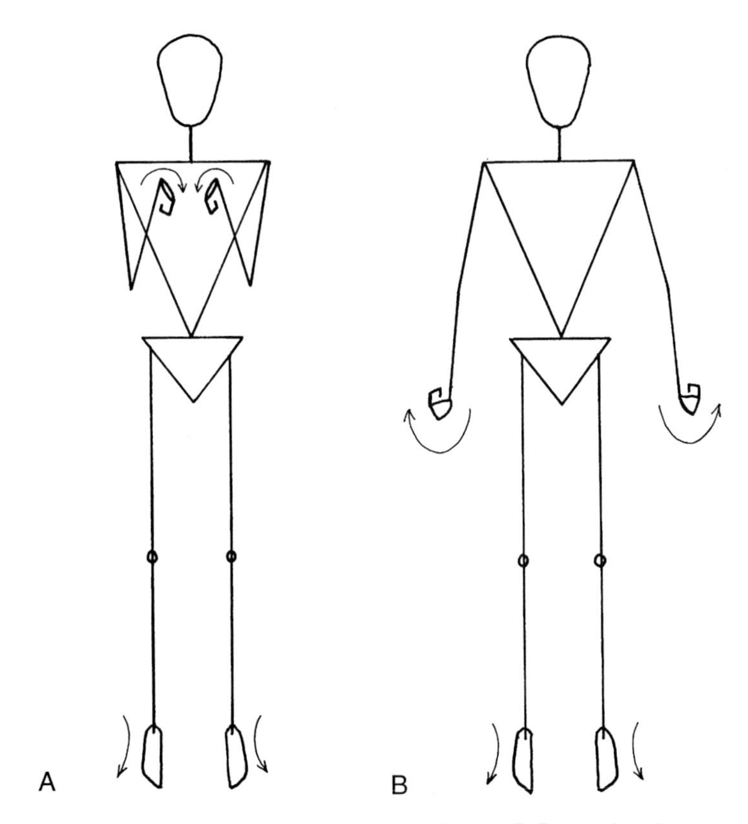

Figura 27.4 Postura anormal. **A.** Decorticação. **B.** Descerebração.

Melhor resposta verbal

O que fazer

Tente acordar o paciente.

- O paciente consegue ser acordado?

Faça uma pergunta simples: "Qual seu nome?"
Se você obtiver uma resposta:
Observe se o paciente está orientado:

- No **tempo**: Que dia é hoje? Qual é a data? Qual é o mês, ano? Qual é a estação do ano? Qual é o momento do dia?
- No **espaço**: Qual é o nome do lugar em que você se encontra? Qual é o nome do hospital? Qual é o nome da cidade?
- Sobre os **aspectos pessoais**: Qual é o seu nome? Qual é a ocupação desta pessoa (apontando um enfermeiro)? Em que você trabalha?

Anote os erros cometidos.
Se você não obtiver respostas:

- Tente outras perguntas: "O que aconteceu com você?", "Onde você mora?" Anote as respostas.

O que você encontra

Anote o melhor nível de respostas:

- Orientado
- Conversação confusa: usando frases longas ou curtas
- Palavras inapropriadas
- Sons incompreensíveis
- Nenhuma resposta.

ERROS COMUNS

Afasia, receptiva ou expressiva, pode passar despercebida – dando a impressão ao examinador de um falso nível de consciência e perdendo um sinal focal do hemisfério dominante (ver Capítulo 2).

Cabeça e pescoço

O que fazer e o que você encontra

- Inspecione a cabeça em busca de evidências de traumatismo
- Percuta o crânio (do mesmo modo que na percussão do tórax): uma fratura pode ter associação com um "som de pote rachado"
- Procure nas orelhas e nariz por evidências de LCR ou sangramento. Examine os tímpanos em busca de evidência de otite média. Equimoses atrás da orelha – sinal de Battle – um sinal de fratura da base do crânio
- Teste a rigidez da nuca (ver Capítulo 25).

Se houver evidência de traumatismo, não teste a rigidez da nuca até que a lesão cervical seja excluída.

Pálpebras

O que fazer e o que você encontra

Observe as pálpebras.

- Elas abrem e fecham espontaneamente?
- Peça ao paciente para abrir/fechar os olhos
- Avalie a resposta à dor – os olhos se fecham?
- Existe algum movimento da pálpebra?

Tabela 27.2 Exame das pupilas.

Simetria?	Tamanho?	Reativas?	Distúrbio
Pupilas simétricas	Puntiformes	Reativas	Opiáceos ou lesão pontina
	Pequenas	Fixas	Encefalopatia metabólica
	Médias	Reativas	Lesão mesencefálica
Pupilas assimétricas	Dilatadas	Não reativas	Paralisia do NC III. Observação: herniação
	Pequenas	Reativas	Lesão metabólica Síndrome de Horner

O movimento da pálpebra é simétrico?

- Presença de ptose?
- Presença de fraqueza facial?

Pupilas

O que fazer

Observe as pupilas.

- Anote o tamanho em milímetros
- Teste os reflexos direto e consensual (ver Capítulo 7).

O que você encontra

Ver Tabela 27.2.

Fundo de olho

Exame o fundo de olho (Capítulo 8).
Procure especificamente por edema de nervo óptico (raro) ou hemorragias sub-hialoides.

ERROS COMUNS

- Ausência de papiledema não exclui hipertensão intracraniana.

Movimentação ocular

O que fazer

Observe o movimento dos olhos.

- Eles estão direcionados para você?
- Eles seguem um objeto em movimento (uma luz)?
- Eles se movem em conjunto (conjugados) ou de maneira independente (desconjugados)?
- Eles se movem?
- Qual é a posição deles?

Faça a manobra dos olhos de boneca (ver adiante).

O que você encontra

- Desalinhamento vertical: lesão de tronco encefálico.

Se o paciente conseguir seguir objetos:

- Teste o movimento ocular como no Capítulo 9
- Evidência de paralisias de NC III, IV ou VI, paralisia do olhar lateral (ver Capítulo 9 e considere herniação uncal).

Teste calórico: ver Capítulo 12.
Reflexo corneano: ver Capítulo 11.
Reflexo nauseoso: ver Capítulo 13.

TESTE OCULOCEFÁLICO (MANOBRA DOS OLHOS DE BONECA)

O que fazer

(Observação. Não realize antes que seja excluída lesão cervical.)
Gire a cabeça para a direita.
Observe os olhos.

- Ambos viram para a esquerda?
- Eles se mantêm mirando para a frente
- Um olho se move e o outro não?

Teste o outro lado; descreva a extensão e a flexão do pescoço.

O que você encontra

- Olhos se movem em direção oposta ao movimento da cabeça – como se estivessem tentando olhar para a frente: *normal*
- Olhos se movem para um lado, mas não para o outro: *paralisia do olhar lateral* – lesão do tronco encefálico
- Limitação da abdução de um olho: *paralisia do NC VI*
- Limitação de movimentos além de abdução em um olho com a pupila dilatada: *paralisia do NC III*
- Olhos não conseguem se mover em nenhuma direção: *lesão de tronco encefálico bilateral.*

Sistema motor

O que fazer

Avalie o tônus em todos os quatro membros (ver Capítulo 16).

- Existe simetria?

Avalie o movimento em cada membro.
Observe movimentos espontâneos dos membros.

- Existe simetria?

Peça ao paciente para mover o membro.
Se ele cooperar: teste a força para avaliar normalidade.
Se não houver resposta:
Pressione com o polegar o esterno do paciente.

- Existe algum movimento proposital em direção ao local da dor?
- Os braços são flexionados com esta dor?
- Os braços e as pernas são estendidos com a dor?
- Existe assimetria nessas respostas?

Se não houver resposta a esse estímulo:
Aplique pressão à extremidade interna da sobrancelha. Observe a resposta.
Pressione o leito ungueal de um dedo em cada membro: o membro é retirado?

Reflexos tendinosos

Ver Capítulo 19.
Eles são simétricos?
Resposta plantar: em extensão ou em flexão.

O que você encontra

- Melhor resposta motora encontrada:
  - Obedece a comandos
  - Localiza
  - Retira
  - Flexão anormal
  - Resposta em extensão
  - Nenhuma
- Descreva a resposta anormal para cada membro
- Assimetria no tônus, nos reflexos ou na resposta à dor: indica *hemiparesia*.

O QUE VOCÊ ENCONTRA E O QUE ISSO SIGNIFICA

Pacientes em coma podem ser classificados em um dos seguintes grupos:

1. Pacientes sem sinais focais.
   a. Sem sinais de meningismo.
   b. Com meningismo.
2. Pacientes com sinais focais indicativos de herniação central ou uncal (lesões supratentoriais).
3. Pacientes com sinais de tronco encefálico não indicativos de lesões em "cone" (lesões infratentoriais).

Na maioria dos pacientes, o diagnóstico acurado depende de mais investigações. Estas estão descritas entre parênteses na seção "causas comuns de coma".

DICA Síndrome de encarceramento (*locked-in*) muito rara, pacientes com lesões mesencefálicas (geralmente por acidente vascular encefálico) podem se tornar *"encarcerados"*. Eles se mantêm em vigília e conscientes, porém o único movimento voluntário é o movimento ocular conjugado para cima – limitando a comunicação. Entretanto, eles olham para cima se você solicitar (somente se você o fizer; portanto, pense no diagnóstico).

CAUSAS COMUNS DE COMA

As causas comuns estão marcadas com um asterisco (*) (as causas mais comuns, com dois asteriscos [**]).

1. Processos difusos e multifocais

a. Sem meningismo

Metabólicos

- *Hipoglicemia (glicemia)
- *Hiperglicemia (glicemia)
- *Hipoxia (gasometria)
- *Acidose (gasometria)
- Deficiência de tiamina, "encefalopatia de Wernicke"
- Insuficiência hepática
- Insuficiência renal
- Hipercapnia (excesso de CO_2)
- Hipoadrenalismo.

Induzidos por toxinas

- **Fármacos: benzodiazepínicos, barbitúricos, opiáceos, tricíclicos (avaliação toxicológica)
- *Álcool (toxicologia).

Infecciosos

- *Encefalite: herpes simples e outros vírus (avaliação do LCR, eletroencefalograma).

Vascular

- Encefalopatia hipertensiva.

Traumatismo

- *Concussão (tomografia computadorizada [TC] ou ressonância magnética [RM] do encéfalo)
- Embolia gordurosa.

Epilepsia

- *Pós-ictal.

Regulação da temperatura

- Hipotermia (temperatura retal).

b. Com meningismo

Vascular

- *Hemorragia subaracnoide (TC do encéfalo, avaliação do LCR). Observação. Pode haver sinais focais: tronco encefálico ou hemisfério cerebral.

Infeccioso

- Meningite: bacteriana ou viral (hemocultura, TC ou RM do encéfalo, avaliação do LCR e cultura).

2. Lesões supratentoriais (TC ou RM do encéfalo)

- Hemorragia
  - Extradural
  - *Subdural
  - *Intracerebral
- Infarto
  - Embólico
  - Trombótico
- Tumores
  - Primário
  - Secundário
- Abscesso
- Hidrocefalia
  - Incluindo *shunt* obstruído.

3. Lesões infratentoriais (TC ou RM do encéfalo)

- Hemorragia
  - Cerebelar
  - Pontina
- Infarto
  - Tronco encefálico
- Tumores
  - Cerebelo
- Abscesso
  - Cerebelo

PACIENTE CONFUSO – *DELIRIUM*

Alguns comentários adicionais sobre pacientes confusos ou com *delirium*.

Visão geral

As características principais do *delirium* (ou estado confusional agudo) são:

- Início recente
- Desatenção
- Pensamento desordenado/confuso.

Pacientes podem ficar apáticos ou agitados e ter delírios ou alucinações (muitas vezes visuais).

Delirium ocorre com uma encefalopatia difusa (ver Figura 27.2B) – um processo que leva à alteração de consciência – coma – se mais grave. Na analogia "bateria e lâmpada", o *delirium* ocorre quando ambas as lâmpadas estão apagadas. Isso pode ser ocasionado por inúmeras causas (ver adiante).

Delirium ocorre mais comumente em pacientes com déficit cognitivo prévio – e nesses pacientes pode resultar de causas menos agressivas.

Pacientes confusos são, em geral, difíceis de avaliar; uma abordagem é descrita aqui.

História será limitada. Obtenha qualquer informação possível de testemunhas, familiares ou membros da equipe de saúde – particularmente sobre o nível funcional usual e de qualquer fator que sugira um déficit cognitivo prévio.

DICA Pensar em um ou dois eventos?

Quando um paciente tem transtorno encefálico prévio (evento 1), é necessário um agravo menos significativo (evento 2) para provocar confusão mental. De fato, pacientes com lesões encefálicas prévias significativas (como demência leve) podem ficar bastante confusos com um acometimento sistêmico que não envolve, primariamente, o cérebro – como uma infecção urinária ou pneumonia.

Alguém com o cérebro previamente saudável necessita de um agravo mais significativo ao cérebro (evento 1) para causar confusão.

O que fazer

Um exame geral e neurológico completo pode ser impossível se o paciente não cooperar – neste caso, vale a pena focar nos elementos mais importantes.

Cheque pulso, pressão arterial, frequência respiratória e glicose.

Procure por sinais de infecção no exame clínico geral.

Procure por rigidez da nuca.

Observe o comportamento (ver Capítulo 3).

Avalie orientação em tempo, lugar e aspecto pessoal (ver Capítulo 3).

Cheque atenção e concentração – por meio de teste de memória e habilidade matemática (subtração de 7).

Use testes simples de memória.

Se possível, cheque campos visuais, movimentos oculares, fundoscopia, simetria facial, força nos quatro membros, reflexos e resposta cutânea plantar. A avaliação sensitiva provavelmente será limitada.

O que você encontra

- Pacientes podem estar agitados ou apáticos, com atenção e memória a curto prazo reduzidas
- Podem ter sinais de infecção (especialmente importante se houver sinais de disfunção neurológica prévia):
  - Inespecíficos – febre, taquicardia
  - Infecção não neurológica – por exemplo, sinais de pneumonia
  - Infecções neurológicas – *rash* purpúreo, rigidez da nuca
- Podem ter estigmas ou outros distúrbios médicos gerais (ver Figura 27.3)
- Podem ter rigidez da nuca – meningismo.

O que isso significa

Todos os processos difusos e metabólicos e causas supratentoriais de coma (ver p. 204-205) podem causar *delirium*. Algumas condições como abstinência alcóolica provocam confusão, mas não coma.

Além disso, em pacientes com déficits cognitivos prévios, uma patologia secundária moderada, particularmente infecção sistêmica – do trato urinário ou pneumonia – pode se apresentar com *delirium*. Por outro lado, é muito menos provável que uma infecção sistêmica explique confusão em um paciente anteriormente normal, de modo que, se houver uma causa infecciosa, é mais provável que seja do sistema nervoso (encefalite ou meningoencefalite).

O diagnóstico da causa do *delirium* depende de investigação adicional imediata.

Um mnemônico (em inglês) útil para lembrá-lo das causas reversíveis comuns de *delirium* é *WHIP TIME*:

W – encefalopatia de Wernicke e abstinência alcóolica
H – hipoglicemia, hipoxia, hipertensão
I – ictal (epilepsia)
P – (*poisoning*) – intoxicação
T – traumatismo
I – hemorragia intracraniana
M – meningite
E – encefalite.

28

SUMÁRIO DO EXAME NEUROLÓGICO PADRÃO

Se a história não sugerir qualquer déficit neurológico focal, não houver distúrbio de linguagem e de funções corticais superiores, então você pode usar o exame neurológico padrão. Se você encontrar qualquer anormalidade ou se a história apontar para algum déficit provável, então isso deve ser explorado em seguida. Com a prática, este exame tomará menos que 5 minutos em um paciente com um exame normal (e que seja esperado ter um exame normal).

EXAME NEUROLÓGICO PADRÃO

- Marcha
- Pupilas: reflexos direto e consensual
- Teste os campos visuais com movimentos das mãos
- Fundoscopia
- Movimentos oculares para avaliar mirada vertical superior e lateral
- Sensibilidade facial ao toque leve com os dedos em todas as três divisões do trigêmeo
- Movimento facial: "eleve os olhos – mostre-me os dentes"
- Boca: "abra a boca" (verifique a língua) "e diga 'ahh'" (observe o palato). "Por favor, coloque sua língua para fora"
- Braços e pernas
  - Observe atrofias
  - Teste tônus no punho, cotovelo e quadril
  - Observe os braços estendidos com olhos fechados (teste do pronador)
  - Teste força. Braços: abdução do ombro, flexão e extensão do ombro, extensão e abdução dos dedos e abdutor curto do polegar. Pernas: flexão e extensão do quadril, flexão e extensão do joelho, dorsiflexão do pé e flexão plantar
- Reflexos:
  - Teste os reflexos: bicipital, tricipital, patelar, aquileu e resposta plantar

- Sensibilidade:
  - Teste sensibilidade vibratória de hálux e dedos
  - Teste temperatura (com diapasão gelado) e sensibilidade dolorosa com alfinete em mãos e pés
- **Coordenação**: teste índex-nariz e calcanhar-canela.

29

APROVAÇÃO EM TESTES

INTRODUÇÃO

Testes clínicos vêm em todos os formatos e tamanhos. A maioria dos estudantes de medicina foca na graduação ou nos "exames finais". Os médicos-residentes se preparam para os exames que testam habilidades adicionais, como o Member of the Royal College of Physicians (MRCP), ou aqueles que fornecem título de especialista, como as Sociedades de Especialistas.

Todos esses exames têm o mesmo objetivo: testar a competência dos candidatos em áreas importantes na prática clínica. Ao conceber o formato da avaliação, os examinadores sabem que:

- A situação é artificial
- O teste deve ser consistente e justo
- Muitos candidatos irão "aprender por meio dos exames".

Assim, os examinadores alteram continuamente a avaliação, para que ela seja mais válida, mais confiável e mais alinhada à prática clínica. Atualmente a tendência é evitar "diagnósticos imediatos"; em vez disso, faz-se um exame clínico focado. O objetivo é replicar o que acontece clinicamente e incentivar o candidato a aprender as habilidades necessárias à prática.

As avaliações têm formatos diferentes, mas quase todas incluem um requisito para o candidato executar os seguintes estágios:

- **Fase 1**: examine um paciente neurologicamente, sendo observado por um examinador.[1] Este fará uma avaliação do exame neurológico *sistemático, apropriado* e *completo*, com uma técnica de exame confiável. Também são observadas as *habilidades de comunicação*, incluindo *relacionamento* com o paciente, profissionalismo e tratamento do paciente com consideração e empatia adequadas. Em outras palavras, "o que você faz"
- **Fase 2**: descreva as descobertas, chegando a algum tipo de conclusão.[1] O examinador observará a *identificação correta dos sinais físicos*

[1] Estes são os três elementos das anotações do examinador (parte neurológica de PACES em MRCP, formulário usado no Reino Unido).

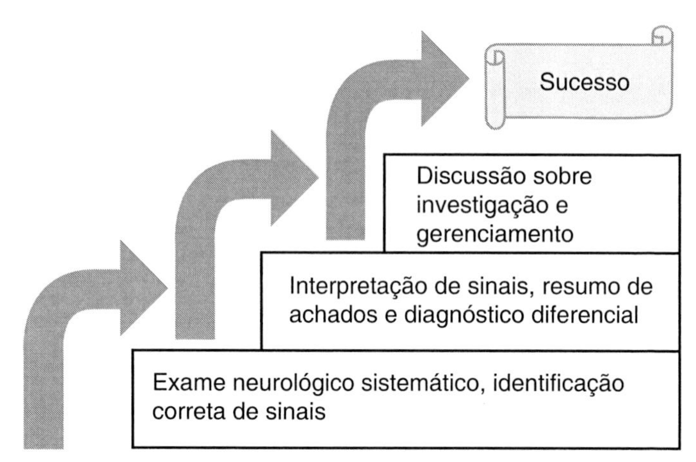

Figura 29.1 Três etapas para o sucesso.

anormais, a *interpretação apropriada* dessas anormalidades e uma *síntese razoável* dos achados, diagnósticos sugeridos e diagnóstico diferencial. Em outras palavras, "o que você encontra" e "o que significa". Interpretar os sinais depende de acertar os sinais, e isso dependerá da realização do exame corretamente; portanto, o estágio 2 depende do estágio 1

- **Fase 3**: discorra sobre investigação e conduta adicionais do problema do paciente.[1] O examinador discutirá aspectos de investigação e conduta adicionais. Isso testa o conhecimento do candidato com relação ao problema clínico específico. Este não é o foco da parte clínica do exame, pois esse conhecimento é frequentemente testado usando outros formatos de testes. Discutir esses elementos ainda depende de um diagnóstico apropriado ou diagnóstico diferencial; portanto, o estágio 3 depende do estágio 2, que depende do estágio 1 (Figura 29.1).

A maioria dos candidatos enfrenta problemas nos estágios 1 e 2 e pode não chegar ao estágio 3. Os examinadores podem tentar ajudar, com perguntas imediatas ou importantes (deixe-os).

A melhor maneira de ser aprovado no exame é ser competente. É por isso que este capítulo está no fim do livro. Portanto, se você foi direto para esta seção, volte para o início do livro (a menos que seja uma emergência).[2]

[2] Veja a última parte desta seção: Aprendizado do exame neurológico em uma crise.

O QUE FAZER

Realize uma etapa do exame de cada vez.

Etapa 1: examine um paciente neurologicamente, observado por um examinador

Você não pretende alcançar um diagnóstico impressionante, mas demonstrar que seu exame é:

- Sistemático
- Hábil
- Confiável
- Apropriado
- Completo
- Profissional.

As dificuldades surgem se:

- Você não conseguir realizar um exame sistemático, hábil, confiável, apropriado e completo
- O tempo for limitado
- Você estiver ansioso (especialmente se o primeiro ponto for verdadeiro).

A solução é resolver o primeiro ponto; quando competente no exame, você usará o tempo com mais eficiência e ficará confiante.

Sistemático, hábil e confiável

Este livro foi elaborado para permitir que você desenvolva uma abordagem sistemática ao exame clínico usando métodos confiáveis.

Para desenvolver um sistema no qual você confie, é necessário praticar. Os golfistas profissionais praticam bater a bola milhares de vezes; portanto, quando pressionados pela competição, eles sabem exatamente o que fazer. O exame neurológico é exatamente o mesmo. O que você precisa fazer foi descrito ao longo do livro; quanto mais você fizer e quanto mais rápido se tornar, menos se preocupará com o que deve fazer em seguida e mais confiante ficará em seus achados normais e anormais. De modo geral, você também parecerá mais esperto.

Praticar com alguém observando pode ajudar ainda mais – de preferência alguém mais experiente, mas os colegas também podem ajudar. Pense em "demonstrar" sinais físicos para que o espectador também veja as anormalidades encontradas. Você pode aprender assistindo – a qualquer um; você costuma aprender tanto ao observar alguém com dificuldades em fazer algo quanto um especialista. Você também ficará menos ansioso no exame se estiver acostumado a ser observado.

Apropriado e completo

Em alguns exames clínicos, você é solicitado a fazer apenas um exame parcial e geralmente recebe apenas uma história limitada. Por exemplo: "por favor, examine esse homem que tem tido dificuldade progressiva para andar no último ano". Isso não é tão artificial quanto parece. Na prática clínica, a maioria dos pacientes terá um problema que será o foco do exame neurológico, e o restante do exame neurológico será efetivamente um exame de rastreio. Portanto, você deve estar apto para descobrir o que é "apropriado" no contexto do exame (Tabela 29.1). É útil pensar em "apropriado" neste contexto como "o que é necessário para resolver o problema clínico".

Tabela 29.1 Alguns problemas clínicos comuns visto em exames.

Problema clínico	Foco do exame	Síndromes comuns
Dificuldades de deambulação	Marcha Sistema motor; tônus, força; reflexos Sensibilidade Considere: movimentos repetitivos rápidos; movimentos oculares; fala	Síndrome cerebelar Síndrome rígida acinética Paraparesia espástica (com ou sem sinais sensitivos) Neuropatia periférica
Parestesias em mãos e pés e perda de destreza	Marcha Sistema motor; tônus, força; reflexos Sensibilidade Coordenação	Tetraparesia espástica com sinais sensitivos Neuropatia periférica
Fraqueza em braços e pernas	Marcha Sistema motor; tônus, força; reflexos Sensibilidade Coordenação	Tetraparesia espástica com ou sem sinais sensitivos Síndrome mista do neurônio motor e inferior Neuropatia periférica
Dificuldades de fala	Fala Face Boca	Disartria Disfonia Afasia (menos provável)
Visão dupla	Movimentos oculares	Lesão de nervo craniano VI, III ou IV Miastenia *gravis* Doença de Graves
Problemas visuais	Acuidade Campos Fundo de olho Possivelmente movimentos oculares	Atrofia óptica Hemianopia homônima Hemianopia bitemporal

Um exame clínico sistemático apropriado será inevitavelmente completo, ou seja, cobrirá todas as partes necessárias do exame. Não precisa ser neurótico ou exigente para ser completo; de fato, isso desperdiçaria um tempo valioso.

ERROS COMUNS

- Não raciocinar. Lembre-se de que você está tentando resolver um problema clínico
- Apressar-se para o exame clínico e não olhar o paciente por completo. Você pode falhar ao observar questões simples como pé cavo ou cicatrizes. Se você estiver examinando os olhos de um paciente em uma cadeira de rodas, é provável que o problema ocular tenha a ver com o problema de mobilidade – uma dica útil
- Preocupar-se com o ritual do exame. Lembre-se: o exame neurológico é uma ferramenta para ajudá-lo a testar como o sistema nervoso está funcionando e de que maneira ele não está funcionando. Não é uma dança
- Esquecer o que você encontrou. É útil resumir suas descobertas em sua mente à medida que avança; isso ajuda a garantir que o exame seja completo, pois você deverá reconhecer as lacunas que precisam ser preenchidas
- Ficar preso a testes sensoriais. Isso geralmente acontece se você começar testando o toque leve e testando de proximal para distal. Para evitar isso, teste a sensibilidade vibratória, a propriocepção, a temperatura e a dor. Comece o teste distalmente e avance proximalmente (ver Capítulos 21 e 22)
- Encontrar sinais que não estão lá. Se houver algo que você não tem certeza, examine novamente. Em geral, é pior encontrar algo que não está lá do que perder algo que está. Lembre-se, é perfeitamente razoável que você seja solicitado a examinar um paciente sem anormalidades neurológicas (pode haver pistas na história: "por favor, examine esse homem, que tem problemas *intermitentes* de caminhada" [*destaque* meu])
- Esquecer o que você faria no mundo real. Se, por exemplo, você descobriu que o teste sensorial não era adequado por causa do tempo, diga-o. "O teste sensorial foi limitado pelo tempo e eu gostaria de repeti-lo." No entanto, em geral, os pacientes serão selecionados para que uma avaliação adequada possa ser realizada no tempo disponível
- Examinar o olho esquerdo com o oftalmoscópio e extrair o reflexo aquileu esquerdo são particularmente difíceis e precisam de prática para aperfeiçoamento – então, os examinadores observam você fazendo isso com grande interesse!

Profissional
Seja educado, cortês e atencioso – como deveria ser com todos os pacientes (e colegas!).

Etapa 2: descreva suas descobertas, chegando a algum tipo de conclusão

Os examinadores terão observado você examinar o paciente e terão uma ideia razoável do que você encontrou (demonstrado). Eles pedirão que você descreva suas descobertas ou conclusões – lembre-se de responder à pergunta que eles fazem. Como você responde também dependerá do nível do exame que você está fazendo. Existem três abordagens:

1. Descrever sistematicamente os sinais clínicos (A), usando a ordem convencional, resumindo-os (B), chegando a uma síntese dos sinais (C) e sugerindo diagnósticos diferenciais (D) – como descrito nos Boxes 29.1 e 29.2. Esta abordagem é longa, mas permite que você descreva os sinais físicos e seu raciocínio. Tal abordagem geralmente é restrita aos exames finais do estudante de medicina.
2. Resumir os sinais anormais relevantes (B), uma síntese dos sinais (C) e o diagnóstico diferencial sugerido (D) – como nos Boxes 29.1 e 29.2. Esta abordagem é mais sucinta e oferece a oportunidade de discutir e esclarecer sinais antes de chegar a uma síntese. Se não for correta, o examinador pode solicitar uma interpretação correta.
3. Propor uma síntese dos sinais (C), com ou sem referência a sinais anormais (± B), e discutir um diagnóstico diferencial (D) – como nos Boxes 29.1 e 29.2. No entanto, se sinais ou síntese estiverem incorretos, é mais difícil para o examinador solicitar perguntas.

A abordagem 2 é provavelmente a estratégia correta em exames de graduação se nenhuma pergunta for feita.

Vale a pena praticar cada uma dessas abordagens quando você se deparar com pacientes e expressá-las em voz alta – preferencialmente para um colega veterano; um colega do mesmo ano também conseguirá oferecer conselhos. Se não houver mais ninguém com você, faça isso de qualquer maneira para praticar a verbalização de seus pensamentos.

BOXE 29.1 RESUMO DE SUAS DESCOBERTAS E RESPOSTAS A PERGUNTAS SOBRE DIAGNÓSTICO

Exemplo 1 (um caso relativamente complicado)
Diferentes abordagens (ver o texto) ao descrever um exame limitado das pernas de um "paciente com fraqueza nas pernas". Ele parece ter entre 40 e 50 anos de idade.

(A) Sinais: o paciente não conseguia andar.
O *tônus* da perna direita foi aumentado, com espasticidade no joelho e clônus no tornozelo direito. O tônus na perna esquerda era normal.
A *avaliação de força* encontrou fraqueza piramidal na perna direita, grau 2 na flexão do quadril, grau 2 na extensão do quadril, grau 3 na extensão do joelho e grau 2 na flexão, grau 1 na dorsiflexão do pé e grau 3 na flexão plantar. A força na perna esquerda era normal.
Os *reflexos tendinosos* na perna direita estavam patologicamente exacerbados com um reflexo de Babinski à direita; os reflexos do lado esquerdo eram normais com cutâneo plantar em flexão.
Avaliação da sensibilidade encontrou perda de sensibilidade vibratória na perna direita até a espinha ilíaca anterossuperior, perda de propriocepção no hálux e no joelho. No lado esquerdo, a sensibilidade vibratória e a proprioceptiva estavam normais. Sensibilidades dolorosa e térmica estavam alteradas na perna esquerda até a margem posterior. Essas modalidades eram normais na perna direita.
Coordenação não foi testada à direita por causa da fraqueza; à esquerda, estava normal.

(B) Resumo dos sinais: a combinação de uma lesão do neurônio motor superior do lado direito igual ou superior a L1 e uma perda sensorial da coluna posterior direita com uma perda sensorial espinotalâmica do lado esquerdo e um nível sensorial em T8.

(C) Síntese: uma síndrome em hemicoluna parcial (síndrome de Brown-Séquard) igual ou superior a T8.

(D) O diagnóstico diferencial é de lesão medular igual ou superior a T8 (diagnóstico anatômico). Isso pode resultar de compressão externa ou traumatismo na medula espinal ou lesão intrínseca dentro da medula (diagnóstico patológico). A compressão externa ocorre mais comumente por doença do disco, espondilose ou tumores,* principalmente os secundários ósseos, embora também meningiomas ou neurofibromas. As lesões intrínsecas são mais comumente decorrentes de desmielinização, mielite ou relacionadas com esclerose múltipla;* mais raramente, lesões vasculares como infartos na coluna podem produzir esse problema (embora normalmente produzam síndromes do cordão anterior) ou muito raramente tumores intrínsecos da medula espinal.

---

*Ver "Observação. Eufemismos" no texto.

BOXE 29.2 RESUMO DE SEUS ACHADOS E RESPOSTAS ÀS QUESTÕES SOBRE O DIAGNÓSTICO

Exemplo 2 (um caso relativamente direto)
Diferentes abordagens (ver o texto) que descrevem um exame limitado de um "paciente com dificuldades de locomoção".

(A) Sinais: sua *marcha* é anormal. Ele está levemente inclinado; sua marcha é de base estreita, com pequenos passos. Seu braço direito está levemente flexionado e não balança.
Sua expressão facial é reduzida. Ele tem um tremor de repouso na mão direita.
Na avaliação do tônus, ele tem rigidez na roda denteada no braço e perna direitos.
A *força* é normal. Os reflexos estão ligeiramente aumentados à direita. Os cutâneos plantares estão em flexão. A *sensibilidade* é normal.
Há bradicinesia moderada do lado direito, evidente em *movimentos rápidos e repetitivos* da mão e do pé.
A *coordenação* é precisa, embora lenta à direita.
(B) Resumo dos sinais: este homem tem marcha parkinsoniana e tremor de repouso do lado direito, com rigidez da roda denteada e bradicinesia.
(C) Synthesis: este homem tem uma síndrome rígida acinética assimétrica.
(D) Diagnóstico diferencial: a causa mais comum de uma síndrome rígida acinética assimétrica é a doença de Parkinson idiopática. Outros diagnósticos diferenciais a serem considerados são parkinsonismo induzido por fármacos (que geralmente é simétrico) ou doenças extrapiramidais raras, como atrofia de múltiplos sistemas, doença de corpos de Lewy, paralisia supranuclear progressiva (ou, em um paciente jovem, doença de Wilson).

Ao chegar a uma síntese, descreva o diagnóstico anatômico ou sindrômico primeiro. Em seguida, ofereça um diagnóstico diferencial de possíveis causas. Você pode classificar causas potenciais de acordo com o processo patológico, e não com doenças específicas. Comece com causas comuns; se você sugerir uma causa rara, convém dizer aos examinadores que é raro. Os examinadores estão interessados no seu raciocínio clínico; portanto, parte do teste é ver como você aborda o diagnóstico diferencial.

ERROS COMUNS

- Você não conseguiu responder à pergunta. Isso geralmente envolve responder a uma pergunta semelhante, mas diferente. Isso é popular entre os políticos em entrevistas, mas impopular entre os examinadores
- Quando questionado sobre as causas dos problemas, você pula para diagnósticos raros e improváveis. Evite isso, iniciando com um diagnóstico anatômico ou sindrômico e sugerindo patologias, começando com doenças comuns e depois passando para problemas mais raros
- Você entra em pânico. Às vezes (bem, muitas vezes) as pessoas ficam tão confusas nos exames que não se saem tão bem quanto deveriam. Você pode evitar isso praticando o exame neurológico durante uma situação estressante. Apresentar casos em reuniões clínicas ou simplesmente fazer perguntas em reuniões ou palestras fornecem uma prática útil para articular seus pensamentos sob estresse.

Observação. Eufemismos: se a discussão ocorrer enquanto o paciente estiver lá, você deverá usar eufemismos para os diagnósticos discutidos que sejam potencialmente alarmantes para o paciente (especialmente se eles tiverem outro problema). Os exemplos incluem: *desmielinização* para esclerose múltipla; *doença das células do corno anterior* para esclerose lateral amiotrófica (doença do neurônio motor); *neoplasia* para câncer.

DICA Aqui vai uma maneira útil de aprender neurologia. Se você não viu um paciente com alguma doença específica, então transforme as descrições do livro em descrições de pacientes imaginários com sinais clínicos apropriados. Isso não somente auxilia a lembrar e reconhecer a condição clínica, mas também ajuda a praticar a verbalização. Você pode fazer isso em qualquer lugar, no banho ou no ônibus (apesar de que, neste caso, talvez seja melhor não dizer em voz alta!).

Algumas condições comuns ou importantes nas quais você pode querer praticar são:

- Esclerose múltipla
- Esclerose lateral amiotrófica (doença do neurônio motor)
- Radiculomielopatia cervical

- Doença de Charcot-Marie-Tooth
- Acidente vascular encefálico (AVE) de artéria cerebral média do hemisfério dominante
- Síndrome medular lateral
- Síndrome de Brown-Séquard (ver Boxe 29.2)
- Distrofia miotônica
- Doença de Parkinson (ver Boxe 29.2).

Etapa 3: discuta a investigação ou a propedêutica adicional do problema do paciente

Esta parte do exame clínico tem como objetivo principal testar se você é sensível e tem um bom "senso clínico" e não depende de uma riqueza de conhecimentos (embora isso ajude). O conhecimento é testado mais amplamente em outras partes dos seus exames.

Lembre-se de que esse exame está tentando replicar a prática clínica real – faça o que você faria na vida real. Se você tivesse apenas um histórico limitado e pudesse fazer um exame neurológico parcial, normalmente faria um histórico completo e um exame completo. Sugira isso, mas indique em quais aspectos específicos você se concentraria; por exemplo, em um paciente com neuropatia, você pode sugerir que estaria interessado no histórico médico geral, exposição a fármacos ou toxinas, ingestão de álcool e histórico familiar detalhado.

Se você for questionado sobre outras investigações, indique como as usaria para resolver o problema clínico – por que você faria cada teste? Lembre-se, os testes existem para ajudá-lo – como eles o ajudariam?

ERROS COMUNS

- Deixar de fornecer a propedêutica completa e apenas listar os nomes dos medicamentos
- Não considerar áreas não médicas da propedêutica; por exemplo, enfermagem, fisioterapia e terapia ocupacional ou questões sociais mais amplas.

Ao sugerir investigações, geralmente comece pelas simples. No entanto, se houver um teste complicado específico que resolveria o problema, é este o procedimento que deverá fazer (p. ex., o teste genético é a melhor maneira de confirmar o diagnóstico de distrofia miotônica).

Discutir o tratamento no tempo muito limitado disponível é mais fácil se você tiver uma estrutura mental para ajudá-lo. Quase todos os planos de tratamento podem ser divididos em:

- Gestão do processo de doença subjacente
- Gerenciamento específico dos sintomas

- Conduta geral, incluindo estratégia a longo prazo.

Os Boxes 29.3 e 29.4 dão alguns exemplos de como usar essa abordagem.

BOXE 29.3 RESPOSTAS ÀS PERGUNTAS SOBRE INVESTIGAÇÃO E PROPEDÊUTICA DO PACIENTE NO BOXE 29.1

Pergunta: Como você investigaria e conduziria este paciente? Primeiro revisaria a história, em particular a velocidade de aparecimento dos problemas atuais, e procuraria evidências de episódios neurológicos anteriores ou outros problemas médicos significativos, particularmente qualquer história de malignidade. Eu perguntaria sobre o envolvimento vesical e intestinal.

Um exame completo pode fornecer outras pistas, como problemas médicos gerais ou evidência de outras lesões neurológicas.

Investigações simples, como hemograma, investigação de anemia, testes de antígeno prostático específico ou função hepática e radiografia de tórax, conforme indicado pela história, podem ser úteis, mas a investigação crucial é a imagem da coluna para determinar a natureza e o nível da lesão medular. A ressonância magnética é a técnica preferida, que deve visualizar a coluna vertebral ao nível e acima de T8. Isso vai determinar a investigação e a propedêutica adicionais e precisa ser feito com urgência.

Gerenciamento do processo de doença subjacente. Se for encontrada compressão medular, é necessário encaminhamento urgente para neurocirurgia. Caso contrário, ressonância magnética do encéfalo, exame do LCR e potenciais evocados podem ser necessários. A desmielinização pode ser tratada com esteroides.

Gestão de sintomas específicos. Pode ser necessário o controle da dor e o envolvimento da bexiga pode exigir um cateterismo.

Conduta geral. Como o paciente está imóvel, serão necessários profilaxia contra trombose venosa, gerenciamento da área de pressão e fisioterapia. O tratamento a longo prazo dependerá da causa da síndrome da medula espinal e do potencial escopo de recuperação. A reabilitação, incluindo fisioterapia e terapia ocupacional, será importante para minimizar sua incapacidade.

Observação. Em um paciente mais jovem, desmielinização ou tumores benignos seriam mais prováveis; em um paciente mais velho, malignidade ou alterações degenerativas seriam mais prováveis. Ajuste seus comentários de acordo.

BOXE 29.4 RESPOSTAS ÀS PERGUNTAS SOBRE INVESTIGAÇÃO E PROPEDÊUTICA DO PACIENTE NO BOXE 29.2

Pergunta: Como você investigaria e conduziria esse paciente?

Eu revisaria primeiro a história para determinar o início do problema, qualquer possível problema associado (p. ex., sintomas urinários, sintomas de hipotensão postural ou problemas de memória) e descobrir como o paciente é afetado nas atividades diárias, visto que isso orientará a conduta. O exame pode fornecer outras pistas úteis; problemas de memória estão associados à doença de corpos de Lewy e uma paralisia supranuclear com paralisia supranuclear progressiva (PSP). O diagnóstico da doença de Parkinson é principalmente um diagnóstico clínico e geralmente não são necessárias mais investigações. Em pacientes mais jovens, estudos de cobre podem ser considerados para descartar a doença de Wilson.

Gestão do processo de doença subjacente. O tratamento da doença de Parkinson é sintomático, pois atualmente não existe tratamento estabelecido para alterar o processo subjacente da doença.

Gerenciamento de sintomas. Portanto, o tratamento é direcionado aos sintomas do paciente e visa minimizar sua incapacidade. Inicialmente, fármacos mais leves podem ser experimentados: por exemplo, selegilina. Se esse paciente for destro, é provável que ele precise seguir para o estágio seguinte, geralmente L-dopa, em combinação com um inibidor da dopa descarboxilase, titulando a dose de acordo com o benefício sintomático; os agonistas da dopamina, como o ropinirol ou o pramipexol, são alternativas, mas tendem a ser evitados porque podem desencadear distúrbios no controle dos impulsos.

Conduta geral, incluindo estratégia a longo prazo. A estratégia geral no gerenciamento da doença de Parkinson é amenizar o impacto da doença usando o mínimo de medicação possível, a fim de minimizar os efeitos adversos (embora tanto quanto necessário). O paciente precisa entender sua doença para participar das decisões sobre o gerenciamento e, portanto, deve receber informações apropriadas. Fisioterapia e terapia ocupacional são úteis para manter a função e a independência. A cirurgia pode ser usada posteriormente na doença em alguns pacientes.

APRENDIZADO DO EXAME NEUROLÓGICO EM UMA CRISE

Esperamos que muito poucos leitores precisem desta seção, tendo aprendido o exame neurológico por intermédio de seu treinamento. Muitos estudantes e médicos recém-formados ficam ansiosos quando se aproximam dos exames; no entanto, eles geralmente são muito mais habilidosos do que pensam. A maioria pode fazer grandes progressos com apenas uma pequena ajuda, geralmente na organização de seus pensamentos. Se os alunos se envolvem nessa situação, geralmente é em virtude da relutância em praticar algo que eles se sentem incompetentes em fazer.

No entanto, às vezes, as pessoas se encontram em apuros. A preparação adequada não é possível, pois o exame é na próxima semana. Nesse caso, é isto que você precisa fazer:

- Encontre um ou mais amigos para atuar como parceiros de exames para aprender com você
- Compre dois (ou mais) exemplares deste livro
- Dê um exemplar a cada amigo e leia-o de capa a capa (uma noite)
- Pratique o exame de uma pessoa normal (um paciente disposto ou outro amigo), sendo observado pelo seu parceiro, que pode criticar o que você está fazendo. Assista ao seu parceiro e comente o exame dele
- Inicialmente, pratique o exame usando apenas capítulos limitados, com o livro para guiá-lo. Comece com os elementos do exame que têm grandes chances de serem necessários no exame:
  - *Os olhos*: Capítulos 7 a 10
  - *Outros pares de nervos cranianos*: Capítulos 5, 6, 11 a 14
  - *O sistema motor*: Capítulos 4, 15 a 20
  - *Sensibilidade dos membros*: Capítulos 21 e 22
  - *Coordenação e movimentos anormais*: Capítulos 23 e 24
  - *Fala*: Capítulo 2
- Reveze-se entre examinar, observar e aconselhar até que você esteja confiante em cada capítulo. Em seguida, pratique a realização de um exame padrão (Capítulo 28)
- Particularmente, pratique o exame dos olhos (especialmente da oftalmoscopia do olho esquerdo) e dos membros e concentre-se no desenvolvimento de um exame do sistema motor
- Leia o livro novamente.

Tendo se familiarizado com os métodos, agora tente ver o maior número possível de pacientes com doenças neurológicas, observando cada um novamente. Após cada exame, resuma os sinais físicos, faça uma síntese e um diagnóstico diferencial e discuta a investigação e a propedêutica com seu parceiro de exame ou, melhor ainda, com um médico mais experiente, se você puder encontrar um.

Os pacientes quase sempre desejam ajudar. Pacientes com problemas neurológicos de longa data geralmente são especialistas em serem examinados e costumam ser particularmente úteis.

Quando não estiver examinando pacientes, pratique a descrição dos achados físicos de pacientes imaginários com doenças clássicas e discuta sua investigação e tratamento com seu parceiro de exame.

BIBLIOGRAFIA PARA LEITURA COMPLEMENTAR E REFERÊNCIA

Mais informações sobre as doenças neurológicas mencionadas neste livro podem ser obtidas nas obras citadas a seguir:

Compêndios de neurologia

Fuller G, Manford M: *Neurology: an illustrated colour text*, ed 3, Edinburgh, 2010, Churchill Livingstone.

Lindsay KW, Bone I, Fuller G: *Neurology and neurosurgery illustrated.* ed 5, Edinburgh, 2010, Churchill Livingstone.

Livros-textos de neurologia

Clarke C, Howard R, Rossor M, Shorvon SD: *Neurology: a Queen Square textbook*, ed 2, Oxford, 2016, Wiley-Blackwell.

Ropper AH, Samuels MA, Klein JP: *Adam and Victor's principles of neurology*, ed 10, New York, 2014, McGraw-Hill.

Fontes de referência

O'Brien M: *Aids to the examination of the peripheral nervous system*, ed 5 revised, Edinburgh, 2010, WB Saunders.

Crossman AR, Neary D: *Neuroanatomy: an illustrated colour text*, ed 5, Edinburgh, 2014, Elsevier.

Exame geral

Innes JA, Dover AR, Fairhurst K: *Macleod's clinical examination*, ed 14, Edinburgh, 2018, Elsevier.

ÍNDICE ALFABÉTICO

A

ABC neurológico, 204
Abdução
- do ombro, 121
- do polegar, 125
- dos dedos, 125
Abdutores do quadril, 136
Acatisia, 179, 186
Acometimento psiquiátrico, 20
Acuidade, 47, 48, 53
Adução dos dedos, 125
Adutores do quadril, 136
Afasia, 11, 13, 16, 32
- de Broca, 11, 12
- de condução, 12, 16
- de Wernicke, 11, 12, 16
- global, 16
- nominal, 11, 16
- transcortical
- - motora, 12
- - sensitiva, 12
- - sensorial, 16
Agnosia sensorial, 31
Alfinete, 164
Alucinações, 22
- complexas, 23
- elementares, 23
Anamnese convencional, 6
Anel de foco, 64
Anisocoria, 52
Anormalidade(s)
- da fala, 11
- de múltiplos nervos cranianos, 43
- difusas ou multifocais, 34
- do disco óptico, 68
- retiniana, 48, 74
- retro-orbitária da visão, 48
Anosmia
- em ambas as narinas, 46
- unilateral, 46
Aparência, 21
Apraxia, 31, 34
Aprisionamento, 153
Aprovação em testes, 217
Arreflexia, 150
Artéria coróidea, 73
Asterixe, 183, 186
Ataxia
- cerebelar, 40
- de tronco, ataxia de marcha, sem incoordenação dos membros, 177
- sensorial, 40
Atenção, 26, 27
- e orientação prejudicadas, 33
Atetose, 179
Atrofia óptica, 68, 70
Audição, 101
Ausência de resposta, 147
Autonegligência, 21
Avaliação do paciente inconsciente e confuso, 199

B

Bexiga
- frontal, 198
- medular, 198
- neurogênica periférica, 198
Bíceps, 139
Blefarospasmo, 186
Boca, 105, 106
Braços, 117, 151, 156, 174, 183
- estendidos, 176
Bradicinesia, 184
Braquiorradial, músculo, 129

C

Cabeça, 182, 207
- do nervo óptico edemaciada, 67

Cálculo, 28, 33
Campo(s)
- constrito, 60, 62
- visuais, 47, 48, 55
Clônus, 145
Coma, 211
Comportamento, 21
Compressão, 153
Convergência, 78, 83
Coordenação, 174
Coreia, 179, 185

D

Dança do miótomo, 115, 131
Defeito(s)
- afeta ambos os olhos, 60
- altitudinal, 60, 62
- de campo, 57
- - central, 59
- - visual, 48, 55
- limitado a um olho, 60
- pupilar aferente, 52
- - relativo, 52
Déficit(s)
- focais, 35
- intelectual, 32
Delírios, 22
Delirium, 24, 212
Demência, 24
- frontotemporal, 34
- por corpos de Lewy, 34
- vascular, 34
Demonstração de clônus, 144
Depressão, 24, 32
- bipolar, 24
- psicótica, 24
Dermátomos, 160
Desalinhamento vertical, 86
Diplopia, 80
Disartria, 13, 17
- cerebelar, 18, 19
- com ritmo normal, 18
- do neurônio motor inferior, 19
- espástica, 17, 18
- extrapiramidal, 18, 19
- miastênica, 19
Discinesia, 179
- orofacial, 181, 186
Disco óptico, 66, 67, 75
Discriminação entre dois pontos, 166
Disfonia, 12, 17
Disfunção conversiva, 24
Distonia, 119, 179, 185
- focal, 186
- generalizada, 186
- segmentar, 186
- tarefa-específica, 185
Distração, 144
Distúrbios do movimento, 179
Doença(s)
- da junção neuromuscular, 148
- de Alzheimer, 34
- de Huntington, 34
- muscular, 112, 148
- neurológica, 20
- psiquiátrica, 20
Dorsiflexão do pé, 134
Drusa, 72

E

Efluxo, 196
Elevação da perna estendida, 192
Êmbolo de colesterol, 75
Encefalopatia difusa, 199
Enoftalmia, 50
Escala de coma de Glasgow, 200
Escavação óptica, 72
- profunda, 75
Escotomas, 59, 60, 62
Escrita, 184
Espasmo
- hemifacial, 186
- mandibular, 99
Espasticidade, 119
Espiral de Arquimedes, 182, 184
Esquizofrenia, 24
Estado(s)
- ansioso, 24
- confusional agudo, 24
- mental, 20
- neurológico atual, 5
- obsessivos, 25
Esternocleidomastóideo, 110
Estimulação da córnea, 98
Estímulos alternativos, 147
Estrela de cinco pontas, 29
Eversão do pé, 138
Exame
- de triagem básico, 121
- geral, 9
- neurológico padrão, 215

Exoftalmia, 50
Exposição a toxinas, 8
Exsudatos duros, 73
Extensão
– do cotovelo, 122
– do hálux, 135, 146
– do joelho, 132
– do punho, 123
– do quadril, 132
– dos dedos, 124, 136

F

Face, 93, 181
Fala, 11
Faringe, 107-109
Fatores precipitantes ou de alívio, 5
Fenômeno
– de Lhermitte, 192
– latente, 178
– negativo, 178
– positivo, 178
Fibras nervosas mielinizadas, 72
Flacidez, 119
Flexão
– do cotovelo, 121
– do joelho, 133
– do quadril, 132
– dos dedos, 124
– plantar do pé, 135
Flexores longos dos 4º e 5º quirodáctilos, 129
Fobias, 24
Fraqueza, 106
– bilateral das cordas vocais, 109
– com arreflexia nas pernas, 150
– com hiper-reflexia e reflexo cutâneo plantar em extensão, 150
– de braço e perna unilateral, 150
– em ambas as pernas, 150
– facial do neurônio motor
– – inferior, 93
– – superior, 93
– faríngea bilateral, 109
– funcional, 112, 113, 148, 154
– NMI
– – bilateral, 97
– – unilateral, 97
– nos quatro membros com hiper-reflexia, 148
– piramidal, 131
– que não está realmente ali, 152
– variável, 152
Funções
– corticais superiores, 20, 25, 26
– vesical e intestinal, 198
Fundo
– de olho, 208
– hipermetrope, 72
– míope, 72
– pigmentado, 73

G

Gegenhalten, 119
Geração de hipóteses, 5
Giro
– do joelho, 118
– do punho, 118
Glaucoma, 68
Graduação da força, 114

H

Hemianopias
– bitemporais, 60
– homônimas, 57, 60
Hemibalismo, 179, 185
Hemiplégica, 40
Hemissecção da medula, 168, 173
Hemorragia(s)
– em chamas, 73
– puntiformes, 73
– sub-hialoides, 73
Herniação, 201
– central, 201, 203
– uncal, 201, 202
Hiper-reflexia, 145
Hipertrofia gengival, 106
Hiporreflexia, 145
História
– de medicamentos, 7
– e diagnóstico diferencial, 8
– e exame, 1
– familiar, 7
– neurológica, 1
– social, 7
Histórico médico prévio, 6
Humor, 21

I

Ilusões, 22
Impotência, 198
Inatenção sensitiva, 167

Incoordenação unilateral, 177
Informações básicas, 2
Infraespinal, músculo, 129
Inquérito sistêmico, 8
Inversão do pé, 137

J

Junção neuromuscular, 112

L

Laringe, 108, 109
Laringoscopia, 108
Lesão(ões)
- brancas/amarelas, 73
- da coluna posterior, 168, 173
- de múltiplos nervos, 172
- de neurônio motor superior na medula cervical alta, tronco encefálico ou acima, 150
- de raiz única, 172
- de tronco encefálico, 154
- de único nervo, 172
- em cone, 201
- escuras, 74
- hemisféricas, 154
- infratentoriais, 199, 212
- medular central, 168
- mista de neurônio motor superior, 150
- nucleares, 87
- supratentorial, 199, 212
- talâmica e cortical, 173
- transversa completa, 168
- vermelhas, 73
Língua, 105
- com aumento de volume, 106
- com tamanho reduzido, 106
- desvia para um lado, 106
- vermelha, carnuda, 106

M

Manchas
- algodonosas, 73
- hemorrágicas, 73
Manobra
- de Hallpike, 104
- dos olhos de boneca, 83, 209
Marcha, 36, 102
- apráxica, 40
- assimétrica, 38
- de pequenos passos, 40
- desajeitada, "rebolando", miopática, 40
- dolorosa, 40
- funcional, 40
- não neurológica, 40
- ortopédica, 40
- simétrica, 38
Margem nasal borrada, 72
Meato acústico externo, 96
Medula espinal, 168
- transecção completa, 173
Melanoma, 75
Membros
- inferiores, 131, 152
- superiores, 120, 121, 151
Memória, 27, 33
- de curto prazo, 28
- de longo prazo, 28
- episódica, 28
- imediata e atenção, 27
- semântica, 28
Miastenia *gravis*, 153
Mioclonia negativa, 179
Miopatia, 148, 153
Mioquimia facial, 181, 186
Miose senil, 52
Miotonia, 119
- à percussão, 119
Mononeurite múltipla, 154
Mononeuropatias, 153
Movimentação ocular, 208
Movimento(s)
- anormais, 178
- mioclônicos, 179, 186
- oculares, 78
- - persecutórios, 78
- - vestibular/posicionais, 78
- pendular (*bobbing*) ocular, 92
- persecutórios dos olhos, 81
- repetidos, 175, 177
- - rápidos, 184
- sacádicos dos olhos, 78, 82
Músculos
- axiais e do tronco, 191
- da mastigação, 97
- do tronco, 114
- respiratórios, 114, 191

N

Natureza da queixa, 3
Nervo(s)
- acessório, 110
- aferente, 98

– auditivo, 101
– ciático, 131
– cranianos, 42, 43, 47, 63, 89
– – I, 46
– – III, 78, 79
– – IV, 78, 79
– – V, 93
– – VI, 78, 79
– – VII, 93
– – VIII, 101
– – IX, 105
– – X, 105
– – XI, 110
– – XII, 105
– facial, 95-97
– – funções do, 96
– femoral, 131
– glossofaríngeo, 105
– hipoglosso, 105
– mediano, 120, 151
– olfatório, 46
– óptico pálido, 72
– periférico, 168, 172
– radial, 120, 151
– trigêmeo, 93, 99
– – motor, 97
– – sensorial, 97, 99
– ulnar, 120, 151
– vago, 105
Neurônio motor
– inferior, 112, 150
– – X bilateral, 109
– superior, 112, 131
Neuropatia(s)
– autonômica, 198
– periféricas, 154
– predominantemente motoras agudas, 154
– sensorimotoras subagudas, 154
Nistagmo, 89, 102
– atáxico, 92
– central, 89
– evocado pela mirada multidirecional, 92
– fisiológico, 89
– horizontal, 92
– optocinético (NOK), 90
– pendular, 90
– periférico, 89
– retiniano, 89
– rotatório, 90
– unidirecional, 92
– vertical, 91
Nível de consciência, 199
NMS
– bilateral, 97
– unilateral, 97
Normorreflexia, 150

O

Oftalmoplegia internuclear, 88
Oftalmoscópio, 63
Olho(s)
– afácico, 66
– simétricos, 47
Opsoclono, 92
Orientação, 26
Osciloscopia, 194

P

Paciente
– confuso, 212
– consciente, 51
– inconsciente e confuso, 199
Padrão(ões)
– de neurônio motor
– – inferior, 148
– – superior, 148
– de perda
– – de sensibilidade, 168
– – local, 33
– de tronco encefálico, 173
Paladar nos dois terços anteriores da língua, 96
Palidez temporal, 72
Pálpebras, 207
Papiledema, 68, 72, 75
Papilite, 72, 75
Paralisia
– de nervo craniano único, 87
– do décimo nervo, 109
– do III nervo à esquerda, 85
– do olhar
– – lateral, 87
– – vertical, 88
– do VI nervo à esquerda, 85
– emocional, 97
– supranuclear, 88
Paratonia, 119
Paresia de canal, 103
Parkinsoniano, 39
Parkinsonismo, 184
Pé caído, 40

Pele, 197
Pensamento abstrato, 28, 33
Percepção
- corporal, 30
- de doença do paciente, 8
- espacial, 29
- visual e corporal, 30, 33
Perda
- cortical, 170
- de apreciação espacial, 33
- de campo, 59
- sensitiva
- - funcional, 170
- - talâmica, 169
Pernas, 117, 159, 183
- prova calcanhar-joelho, 175
Pescoço, 110, 207
Pigmentação na borda do disco, 72
Polirradiculopatia, 154
Ponto(s) cego(s), 59
- aumentados, 62
Postura distônica, 183
Preponderância direcional, 103
Problemas
- oculares, 48
- ópticos, 48
Processos difusos e multifocais, 211
Prova calcanhar-joelho, 177
Prova/teste calórico, 103
Psicose(s)
- funcionais, 24
- orgânica, 23
Ptose, 50
Pulsação venosa retiniana, 75
Pupila(s), 47, 51, 197, 208
- de Argyll-Robertson, 53
- de Holmes-Adie, 52
- reação pupilar à luz, 47

Q

Quadrantanopsias homônimas, 60
Queimaduras a *laser*, 75
Queixa atual, 2

R

Radiculopatias, 153
Ramo oftálmico do V, eferente, VII, 98
Reação de acomodação, 47
Reanimação, 204
Reconhecimento facial: "faces famosas", 30
Reflexo(s), 139
- abdominal ausente, 146
- alternativos do tornozelo, 142
- anal, 188
- aquileu, 142, 143
- ausentes, 150
- corneano, 98
- cremastérico, 188
- cutâneo
- - abdominal, 145
- - plantar, 146
- - - em extensão, 148
- de Chaddock, 147
- de Oppenheim, 147
- de preensão, 187
- de relaxamento lento, 145
- dos quirodáctilos, 140
- espraiado, 145
- invertido, 145
- nasolabial, 187
- nauseoso, 107, 108
- normais, 150
- palmomentoniano, 187
- patelar, 142
- pendular, 145
- primitivos, 187
- superficiais, 188
- tendinosos, 210
- vestíbulo-ocular, 78, 83
Regras da visão dupla, 80
Resposta do extensor plantar, 147
Retina, 67, 73, 75
Retinite pigmentosa, 75
Retinopatia
- diabética, 74, 75
- hipertensiva, 74, 75
Retração palpebral, 50
Rigidez, 119
- da nuca, 189
- em roda denteada, 119
Romboide, músculo, 127

S

Sacadas hipométricas, 88
Saliva acumulando na boca, 106
Sensibilidade, 155, 168
- facial, 97
- proprioceptiva, 160
- sacral, 165
- térmica, 165
- vibratória, 155, 160
Série de sete, 28

Serrátil anterior, músculo, 126
Sinal
- de Brudzinski, 189
- de Hoover, 193
- de Kernig, 190
- de pele, 75
Síndrome(s)
- cerebelar
- - bilateral, 177
- - medial, 177
- - unilateral, 92, 177
- da cauda equina, 172
- de Brown-Séquard, 168
- de Horner, 53
- de Lambert-Eaton, 153
- de medula espinal, 154
- de rigidez acinética, 184
- dismnésicas, 24
- limitadas a um único membro, 151
- medular
- - anterior, 169, 173
- - central, 173
- miastênicas, 153
- vestibular(es)
- - centrais, 92
- - periférica, 92
Sintomas
- de ansiedade, 22
- vegetativos, 22
Sistema
- de alarme, 196
- de férias, 196
- motor, 112, 117, 120, 131, 139, 148, 209
- nervoso autonômico, 196
- parassimpático, 196
- simpático, 196
- vestibular, 102
Supinador, 140
Supraespinal, músculo, 127
Surdez
- de condução, 102
- neurossensorial, 102

T

Tabela
- de Snellen, 53
- de visão de perto, 53
Técnica alternativa com a utilização de um objeto branco, 57
Tempo de evolução, 3
Tesoura, 40
Teste(s)
- à beira do leito, 191
- adicionais
- - de força do membro superior, 126
- - de função vestibular, 103
- alternativo
- - dobrando três, 28
- - frase de Babcock, 27
- cada olho individualmente, 56
- calórico, 103
- da abdução do polegar, 126
- da convergência, 83
- da luz oscilante, 51
- das hipóteses, 5
- de abdução
- - do ombro, 122
- - dos dedos, 125
- de adução dos dedos, 126
- de cobertura, 81
- de dorsiflexão do pé, 134
- de eversão do pé, 138
- de leitura e escrita, 14
- de extensão
- - do cotovelo, 123
- - do joelho, 133
- - do punho, 123
- - do quadril, 133
- - dos dedos, 124, 136
- de flexão
- - do cotovelo, 122
- - do joelho, 134
- - dos dedos, 124
- de força
- - do braquirradial, 130
- - do infraespinal, 129
- - do romboide, 128
- - do serrátil anterior, 127
- - do supraespinal, 128
- - dos abdutores do quadril, 137
- - dos adutores do quadril direito, 137
- de Fukuda, 104
- de Hallpike, 103
- de impulso de cabeça, 103
- de inversão do pé, 138
- de memória numérica, 27
- de movimento da cabeça, 190
- de nome e endereço, 27
- de rastreamento, 164
- de Rinne, 101
- de Romberg, 36, 40
- de Tinel, 192
- de três mãos, 32
- de virada, 104
- de Weber, 101

– do impulso da cabeça, 194
– do pronador, 121
– do reflexo
– – nauseoso, 107
– – supinador, 141
– – tricipital, 141
– do relógio, 29
– do sinal de Kernig, 190
– dos movimentos
– – persecutórios dos olhos, 81
– – sacádicos dos olhos, 82
– dos músculos respiratórios e do tronco, 191
– formal, 166
– índex-nariz, 174
– indicador-nariz, 176
– movimentos repetidos, 106
– oculocefálico, 209
– para irritação meníngea, 189
– para tremor, 180, 181
Tique, 179, 186
Titubeação, 182
Tônus, 117, 184
– no joelho, 117
– no quadril, 117
– no tornozelo, 117
Toque leve, 165
Transtorno(s)
– de personalidade, 25
– neuróticos, 24
Trapézio, 110
Tratamentos e investigações anteriores, 5
Tremor, 179, 183, 185
– de ação, 183, 185
– de intenção, 183, 185
– de repouso, 183, 185
– postural, 183, 185
Triagem
– para outros sintomas neurológicos, 6
– para teste de força, 132
Tríceps, 140
Tronco, 175, 177
– encefálico, 169

U

Utilização de um objeto vermelho, 56

V

Vasos sanguíneos, 66, 72, 75
Visão
– dupla, 79
– tubular, 60, 62

2021/1